HEYNE <

Volker Arend | Anke Christians | Volker Präkelt

ABENTEUER DIAGNOSE

Wie Ärzte und Patienten mysteriösen Krankheiten auf die Schliche kommen

Wahre Medizingeschichten

WILHELM HEYNE VERLAG
MÜNCHEN

Die in diesem Buch erzählten Geschichten basieren auf wahren Ereignissen und wurden als TV-Beitrag in der NDR-Serie »Abenteuer Diagnose« umgesetzt. Aus dramaturgischen Gründen sind einige Namen und Ereignisse für die Buchfassung verändert worden. »Abenteuer Diagnose« ist eine Sendereihe im NDR Fernsehen und wird im Rahmen des wöchentlichen Gesundheitsmagazins »Visite« ausgestrahlt. Sie wird redaktionell betreut von Friederike Krumme und Susanne Brockmann.

MIX
Papier aus verantwortungsvollen Quellen
FSC® C083411

Verlagsgruppe Random House FSC® N001967

Originalausgabe 09/2018

Printed in the Czech Republic
Umschlaggestaltung und Motiv:
Hauptmann & Kompanie Werbeagentur, Zürich

Redaktion: Dr. Ulrike Strerath-Boltz
Satz: Satzwerk Huber, Germering
Druck und Bindung: CPI books, Leck
ISBN: 978-3-453-60486-5

www.heyne.de

INHALT

VORWORT

Bestimmt kennen Sie die Fernsehserie »Dr. House«. Eine Taskforce mit einem exzentrischen Arzt an der Spitze löst unglaublich knifflige medizinische Rätsel – haarsträubende Geschichten, bei denen es um Leben und Tod geht. Fast immer ist die Lösung eine Erkrankung mit unaussprechlichem Namen, den man garantiert noch nie gehört hat. Spannend, skurril und absolutes Pflichtprogramm in der Medizinredaktion des NDR. Denn – und das ist das Faszinierende an der US-Serie – die medizinischen Details stimmen, die abstrus anmutenden Krankheiten existieren wirklich. Auch wenn es manchmal weltweit nur eine Handvoll bekannter Fälle gibt.

Wenn also die Realität so viel spannender, unwahrscheinlicher und geheimnisvoller ist als das Ausgedachte – warum dann nicht gleich die wahren Geschichten erzählen, die Erkrankten selbst befragen? Die echten Ärzte zeigen, die sich in schwierige Fälle verbeißen, um medizinische Rätsel zu lösen?

Die Idee war geboren, doch damit standen wir vor der größten Herausforderung: Wie finden wir diese Geschichten, die Menschen mit so seltenen Erkrankungen? Das Internet, in dem sich ja bekanntlich alles entdecken lässt, hilft da nicht weiter. Eine Datenbank für schwierige Diagnosen – Fehlanzeige.

Deshalb haben wir ganz altmodisch begonnen. Haben Spezialisten kontaktiert, die wir aus unserer täglichen Arbeit für die Sendereihe »Visite« kennen: Fachärzte auf Gebieten, in denen seltene Erkrankungen zu vermuten sind: Neurologen, Hämatologen, Infektiologen und natürlich Tropenmediziner. Dazu Rheumatologen und Kardiologen – kurzum, alle die uns einfielen. Und das hat funktioniert.

Plötzlich ging es in der Medizinredaktion nicht mehr nur um Schlaganfall und Herzinfarkt, um Gallensteine, Halsschmerzen oder Arthrose, sondern um nahezu unaussprechliche Leiden: »Anti-

NMDA-Rezeptor-Enzephalitis« – »Heriditäres Angioödem« – »Tsutsugamushi-Fieber« – »Hämangioperizytom« – »Hypoparathyreoidismus«. Oder das »Long-QT-Syndrom«.

Angsteinflößende Krankheiten, kompliziert und selten. Aber auch faszinierend, weil sie uns vor Augen führen, was der menschliche Körper für ein Kunstwerk ist, dem selbst moderne Ingenieurskunst und Computertechnologie nicht annähernd das Wasser reichen können. Unendlich viele kleine Rädchen müssen ineinandergreifen und unermesslich viele präzise Prozesse ablaufen, damit in jeder Sekunde Selbstverständliches funktioniert. Eine gleichzeitig sehr beunruhigende Erkenntnis, denn gerade die seltenen Erkrankungen zeigen besonders deutlich, dass bereits minimale Abweichungen und Fehler im System Mensch, der kleinste Mangel oder Defekt, verhängnisvolle Auswirkungen haben. Ein einziger Botenstoff, nur leicht verändert, kann das ganze System so durcheinanderbringen, dass der Mensch nicht mehr funktioniert. Und niemand weiß, warum.

Viele der Geschichten, die wir von den Ärzten hörten, waren so dramatisch, so ausgefallen oder bizarr, dass wir sie kaum glauben konnten. Während ihrer Recherche haben die Autoren festgestellt, dass die Realität oft dramatischer und spannender ist als jede Fiktion einer Arztserie.

Winzig kleine, versteckte Tumore, die Hormone produzieren und den ganzen Körper durcheinanderbringen, exotische Parasiten, die in menschlichen Organen ein Eigenleben entwickeln, oder Autoimmunerkrankungen, die erst vor wenigen Jahren entdeckt wurden und Wahnvorstellungen auslösen. Dazu die persönlichen Schicksale, die menschlichen Tiefschläge und generationsübergreifenden Familiendramen, die man eher in einer Netflix-Soap erwarten würde.

Noch heute sind wir froh, dass wir uns von Anfang an dafür entschieden haben, nur Geschichten zu erzählen, die abgeschlossen sind – Abenteuer, bei denen das Rätsel gelöst und die Diagnose gefunden wird. Ohne Happy End, ohne Wendung zum Guten, wären viele tragische Ereignisse und Schicksale für die Zuschauer und auch für uns professionelle Journalisten kaum auszuhalten.

Inzwischen erreichen uns viele Zuschriften – zum Beispiel von Ärzten, die die Sendereihe zur Fortbildung nutzen – wie diese: »Meinen Studenten empfehle ich fast wöchentlich, bei Ihnen reinzuschauen. In der Regel übertreffen Inhalte und filmische Umsetzung das, was in einer Vorlesung machbar ist.«

Oder von erleichterten und überglücklichen Zuschauern, die durch einen »Abenteuer Diagnose«-Film ihre eigene Krankengeschichte oder die naher Angehöriger lösen konnten.

So schrieb uns eine Frau, die plötzlich ihre vielen widersprüchlichen Symptome in einem Film wiedererkannte, die Gelenkschmerzen, Entzündungen, Abgeschlagenheit, den Diabetes. Nach einem Termin bei dem Experten bekam sie endlich nach vierundzwanzig Jahren die richtige Diagnose. Sie litt unter hormonbedingtem Riesenwuchs, durch den alle ihre vielen Symptome entstanden sind. Das Schöne an der Geschichte: Ihre Krankheit konnte erfolgreich behandelt werden, und sie hatte zum ersten Mal nach so vielen Jahren keine Schmerzen mehr.

Solche Geschichten bestärken uns, weiter zu recherchieren. Sie werfen aber auch ein bedenkliches Licht auf unser Gesundheitssystem, in dem nicht selten gut ausgebildete Experten nur ihr Spezialgebiet sehen und nicht genug miteinander sprechen. Ein System, in dem es leider allzu oft auch darum geht, komplizierte, sprich teure Fälle zu überweisen, statt zu lösen. Ein Apparat, in dem Patienten, die kardiologische, neurologische und orthopädische Symptome haben, hin und her geschoben werden, ohne dass jemand den Zusammenhang erkennt. Dass das keine Seltenheit ist, zeigen die vielen unterschiedlichen Krankengeschichten, auf die wir bei der Recherche für »Abenteuer Diagnose« stoßen. Das System fördert das Kästchendenken, das Ausschlussverfahren. Da ist häufig kein Platz für die kreative Suche nach Zusammenhängen, für den Blick über den Tellerrand und die Vernetzung mit anderen Fachgebieten und Experten.

Gleichzeitig zeigen die »Abenteuer Diagnose«-Geschichten, wie viele unglaublich engagierte Ärzte es gibt, die nicht aufgeben, die sich verantwortlich fühlen für die Lösung schwieriger Fälle, die unter großem persönlichem Einsatz und mit Mut nach der Lösung für ihren Patienten suchen.

Hunderte solcher Geschichten haben wir in den vergangenen zehn Jahren seit der Pilotfolge recherchiert, hundertsiebzig Filmgeschichten sind daraus entstanden. Ein rundes Dutzend besonders ungewöhnliche Fälle haben die »Abenteuer Diagnose«-Autoren jetzt aufgeschrieben.

Geschichten aus dem wahren Leben, jede einzelne spannend wie ein Thriller.

Friederike Krumme
NDR Fernsehen
Leiterin Redaktion Medizin

ALLES INKLUSIVE

Volker Präkelt

Dezember 2007. Naila im Frankenwald. Doris Meckel schließt Lücken im Regal, richtet Flaschen aus, damit die Etiketten nach vorn zeigen. Frau Herrmann, die Glückliche, hat Frühschicht gehabt und sitzt schon zu Hause vor dem Fernseher. Die Schursch wischt zwischen den Bierkästen, dass man sich drin spiegeln kann. An der Kasse drückt Frau Korkmaz auf den Knopf. Eine Klingel schrillt durch die Kaufhalle. »Kasse bitte!«

»Komm ja schon!«

Doris, Sturmfrisur aus rot gefärbten Haaren, mustert den Stapel auf der Europalette. Die Glühweinboxen kann sie auch morgen noch einräumen.

Blick auf die Uhr. Drei Minuten vor sieben, Endspurt. Schlange an der Kasse, wie immer vor Ladenschluss, der ganz normale Wahnsinn in der Kaufhalle zwischen Kronacher Straße und Gewerbegebiet Kugelfang. Ächzend macht sich Doris auf den Weg. Ganz schön kurzatmig sei sie für ihre neunundvierzig Jahre, meinte Herr Schreck erst heute.

Der muss grad reden, mit seiner Wampe.

Jetzt steht der Filialleiter, Fluppe in der hohlen Hand, an der Eingangstür und lässt keinen mehr rein.

Es gibt etwas, auf das sich Doris freut. Sie wird über Bad Lobenstein nach Hause fahren; da wohnt ihre Schwester. Mit der will sie was unternehmen, Weihnachtsmarkt vielleicht, auf einen Punsch zwischen Holzbuden und Jahresendzeitdekoration. Nettes Örtchen, das Moorbad am Thüringer Meer.

Hinterher mit dem 610er nach Hause in die Platte. Hoffentlich hat Frau Römer die Katze gefüttert, gelüftet und nicht vergessen, die Fenster in der Zweizimmerwohnung zu schließen. Scheußliches Wetter soll es geben, mit Sturm und so, hat der Wettermann von Antenne Thüringen gesagt.

Weihnachten – gebietsweise Schnee.

Der Plan für die Festtage ist noch nicht fix. Zu Hause feiern, mit der Familie? Platz ist genug, sie lebt allein. Oder nach Hessen fahren, wo ihre Tochter Leonie wohnt?

Februar 2008. Hanau. Krankenschwester Leonie entnimmt Blut bei Herrn Klöpper. Nach Venen muss sie nicht lange suchen. 20 Milliliter entnimmt sie dem alten Herrn, spritzt es in die Blutkulturflaschen. Leonie ist gerne Krankenschwester, die Strecke zwischen Patientenbad, Reinraum und Schwesternkanzel ist ihr Reich. Gleich zwei, dann beginnt die Übergabe der Schwestern im Aufenthaltsraum. Wehe, da platzt ein Assistenzarzt rein, weil er das fidele Geschnatter von fünf Schwestern mit einer Stationsparty verwechselt. Der bekommt einen Spruch um die Ohren!

Beim Sprüchemachen ist sie Weltmeisterin. Trotzdem hilft sie dem ein oder anderen Grünschnabel. Die Patienten sind ihr wichtiger, so manchen hat sie in ihr Herz geschlossen.

Sie selbst ist gesund.

Die Verwandtschaft auch, im Großen und Ganzen.

Kaum Erbkrankheiten, niemand lebt gefährlich, keiner schlägt über die Stränge. Ein bisschen viel gepafft wird in Thüringen, in der Küche ihrer Mutter.

Aber die wird auch noch vernünftig. Schließlich feiert sie bald einen runden Geburtstag.

Fünfzig Jahre, mein lieber Schwan. Da ist was im Busch. Schwester Ines tut geheimnisvoll, Tochter Leonie kichert am Telefon. »Mutti, nimm dir bloß nichts vor an deinem Jubeltag!«

An der Kasse ist heute wenig los. Sie nimmt den Jahreskalender der örtlichen Sparkasse aus der Schublade und zählt die Arbeitstage bis zum 19. Mai.

Wenn nur der blöde Magen nicht wäre, der grummelt schon wieder. Ende Dezember hat das angefangen, beim Abschmücken des Tannenbaums. Schwindelig ist ihr geworden, als sie vom Stuhl stieg.

Kreislaufstörungen. Normal.

Brechreiz. Magen-Darm, grassiert mal wieder.

Kalte Schweißausbrüche. Stress, Nachwirkungen vom Weihnachtsgeschäft, wo die Leute Getränke kaufen wie blöde.

Dann ist es richtig losgegangen.

Erbrechen, Magenschmerzen. Extrem.

Die Kolleginnen haben das mitbekommen. »Nervöser Magen«, hat Frau Hermann gesagt. »Essen wir halt ein bissel Zwieback.« Frau Korkmaz hat in der Pause einen Tee gekocht, aus ihrer Heimat. Mit Ayurveda und so. Geholfen hat er nicht.

Zum Glück hat Herr Schreck nichts gemerkt. Wann immer er die Regallücken auf Bodenhöhe ins Visier genommen hat, sind die Kolleginnen zur Stelle gewesen. »Schon erledigt«, hat die Schursch gesagt, »spar ich mir das Fitnessstudio.« Herr Schreck hat den Bauch eingezogen und ist in seinem Kabuff verschwunden.

Gestern hat sie ihrer Tochter von der Magensache erzählt. Am Telefon. Nur Andeutungen gemacht – Tee, Zwieback, Magentropfen. »Mutti«, hat Leonie gesagt, »geh einfach zum Arzt. Den Uhlich, den findest du doch nett. Ist keine Weltreise bis dahin. Eine Viertelstunde mit dem 620er.«

Alleen mit Ahornbäumen, ein Kreuz mit verwelkten Blumen. Felder, die bis zum Horizont reichen. Windräder, Broilerbuden, ehemalige LPGs. Alle paar Kilometer eine Ansammlung grauer und lehmfarbener Häuser, die den staubigen Seitenstreifen säumen. Eine Brücke führt über den Bleilochstausee, die Staumauer stammt aus der Zeit der Weimarer Republik.

Die Praxis liegt im Erdgeschoss eines Einfamilienhauses. Doris Meckels Hausarzt hat die Praxis vor dreißig Jahren übernommen. Seitdem hat sich vieles verändert: Stimmungstief über dem Saaletal. Hoher Altersdurchschnitt, zunehmend viele Depressionen. Die Jüngeren hauen ab, diejenigen, die geblieben sind, kennt er gut. Als

Doris Meckel kommt und über Bauchschmerzen klagt, klingt das nach einem Routinefall.

»Das war in der Zeit«, erinnert sich Dr. Hagen Uhlich später, »in der es viele Magen-Darm-Infekte gab. Sie reihte sich da ein. Ein Virusinfekt. Die Symptome sprachen genau dafür. Sie hatte einen leichten Druckschmerz im Magenbereich. Sonst war nichts weiter.«

Sapperlot! Jetzt ist es raus! Die Kinder haben zusammengeschmissen und ihr eine Woche Urlaub spendiert. Doris Meckel kann ihr Glück kaum fassen. Türkische Riviera – ein Ferienklub am Rande einer Hafenstadt. Mit Ruinen der alten Römer. Die muss man sich aber nicht ansehen, steht im Gutschein. Verschenkte Zeit, im Klub gilt »all inclusive«!

Frühstück auf der Schattenterrasse, nachmittags Kuchen, Kaffee, Softdrinks am Pool. Abends ins Themenrestaurant, lecker essen ohne Ende. Wär doch schade, wenn sie die Köstlichkeiten nicht genießen könnte.

Doris sitzt in der Küche, raucht und schwelgt in Traumfotos. Leonie hat ihr einen Katalog schicken lassen. Weiße Liegestühle vor azurblauen Swimmingpools. Kronleuchter in der Rezeption, Köche mit weißen Mützen, meterlange Buffets mit bunten Salaten, man muss nur zulangen.

Sie hat Ines gefragt, ob sie mitfahren will. Sie könnten sich ein Doppelzimmer teilen. Ihre Schwester hat nicht lange überlegt. Gestern waren sie im Einkaufszentrum, schicke Urlaubsklamotten aussuchen. »Haben Sie das Palmenhemd auch in Größe achtunddreißig?«, hat Doris die Verkäuferin gefragt. Die hat auf ihrem Kaugummi gekaut und skeptisch geschaut. »Achtunddreißig? Sicher?«

In diesem Moment ist ihr klar geworden, dass Tee und Zwieback die perfekte Diät sind. Später hat sie sich im brutalen Licht der Umkleide gemustert: gemein, die ganzen Dellen und so. Wie eine schrumpelige Raupe ohne Hoffnung auf Verwandlung ist sie sich vorgekommen. Lieber ein paar Kilo mehr und unverbeult, hat sie gesagt, als Ines ihr Komplimente wegen ihrer Schonkost-Erfolge gemacht hat.

In den 620er ist sie auch noch mal eingestiegen. Angeflunkert hat sie den Hausarzt, ohne rot zu werden.

Der Durchfall – so gut wie weg, hat sie behauptet.

Auf Nachfrage: Im Oberbauch nur noch ein leichter Druck.

Abgenommen, ein bisschen, kann nicht schaden vor dem Urlaub.

Hagen Uhlich hat sie lange angeschaut. »Dann gibt es ja keinen Grund mehr, dass Sie nicht in die Sonne fliegen können. Wo geht's denn hin?«

Türkei. All inclusive.

Vielleicht hätte sie ihm beichten sollen, dass ihr der Tee aus der Nase läuft, wenn sie mehr als zwei Tassen trinkt.

Das Meer vor der weißen Mauer ist ihnen nicht geheuer. Fisch hätten wir lieber auf dem Teller, was, Doris? Ines bringt sie zum Lachen. Und die Ferienanlage ist der Hammer. Der Swimmingpool, ein Paradies. Livrierte Kellner, Service rund um die Uhr. Jeder Wunsch wird ihr von den Augen abgelesen. Sogar solche, die sie nie hatte.

»Aqua-Gymnastik gefällig, Frau Meckel?«

»Nein danke, ich faule lieber ein bissel in der Sonne.«

Nur mit dem Magen wird es nicht besser. Angesichts der Speisekarte die reinste Sabotage.

Surf & Turf mit Garnelen & Rinderfilet.

Pasta mit Lachswürfeln & Sahne-Wodka-Sauce.

Tiramisu, Crème brulée oder Mousse zum Nachtisch.

Ines hat eine Idee. »Lass doch die Schonkost bleiben. Zum Doktor gehen musst du sowieso, wenn wir wieder zu Hause sind. Also iss, was dir schmeckt.«

Red Snapper mit Limonensauce & Würzreis.

Lammspießchen vom Grill, dazu Joghurt mit Minze.

Obstsalat mit Cointreau-Dressing.

»Das Oberteil zur weißen Jeans?« Ines probiert die neuen Sachen an. Das kurzärmelige Hemd passt eher nach Hawaii, aber Bunt macht frisch, und heute ist der Fünfzigste. Die Jubilarin liegt auf dem Doppelbett, sagt keinen Pieps. Scheint geschrumpft zu sein. Liegt das an der türkischen Sonne, die jede Gesichtsfalte nachmodelliert?

»Komm schon«, sagt Ines. »Hast dich so drauf gefreut. Wenn du sowieso brechen musst, dann kannst du auch richtig essen, oder?«

Doris rappelt sich auf. »Na, gut. Wenn schon, denn schon.«

Das Restaurant Xerxes ist festlich geschmückt, die Stühle mit rot-weißen Hussen bezogen. Doris bedenkt ihre Schwester mit einem Blick der Sorte *Donnerwetter*. Wie hat sie das nur hinbekommen? Ines grinst. »Bilde dir bloß nichts ein. Heute ist nicht nur dein Geburtstag, sondern türkischer Nationalfeiertag.«

»Ach was.«

»Feiertag der Jugend, des Sports und des Gedenkens an … na, wie heißt er gleich, euer großer Präsident?« Der Kellner mit den Özil-Augen weiß das. »Kemal Atatürk.« Er rückt ihnen die Stühle zurecht.

Sie stoßen zu viert an. Conni und Birgit, die Schwestern aus Rheda-Wiedenbrück sind auch eingeladen zur Feier von Doris und Atatürk. Das Geburtstagskind hat sich ein paar Tabletten eingepfiffen, damit es den Abend genießen kann. Und freut sich über das Geburtstagsgeschenk: das rote T-Shirt aus dem Klubshop, an dem sie jeden Tag mehrmals vorbeigehen.

Hakuna Matata, steht drauf.

»Alles wird gut«, übersetzt Ines. Die Schwestern freuen sich mit. Ein Glückshemd! Da kommt auch schon der Kellner und serviert brennendes Essen.

Zwischendurch geht sie aufs Klo, brechen.

Conni trägt ein Top mit Strass. »Musst'n Raki trinken, ist gut für'n Magen«, sagt sie und bestellt eine Runde. »Auf Eis!«

»Wenn's hilft«, sagt Doris. »Weg damit.«

Soll ihr das scharfe Zeug doch ein Loch in den Magen brennen! Wenigstens kommt es ihr nicht wieder hoch.

Die Mondsichel prahlt und steckt Sterne an den Himmel. Inge prostet nach oben und trinkt auf eine Freundin.

Bauchspeicheldrüse. Hat nicht lange gedauert.

Schweigen.

Keine traut sich, das K-Wort auszusprechen. »Pass auf dich auf, Doris«, raunt Birgit. »Ging so los wie bei dir. Dann haben sie ein CT gemacht, volles Programm, und, na ja …« Sie stockt. »Drei Monate später – Deckel drauf und ab unter die Erde.«

»Nun wollen wir mal nicht die Stimmung in den Keller schubsen«, unterbricht Conni. »An die Bar, Mädels!«

Nachts kommen die Bauchschmerzen wieder. Doris versucht im Sitzen zu schlafen. Aufstoßen muss sie auch, zum Glück schnarcht Ines wie ein Schnitzel und merkt nichts.

So, denkt Doris. Das war der große Tag. Wenn sie den Sechzigsten auch noch erleben will, muss sie was tun.

Die Sprechstundenhilfe kommt am Wartezimmer vorbei, schaut rein und sagt freudestrahlend: »Gleich haben Sie Ihre Mutti wieder.«

Ines fällt fast vom Stuhl. »Das ist nicht meine Mutter. Das ist meine Schwester!«

»Oh, tut mir leid.« Die junge Frau errötet. »Ich bin noch neu hier. Ich dachte …«

»Schon gut. Sie sieht ja wirklich fertig aus. Aber wie *Muddi* – so schlimm nun auch wieder nicht. Oder?«

Die Arzthelferin beschließt, nur noch zu lächeln. Dann betritt sie das Sprechzimmer. Da kommt Doris von der Säulenwaage, einem alten Modell mit Laufgewichten. Hagen Uhlich schaut streng. »Zehn Kilo abgenommen?« Er greift zum Telefon. »Ich schicke Sie zur Gastroskopie.«

Doris hört das Wort zum ersten Mal. Am Abend ruft sie ihre Tochter an, als Krankenschwester muss die das doch wissen.

»Du kennst doch die Autos von der Rohrreinigung«, sagt Leonie.

»Und?«

»Die schieben einen Schlauch in den verstopften Abfluss, da ist eine Kamera dran. Eine Magenspiegelung oder Gastroskopie ist nichts anderes. Der Arzt führt eine Sonde ein, durch die Speiseröhre. Dann schaut er sich den Magen an. Und den oberen Abschnitt vom Zwölffingerdarm.«

»Und was glaubst du, was er da sieht?«

»Ein Magengeschwür vielleicht. Eine Fistel. Oder eine Entzündung der Magenschleimhaut. Wird schon nichts Schlimmes sein.«

»Tut das nicht weh?«

»Du wirst lokal betäubt. Kriegst sogar eine Vollnarkose, wenn du willst. Das sind Profis, die machen nichts anderes.«

Doris Meckel beschließt, das Glückshemd anzuziehen.

»Mittlerweile sind wir hier ziemlich modern.« Der junge Gastroenterologe – »wie Gastro und Ente, Frau Meckel!« – erinnert sie an ihren Neffen, der bei Saturn stets den allerneuesten Mist kauft. »HDTV kennen sie von der Fußballweltmeisterschaft, oder?«

»Im Fernsehen?«

»Genau. *High Definition*. Gestochen scharfes Bild. Haben wir jetzt auch. Und Licht, das uns im Dunkeln leuchtet.« Er nimmt einen schwarzen Schlauch in die Hand. An einem Ende befinden sich Knöpfe wie bei der Fernbedienung einer Spielkonsole. Auf dem anderen sitzt ein Lämpchen. »Das Licht wird über Fasern nach vorne gebracht. Es beleuchtet die Organe von innen und wird von der Schleimhaut reflektiert. Und das Ganze wird dann in ein Videobild übersetzt.«

Doris sitzt auf der Liege und betrachtet die Schlange, die ihr Innerstes erkunden soll. »Ganz schön dick!«

»Keineswegs. Nichts im Vergleich zu den endoskopischen Schläuchen in den Siebziger- und Achtzigerjahren. Uns entgeht nichts auf den entscheidenden neun Metern.«

»Neun Meter?«

»So lang ist der Weg, den die Nahrung im Verlauf der Verdauung zurücklegt. Bevor der Körper alles ausscheidet. So, und jetzt bekommen Sie eine Betäubung.«

»Kann ich mein T-Shirt anbehalten? Das ist mein Glückshemd.«

»Natürlich, Frau Meckel. *Hakuna Matata!* Legen Sie sich bitte auf die linke Seite.«

Dr. Uhlich könnte ruhig mal lächeln. Stattdessen hockt er hinter seinem Schreibtisch wie der Mops im Paletot und studiert den Arztbrief. Doris Meckel räuspert sich vernehmlich. »Was sehen Sie denn da?«

Er schaut auf. »Ihr Magenausgang ist verengt, vermutlich durch ein Geschwür. Das ist nicht ungewöhnlich. Hier.« Er zeigt auf eine angeheftete Schwarz-Weiß-Kopie. »Der ganze Bereich ist entzündet, möglicherweise durch vermehrte Bildung von Magensäure.«

»Und jetzt? Weiter Tee und Zwieback?«

Der Landarzt schüttelt den Kopf. »Damit gebe ich mich nicht zufrieden«, sagt er. »Ich möchte ein CT machen lassen.«

CT. Das Wort klingt in ihrem Kopf nach. Zack, da ist er wieder, der Geburtstag mit der Sternennacht und Birgits rührseligen Worten über die verstorbene Freundin.

»Ich will einen Tumor ausschließen, Frau Meckel. Genau herausbekommen, was die Stenose, also den Engpass am Magenausgang verursachen könnte.«

Das Kreiskrankenhaus Schleiz hat 120 Betten und eine längere Historie als die Staumauer am Bleilochsee. Das Motto auf der Website stammt von einem Klassiker, der in Thüringen seine Spuren hinterlassen hat.

Hier bin ich Mensch, hier darf ich sein.

»Der olle Goethe musste ja auch nicht hier rein«, sagt Ines, als sie ihre Schwester hinbringt. Ein ermunternder Klaps. »Wirst schon sehen, die haben auch moderne Geräte.«

Bevor Doris – im Glückshemd – durch die Röntgenröhre mit den blinkenden Zahlen geschoben wird, soll sie ein Kontrastmittel trinken. Mit Bariumsulfat, das die Engstellen in ihrem Innern sichtbar macht. Eine ganze Flasche – wie soll das gehen, wenn sie nicht einmal zwei Tassen Tee bei sich behalten kann?

Wieder nichts.

Eine Raumforderung, aber nichts Bösartiges.

Ausstülpungen sind zu sehen, normal. So langsam macht sich auch Leonie ihre Gedanken.

»Eine Magenspiegelung nach der anderen hatte meine Mutter«, sagt sie im Rückblick. »Die zweite, die dritte, die vierte. Irgendwann haben wir den Überblick verloren. Selbst sie wusste es zum Schluss nicht mehr genau.«

Krankgeschrieben ist Doris inzwischen auch. Sie trifft Frau Korkmaz in der Apotheke und erzählt ihr, dass sie jeden Tag am

Tropf hängt. Ambulant, beim Magen-Darm-Spezialisten. Seitdem muss sie nicht mehr so viel brechen.

»Vielleicht gibt's das Zeug auch in Tablettenform«, sinniert sie. »Dann wird's wieder gut. So 'ne Entzündung muss ja irgendwann zurückgehen.«

Zwischen Hanau und Bad Lobenstein wird telefoniert. Tante Ines setzt die Lesebrille auf, liest ihrer Nichte die Befunde vor, Silbe für Silbe.

Magenausgangsstenose mit Entzündungszeichen.

Leonie kann das übersetzen, viel bringt es aber nicht.

Magenentzündung mit Engstelle – und keiner weiß, woran es liegt.

Ende Juni hatte Ines Geburtstag. Inzwischen kann Doris kaum noch laufen, so schlimm war das. Während die anderen Käsetorte essen, liegt sie halb tot auf der Hollywoodschaukel. Morgen soll sie zum Arzt gehen, hat Ines gesagt. Am besten gleich ins Krankenhaus. Sich künstlich ernähren lassen. Sie sträubt sich. »Wie soll das gehen, ich kann ja nicht mal mehr Bus fahren!«

Ihre Schwester, die sonst so gerne lacht, setzt eine sehr ernste Miene auf. »Wenn du das nicht machst«, sagt sie, »dann kommst du irgendwann dahin, wo kein Bus mehr hinfährt.«

Wenigstens kein Krebs. Die Ärzte im Krankenhaus Naila haben eine Gewebeprobe entnommen und im Labor untersuchen lassen.

Negativ.

Jetzt liegt sie am Tropf, nimmt die Infusionslösung über einen Venenkatheter auf. Sie blättert in einer Broschüre, die ihr die Dame vom Sozialdienst – im Kasack, bordeauxrot wie das Glückshemd – auf den Nachttisch gelegt hat.

In der Inneren Medizin gibt es hier so viele Betten wie im vorherigen Krankenhaus zusammen. »Medizinisch leistungsstark und menschlich in der Region«, heißt der Werbespruch, den Doris Meckel vor sich hin murmelt. »Na, ich weiß nicht.«

»Da hat eine PR-Firma viel Geld für bekommen«, sagt die Bettnachbarin, die älter ist und jünger aussieht.

Eine Krankenschwester mit Tattoos am Arm dreht an der Rollklemme des Infusionssystems. Die Flüssigkeit läuft langsamer. »Alles drin, was Ihr Körper braucht.« Dicht vor einem Herzinfarkt hat sie gestanden, hat der Stationsarzt gesagt. »Da hat ja alles gefehlt bei Ihnen, die ganzen Stoffe und so.«

Auch im Krankenhaus Naila gibt es einen Gastroenterologen. Er betäubt ihren Rachen mit einem Spray und legt ihr einen Kunststoffring in den Mund. Als Nächstes, sagt er, wird er den Magen durch den Schlauch mit Luft aufblasen. Damit er den Verdauungsapparat besser sehen kann.

Speiseröhre. Sechs Sekunden braucht die Nahrung, bis sie von den Muskeln in wellenförmigen Bewegungen zum Magen transportiert wird.

Magen. Muskulöses Kraftpaket, in dem die Nahrung mit saurem Magensaft verquirlt wird wie in einem Betonmischer.

Zwölffingerdarm. Hier wird der Brei mit Verdauungssäften aus Leber und Bauchspeicheldrüse vermischt. Den Übergang zwischen Magen und Zwölffingerdarm bildet ein ringförmiger Muskel, der den Speisebrei portionsweise entlässt: Pyrolus, Medizinerlatein für Pförtner. Genau hier heißt es wieder »Stopp«. Zum x-ten Mal, war ja klar.

»Wir müssen jetzt irgendwas machen«, sagt der Gastrologe, als Doris Meckel ihre Sinne wieder zusammen hat. »Bei Ihnen komm ich nicht durch den Magenausgang. Höchstens mit einem kleinen Ballon, den wir vorsichtig aufpusten, durch eine Luftleitung im Schlauch. So könnten wir die Engstelle passierbar machen.«

Davon nehmen sie dann aber doch wieder Abstand. Ist halt ein kleineres Krankenhaus, erklärt Leonie, die sie besuchen kommt und die Ärzte mal genauer befragen will. Hinterher strahlt sie. »Die wollen dich in die Universitätsklink überweisen.«

Klingt wie ein Glückslos, aber Doris Meckel ist so schwach, dass sie kaum mehr nicken kann.

Das Universitätsklinikum hat fast vierzehnhundert Betten. Der Eingangsbereich ähnelt einem Einkaufszentrum der Spitzenklasse. Coffeeshop mit blitzenden Maschinen, ein kleiner Supermarkt, Zeitschriften, Geschenkeladen.

Geschäfte für die Stadt der Kranken.

Doris hat die Krankenwagenfahrer weggeschickt, will allein ins Gebäude. Schließlich kann sie noch selbstständig laufen, auch wenn ihr das schwerfällt. Sie steuert den Empfang an, fragt nach der Station. Dort sagen sie ihr, dass sie der roten Linie folgen solle. Dann finde sie schon hin.

Fängt komisch an.

Wird auch nicht besser.

»Dann bin ich hoch«, fasst sie später die ersten Stunden zusammen, »und musste zwei Stunden warten. In einem Kabuff, kleiner wie 'ne Toilette. So 'n langer Schlauch, wo die Schwestern den Müll in einen Eimer geschmissen haben. Saß ich halt da und hab gewartet, dass ich in mein Bett durfte.«

Auch hier das volle Programm. Glückshemd, Magenspiegelung, alles versucht, kein Durchkommen, gleicher Befund: Geschwür, Entzündungen, Vernarbungen, Stenose.

Fünfzehn Kilo weniger.

Ihre Mutter wird in ein paar Tagen achtzig. Doris fragt, ob sie rausdarf. Nach ein paar Tagen weiß sie, die Mittelchen im Tropf halten sie achtundvierzig Stunden bei Kräften.

Die ganze Verwandtschaft sitzt am Kaffeetisch, starrt sie an. Alle fünf Minuten gibt ihr jemand den Ratschlag, sie solle sich eine zweite Meinung holen. Wie man hört, sind nur die besten Ärzte im Universitätsklinikum. Aber auch die können sich irren, oder?

Zwei Wochen lebt sie schon in der Stadt der Kranken. Auch hier kommen die Ärzte auf die Idee mit dem Ballon. Alles ist vorbereitet, das Glückshemd frisch gewaschen, abends soll sie nüchtern bleiben.

Nüchtern? Sie bekommt doch ohnehin nur klare Suppe. Hat Hunger. Zum Glück kennt die Bauchspeicheldrüse im Nachbarbett – eine Entzündung, kein Krebs – jemanden in der Küche. Schmuggelt in der Thermoskanne pürierte Suppe auf die Station, wie nett von ihr.

Am nächsten Morgen kommt ein Doktor und sagt den endoskopischen Eingriff ab. Zu groß sei das Risiko, dass das Gewebe reißt. Wegen der Vernarbungen. Und dass die Ärzte überlegen, ob sie Doris Meckel nicht besser operieren sollen.

»Operieren? Was denn?«

»Zwei Drittel vom Magen raus und ein Stück Dünndarm weg.«

Jetzt platzt es aus ihr heraus. »Ich will eine zweite Meinung!« Das sitzt. Sie wiederholt den Spruch bei der Visite, in Gegenwart vom Chefarzt. Oder Oberarzt. So genau weiß Doris Meckel das nicht. Auch nicht, woher sie plötzlich die Kraft hat, den Weißkitteln Kontra zu geben. Der Chef ist schnell wieder draußen. Ein Assistenzarzt knurrt, sie habe ihn auf hundertachtzig gebracht. Der Stationsarzt meckert beim Hinausgehen, er verstehe das nicht mit der zweiten Meinung.

»Wenn Sie einen BMW kaufen«, sagt er, »gehen Sie doch auch nicht in die Opelwerkstatt.«

BMW hin, Opel her, Ines fährt einen roten Mazda 232. Besucht sie ihre Schwester, stellt sie den Wagen auf den Besucherparkplatz. »In Jena«, sagt sie rückblickend, »ging das *Marddürium* erst richtig los. Ich will mich jetzt nicht großartig äußern, aber es war hart an der menschlichen Grenze. Wie man einen kranken Menschen so behandeln kann, das war schlimm. Die wollten sie regelrecht überreden, dass sie diese Operation machen lässt.«

Auch Tochter Leonie denkt an nichts anderes mehr, fragt den Ärzten in ihrem Stadtkrankenhaus Löcher in den Bauch. Die hüten sich, eine Ferndiagnose zu stellen. Eine zweite Meinung fänden sie aber generell nicht verkehrt. Also recherchiert Leonie im Internet. Stößt auf zwei Kliniken in Nordrhein-Westfalen, vergleicht die Referenzen der Ärzte.

Dortmund oder Düsseldorf?

»Dieses Düsseldorf war uns irgendwie sympathisch«, erklärt Ines. »Keine Ahnung wieso, aber wir sind so 'n bissel Gefühlstanten.«

Leonie ruft in Düsseldorf an, schildert den Fall und stößt auf Verständnis. Ist doch okay, wenn sich die Verwandten Sorgen machen. Befunde wären gut. Ines soll sie besorgen, die telefoniert sich durch, besorgt sie und steckt sie ins Faxgerät.

Von wegen Magen-OP. Ab jetzt läuft »Operation Doris«.

Zwanzig Kilo abgenommen, sagt die Waage im Patientenbad. Ein Federgewicht, dürr wie Espenlaub. »Pass auf, dass du nicht weggeweht wirst, draußen beim Rauchen«, sagt die Bauchspeicheldrüse. Was tun? Die Ärzte in Jena drängen auf die OP und auf das Einverständnis der Patientin. »Frau Meckel, entscheiden Sie sich bitte, wir sollten die OP machen.«

Und wenn sie recht haben?

Im Nachhinein kann Hagen Uhlich den Ansatz der Kliniker verstehen. »Die haben versucht, den Magenausgang mit dem Gastroskop zu erweitern«, resümiert der Landarzt. »Und kamen nicht durch. Und wenn sie den mit ihren Mitteln nicht aufweiten können, müssen sie was unternehmen. Irgendwann wäre Frau Meckel verhungert.«

Ines hat einen Geistesblitz. »Geh doch erst mal drauf ein. Zum Schein. Dann hast du deine Ruhe. Wir machen inzwischen Düsseldorf klar.«

Also gut. Eine Stunde später muss Doris zum Gespräch. Unterschreiben, dass sie einverstanden ist. Plötzlich scheint die Sonne auf der Station. Fehlt nur noch, dass die Ärzte bei der Visite applaudieren. Einer zwinkert und sagt: »Jetzt haben wir's geschafft!« Doris Meckel ringt sich ein Lächeln ab.

Am Donnerstag kommt der Anruf von Ines. Mit konspirativer Stimme, ihre Schwester sieht einfach zu viele Krimis. »Doris«, raunt sie, »wir haben einen Termin, am Montag darfst du nach Düsseldorf.«

Fünf Minuten später schwebt der Stationsarzt an ihr Bett. »Am Montag werden Sie operiert, Frau Meckel.«

»Am Montag? Das geht aber jetzt schnell.«

»Muss es auch.«

»In Ordnung.«

Er verlässt das Zimmer. Sie greift zum Telefon.

Dann macht sie einen Notizzettel.

Freitag: Tropf → Kraft für zwei Tage (bis So)

Samstag: Ines mit Auto, Leonie mit ICE aus Hanau, Punkt acht Uhr auf Station sein …

Sonntag: Fahrt nach Hanau, Übernachtung.
Montag: Fahrt nach NRW, Untersuchung in Düsseldorf

Samstagmorgen, kurz vor acht. Sie hat noch mal gebrochen, zittert vor Schwäche und Anspannung. Die Reisetasche ist gepackt, damit erregt sie kein Aufsehen. Schließlich soll sie gleich in die Chirurgie verlegt werden. Denken die Ärzte.

Leonie ist die Erste. Dann kommt Ines.

»Ist heute Tag der offenen Tür?« Die Bauchspeicheldrüse wundert sich. Der Pfleger schaut herein. Doris sagt: »Ich möchte meine Papiere.«

»Für die Verlegung? Müssten fertig sein, ich schau nach.«

»Nee, für die Entlassung.«

Schweigen.

»Nun gucken Sie nicht so«, sagt Leonie. »Meine Mutter möchte raus.«

»Zweite Meinung«, ergänzt Ines.

Der Pfleger verschwindet. Hinten auf dem Flur wird es laut. Er kommt zurück, Papiere in der Hand. »Wo wollen Sie denn hin, Frau Meckel?«

»Wohin wohl«, mischt sich die Bauchspeicheldrüse ein. »Nach Hause, Party machen. Würde ich auch gerne.«

Ein Arzt lässt sich nicht mehr blicken. Ines hat den roten Mazda aufs Gelände geschmuggelt. Beim Verlassen der Klinik haben sie die Muddi untergehakt, die Bauchspeicheldrüse winkt ihnen aus dem Fenster hinterher, Daumen hoch.

Erst mal ins Eiscafé Riva am Holzmarkt, für jede einen schönen Eisbecher. Der Schwarzwaldbecher ist riesig, mit echten Kirschen und Borkenschokolade drauf. Hinterher noch zwei Espressi und einen Tee.

»Was das wieder kostet«, sagt Doris.

»All inclusive«, entgegnet Ines und grinst.

Sie fahren Leonie zum Bahnhof, mit dem ICE zurück nach Hanau. Anschließend geht es nach Hause in die Platte, Katze begrüßen, Klamotten wechseln, Glückshemd in die Kurzwäsche. Im eigenen Bett schlafen.

Am Samstag einmal quer durch Deutschland, von Ost nach West. Ines mit beiden Händen am Steuer, hoch konzentriert, als gälte es, die Poleposition in Hockenheim klarzumachen.

Doris, Decke bis an die Kinnspitze, liegt auf dem Rücksitz.

Pause im Eurorastpark Werneck. Hoffen auf ein Wunder, aber nein, mehr als Tee und ein paar Löffel Suppe passen immer noch nicht rein. Also wieder los, die Mittel im Tropf wirken nicht ewig. Doris hüllt sich in ihre Decke wie ein kleiner General vor der Schlacht. Blinker setzen, weiterfahren.

Dr. Marcus Schmitt schmunzelt im Rückblick. »Das hat sie als Erstes erzählt. Dass sie geflüchtet ist wie Napoleon von Elba.« Er weiß: Der französische Kaiser litt an Hautausschlägen. Und an Erbrechen, wie Doris Meckel. Dabei ist Marcus Schmitt gar kein Historiker, sondern Gastroenterologe am Universitätsklinikum Düsseldorf.

Als er seine Patientin begrüßt, kann er ihre Angst spüren. Sie ist entkräftet, hat rasend Gewicht verloren und hängt am Tropf. Ein schwaches Lächeln zur Begrüßung, dann umfasst sie seine Hand, als wäre der sympathische Arzt mit der Halbglatze der Heilsbringer.

Hoffentlich kann er ihr auch helfen.

Die Unterlagen hat er sich am Morgen angeschaut. Das CT. Es zeigt eine mögliche Raumforderung und eine Entzündung.

Die Gastroskopien. So viele!

Wenn die bisherigen Ärzte den Magenpförtner, den Pylorus, nicht überwinden konnten, hätten sie das vermerken müssen. Das gehört zu einer guten Dokumentation.

Der Gefühlstante Doris Meckel ist er gleich sympathisch. Auch wenn er in diesem Moment nicht schlauer ist als die anderen Ärzte. Den gleichen Weg will er einschlagen – muss er, es gibt keine Alternative. »Wir versuchen es morgen mit einem Ballon. Aber ich sage Ihnen eins: Da ist viel vernarbtes Gewebe, es kann auch passieren, dass was reißt und dass wir eine Not-OP machen müssen.«

Einverstanden.

»Bis morgen.« Schon beim Rausgehen macht sich Marcus Schmitt Gedanken. Dieser Fall ist anders. »Die Patientin hat ja immer wieder erbrochen. Sie konnte nichts bei sich behalten, sodass man davon ausgehen musste, es ist irgendwas da, was den normalen Verdauungstrakt verschließt. Oder zumindest diesen Abfluss behindert. So wollten wir mit Einverständnis der Patientin noch mal die gleiche Untersuchung durchführen, die sie schon mehrfach über sich ergehen lassen musste.«

»Ganz in Rot?«, fragt die Schwester vor dem Eingriff.

»Mein Glückshemd«, kommentiert Doris Meckel. »Ich glaube, das habe ich inzwischen zwanzigmal angehabt.«

»Wenn's hilft?« Marcus Schmitt lächelt der verwunderten Endoskopie-Schwester zu. »Einige haben Stofftiere, andere Kristalle dabei. Frau Meckel möchte gerne das Glückshemd anlassen.«

Ösophago-Gastro-Duodenoskopie.

Der medizinische Begriff für Magenspiegelung samt Speiseröhre und Zwölffingerdarm.

Doris Meckel schläft, unter Aufsicht eines Anästhesisten.

Puls, Herzrhythmus, Blutdruck, alles okay.

Die erste endoskopische Exkursion ins meckelsche Krisengebiet dauert zehn Minuten, länger als üblich. Dann kommt ein dünnerer Draht zum Einsatz.

Speiseröhre, Magen, Zwölffingerdarm, oberes Dünndarmsegment. Millimeter für Millimeter. Zwanzig Minuten.

Da ist sie, die Engstelle, wo sich der Feind verschanzt hat. Komplett verbautes Gebiet, auf dem Monitor sieht es aus wie eine braunrote Höhle.

»Man möchte nichts erzwingen«, sagt Marcus Schmitt. »Jede Untersuchung birgt ein Risiko. Wenn man eine Tür aufbricht, kracht sie unter Umständen aus den Angeln. Genauso war das bei Frau Meckel. Wenn ich mit Gewalt versuche, eine Engstelle zu überwinden, kann ich eine Verletzung setzen, die unter Umständen zu einer Notoperation führt.«

Den Schlauch lenkt er mit der rechten Hand, mit der linken steuert er die Funktionen. Während der Untersuchung spricht er leise, mehr zu sich selbst als zu den anderen Blaukitteln. »Sieht verschwollen aus. Kann was Entzündliches dahinterstecken. Chronische Entzündung der Bauchspeicheldrüse. Veränderungen der Schleimhaut im Zwölffingerdarm. Oder doch was Bösartiges.«

Ein noch dünnerer Draht. Der Versuch, Kontrastmittel direkt vor die Engstelle bringen. »Geben Sie mir den weichen, wasserliebenden Draht, Schwester. Mal sehen, ob wir die Engstelle damit aufdehnen können.«

Wunderbar, der Draht läuft leicht im feuchten Milieu.

Jetzt der Versuch mit dem Ballon, den Monitor im Blick.

Besagter Ballon hat zehn Millimeter Durchmesser und ist vier Zentimeter lang. Er ist oval, aufgepumpt sieht er aus wie eine Minisalami.

Die Biegung am Knie des Zwölffingerdarms will er nicht mitmachen. Vorsicht ist geboten. Auf keinen Fall soll die »pralle Wurst« die Kurve aufsprengen und ein Loch reißen. Das hätte Blutungen zur Folge.

Stückchen für Stückchen.

Es funktioniert. Die Engstelle ist überwunden. Ein Blick auf den Monitor, die entzündeten Schleimhäute glänzen wie feuchte Höhlenwände.

Ein Tumor ist das nicht.

Dafür ist alles entzündet.

»Kollegen, könnt ihr mal mitschauen?«

In der Tiefe schimmert irgendwas, was da nicht hingehört.

»Ist das Gewebe? Nein, eher ein …«

In der Endoskopie der Düsseldorfer Uniklinik gibt es ein Privatmuseum. Ausgestellt sind Fundstücke wie Rasierklingen, münzengroße Batterien, Tabletten in Verpackung. Instrumente, Röhrchen und Drainagen, die ein Operationsteam im Bauch vergessen hat.

Bei Doris Meckel kann das nicht der Grund sein. Es gab keine Voroperationen. Kann also nichts sein, was von außen reingekommen ist.

»Alte Nahrung, die sich dort irgendwo reingearbeitet hat?« Marcus Schmitt schaut in die Gesichter seiner Mitarbeiter. Die wissen es auch nicht. »Dann spielen wir mal Müllabfuhr.«

Mit einer Schlinge bekommt er es zu fassen, das glitschige Ding. Ist nicht einfach, denn die Diathermieschlinge ist eigentlich dazu da, Polypen im Darm abzutragen. Nicht, um eingewachsene Fremdkörper rauszurupfen.

Einen Moment innehalten.

An eine Sektflasche denken, die vor dem Öffnen zu viel bewegt wurde. Der Druck presst den Korken raus, eine Fontäne spritzt aus der Flasche. In diesem Fall wäre das Blut. Von einem Gefäßstumpf, der durch den Fremdkörper verschlossen ist und stark bluten wird, wenn der Eindringling entfernt ist.

»Wir haben uns gesagt, die Patientin hat so viel hinter sich, wir wagen das. Haben's rausgezogen und waren total überrascht, was da zutage kam.«

Was in der Schlinge baumelt, ähnelt einem Mini-U-Boot.

Zum Glück keine Komplikationen beim Auftauchen. So richtig hat ja keiner gewusst, wo das Ding festsaß und welches Loch es verstopft hat. Möglicherweise eins im Zwölffingerdarm. Dann würde der Speisebrei jetzt in den freien Bauchraum fließen. Könnte eine Bauchfellentzündung nach sich ziehen. Besser wäre es, das Loch führte in die rückwärtige Körperhälfte. Das heilt dann von allein.

Aber was ist das nur, dieses Ding?

Ein Zahnstocher, von Gewebe überzogen?

»So was kann man doch nicht schlucken«, sagt die Endoskopie-Schwester. »Das muss man doch merken.«

»Ein Stück vom Schaschlik-Spieß?«, fragt der Anästhesist.

»Ich hab's!«, ruft die Schwester. »Aus einem Brathering!« Sie senkt die Stimme. Nicht, dass die Patientin das mitbekommt. »Ich komme auch aus dem Osten, da isst man gerne Bratheringe. Paniert, gebraten und in Marinade eingelegt. Spießchen rein, fertig.«

Sie ahnt gar nicht, wie nahe sie dran ist.

Dezember. Er steht in der Bude und friert. Aus den Augenwinkeln sieht er, wie der 610er am Rathaus hält. Eigentlich nur das Dach des

Busses, den Blick versperren Holzbuden, leuchtende Weihnachtssterne und das nostalgische Kinderkarussell. Nebenan spielen die Koselstompers »Jingle Bells« als Dixieland.

Weihnachtsmarkt in Bad Lobenstein.

Hoffentlich kommt Sandra noch.

»Stefan?« Der Chef schenkt Glühwein aus und ruft seine Aushilfe. »Machste mal neue Fischbrötchen?«

Stefan heißt zwar nicht so, hat aber keine Lust auf eine Diskussion im Frittendunst. »Ist okay, Chef. Hab ich aber noch nie gemacht. Die Dörte hat die sonst immer …«

»Das schaffst sogar du«, unterbricht der Chef. »Rollmops aus dem grünen Eimer, Stäbchen raus, ausrollen und schön zwischen die Brötchenhälften. Zwiebelringe und Gurkenscheiben drauf.«

»Wird gemacht.« Stefan streift die Einweghandschuhe über und macht sich an die Arbeit. Meerestiere sind nicht so sein Ding, er kann kaum hinschauen, wenn er die Holzstäbchen aus den Fischzombies zieht und die blassen Leichen entrollt.

»Hallo, mein Schatz!« Da ist sie ja. Die blonden Haare versteckt unter einer Weihnachtsmütze. »Wie lange musst du denn noch?«

Er schaut auf die Uhr. »Ich mach noch die Brötchen fertig, dann frag ich mal den Chef.«

»Ich schau schon mal nach Weihnachtsgeschenken. Das Sägewerk verkauft Holzkrippen. Und Kerzenständer. Ich geh dann mal. Bis gleich.«

»Junger Mann?« Die Stimme gehört einer mittelalten Frau, die eine andere untergehakt hat. Sie hat rot gefärbte Haare und hält einen Glühweinbecher in der Hand. »Ich hätte gern ein …« Sie schaut sich um. »Och. Keine Rollmopsbrötchen mehr da?«

»Sind in Arbeit.«

»Du auch eins, Ines?«

»Nee, ich hol mir ’ne Thüringer. Pass mal auf meinen Glühwein auf.«

»Einmal Rollmops, alles klar«, sagt Stefan. Er dreht sich um, legt den Brötchendeckel auf ein halb fertiges.

»Zwei fuffzich. Guten Appetit.«

Als Doris Meckel die Augen aufschlägt, sitzt Dr. Schmitt im Aufwachraum und erzählt etwas von einem Fremdkörper. Sie schläft wieder ein. Später, im Krankenzimmer, kommen drei Ärzte und fragen grinsend, ob sie vor ein paar Monaten Rouladen gegessen hat.

Am Nachmittag klärt Marcus Schmitt alles auf. »Sie hatten ein Stück Holz im Magen, am Magenausgang. Haben Sie eine Ahnung, wo das herkommt?« Sie braucht eine Weile. Dann bricht es aus ihr heraus. »Das Rollmopsbrötchen! Auf dem Bad Lobensteiner Weihnachtsmarkt!«

Jetzt ist alles klar – der Spieß und seine Stationen. Er blieb zwei bis drei Stunden im Magen, wurde dort angedaut und vom Fisch gelöst. Als Doris im Bett lag, muss er weitergewandert sein – in den oberen Teil des Zwölffingerdarms. Durch die Bewegung des Magen-Darm-Trakts hat er sich in ein Divertikel gebohrt, eine Ausstülpung. Hat ihn perforiert, was zu einer starken Entzündung geführt hat.

Die breitete sich aus. Um den Fremdkörper bildete sich Gewebe, bis die Pforte zum Zwölffingerdarm den Dienst einstellte und Doris Meckel nichts mehr transportieren konnte. Klar, dass man da nichts mehr bei sich behält, nichts mehr verdaut, abnimmt und verfällt.

»Aber warum hat man das beim Röntgen denn nicht gesehen?«, wundert sich Doris. »All die teuren Maschinen …«

»Das ist der Witz«, sagt der Arzt. »Hätten Sie einen Zahn verschluckt oder eine Prothese, also Metall oder Keramik, dann wäre das aufgefallen. Aber Holz ist ganz selten so röntgendicht. Sonst wären auch die anderen früher draufgekommen.«

Der Spieß wird nicht zum Ausstellungsstück. Jedenfalls nicht in Düsseldorf. Marcus Schmitt hat ihn in ein Plastikröhrchen gesteckt, und das hat einen Ehrenplatz in der meckelschen Küche. Manchmal, wenn Besuch da ist, zeigt sie es und erzählt. Dass sie auf der Station nur noch Rollmops hieß. Dass sie schnell wieder essen konnte, Rotkohl und Roulade gingen runter wie nichts. Die Pasta mit Sahne-Wodka-Sauce aus dem Ferienklub hat sie auch nachgekocht. Und die Kilos kamen wieder.

Als sie in Hamburg war, mit Ines und Leonie zum Interview bei »Abenteuer Diagnose«, ist sie nach dem Abschminken zum Hafen gefahren. Hat ein richtiges Fischbrötchen gegessen. Das erste seit der Rollmopskrise.

Aber vorher hat sie ganz genau hingeschaut.

WACHSENDE ANGST

Anke Christians

Er steht auf einem Hochhaus. Wie er hier raufgekommen ist, bestimmt zehn oder elf Etagen, weiß er nicht mehr. Es gibt nur den Moment. Der Himmel über ihm ist von einem unnatürlich strahlenden Blau, der Wind pfeift schrill. Langsam setzt er sich in Bewegung, wandert über das Flachdach und nähert sich der Kante. Er wagt einen Blick in den Abgrund. Weit unter ihm, zu Füßen des riesigen grauen Gebäudes, erstreckt sich ein Park. Sattgrüne Rasenflächen, blühende Kirschbäume, ein glitzernder Bach, der sich durch Blumenbeete schlängelt.

Er will diesen Anblick in sich aufsaugen und tritt, ohne einen Anflug von Höhenangst, noch näher an die Kante heran. Im selben Moment verliert er den Halt. Der Boden unter seinen Füßen ist plötzlich spiegelglatt, er rutscht aus, und unter ihm öffnet sich das Nichts. Panik peitscht durch seinen Körper. Er spürt nur noch sein wild schlagendes Herz und die kalte Luft, die an seinen Ohren entlangzischt. Etage zehn, neun, acht, sieben ziehen an ihm vorbei. Er trudelt. »Du träumst nur«, kommt ihm der rettende Gedanke. »Du träumst nur, gleich wirst du wach, und alles ist gut.« Aber die Schwerkraft hat ihn bleiern im Griff, und der Boden kommt näher und näher. Frank Arndt hat nur noch ein paar Sekunden. Dann wird er sterben.

Neun Jahre zuvor. Frank Arndt betritt ein Autohaus in Münster, hastet, eine Aktentasche fest unter den Arm geklemmt, durch die Reihen mit blank polierten Limousinen. Der hoch aufgeschossene Einunddreißigjährige mit dem schmalen Gesicht und den blonden Haaren ist gestresst. Er will sich kein neues Auto kaufen, er will überhaupt nicht hier sein. Aber der Fuhrparkleiter in seiner Firma ist krank, und er soll ihn vertreten. Der Termin ist wichtig, die Verträge für neue Dienstwagen müssen unterzeichnet werden, das kann auch Frank als Buchhalter erledigen.

Der Autoverkäufer legt nach der Begrüßung einen zentimeterdicken Stapel Unterlagen auf den Schreibtisch und drückt Frank eine große Tasse Kaffee in die Hand. »Machen Sie es sich ruhig bequem, der Papierkram kann dauern«, scherzt er. Während er die Formulare ausfüllt, stürzt Frank den Kaffee herunter und rutscht unruhig auf dem lederbezogenen Schwingstuhl hin und her. Er denkt an all die liegen gebliebene Arbeit im Büro, die Überstunden, die ihn erwarten. Die Stimmung in der Firma ist ohnehin mies, der Chef macht Druck und lässt oft genug seinen Frust an den Mitarbeitern aus. Manchmal träumt Frank davon, den Job hinzuschmeißen. Aber er hat vor zwei Jahren eine Eigentumswohnung gekauft und kann sich Arbeitslosigkeit nicht leisten.

Der starke Filterkaffee treibt ihm den Schweiß aus den Poren. Er spürt einen leichten Druck auf der Brust, so wie oft in den letzten Monaten. Nur: Diesmal ist es anders. Der Druck wächst mit jeder Minute, mit jedem Kritzeln des Kugelschreibers auf den Vertragspapieren. Ein Brennen wandert durch seinen linken Arm bis in den kleinen Finger. Frank würde am liebsten sein Hemd aufreißen, den Brustkorb aufspalten und das Herz mit bloßen Händen herausziehen, so sehr schmerzt es.

Sein Blick irrt über den Schreibtisch und bleibt an einem kleinen Klappkalender hängen. Es ist der 30. Oktober 2001, ein Datum, das er nie wieder vergessen wird.

»Sie müssen jetzt mal ein bisschen schneller schreiben«, unterbricht er den Autoverkäufer. »Irgendwie kriege ich, glaube ich, gleich einen Herzinfarkt.«

Fünf Stunden später liegt er auf der Intensivstation. Auf seiner nackten Brust kleben Elektroden, und der Monitor, der seine Körperfunktionen überwacht, piept bei jedem Herzschlag. Frank hat die Augen geschlossen und lauscht dem regelmäßigen Geräusch. Es beruhigt ihn.

Er lebt noch, und die Brustschmerzen sind verschwunden, seit die Ärzte in der Notaufnahme ihm Medikamente verabreicht haben. Aber es war knapp. »Sie hatten einen schweren Herzinfarkt«, haben ihm die Kardiologen unverblümt mitgeteilt. Das war ein Schock, und er hat eine ganze Weile gebraucht, um sich wieder zu fassen.

Es klopft leise. Frank öffnet die Augen. René steckt zögernd seinen blonden Schopf durch die Tür, das Gesicht blass, die Augen weit aufgerissen.

»Hey du«, murmelt Frank mit rauer Stimme.

»Was machst du denn für Sachen?«, stößt René aus, eilt an sein Bett, greift nach seiner Hand und lässt sie nicht mehr los. Er hat nach Franks Anruf alles stehen und liegen lassen, sich sofort ins Auto gesetzt und ist von Nimwegen nach Münster gefahren. Seit über zehn Jahren führen sie eine deutsch-holländische Wochenendbeziehung.

»Meine Sehnsucht war so groß, ich wollte dich einfach schon vor Samstag sehen«, versucht Frank zu scherzen. Aber damit kann er Renés Sorge nicht zerstreuen.

»Ein Herzinfarkt in deinem Alter, wie kann das sein?«

Dieselbe Frage kreist seit Stunden in Franks Kopf. Er ist doch viel zu jung für so etwas, und noch dazu ist er sportlich. Jedes Wochenende fährt er mindestens 100 Kilometer mit dem Rennrad. Bei diesem Pensum kann doch dem Herz nichts passieren! Es macht einfach keinen Sinn.

»Morgen schicken sie mich zum Herzkatheter. Dann wissen wir mehr.«

Am Ende bucht er es als Warnschuss ab. Die Herzkatheteruntersuchung bleibt ergebnislos. Er hat keine verengten Herzkranzgefäße, und im Grunde können sich die Ärzte den Infarkt – wenn es denn wirklich einer war – nicht erklären. Aber das ist keine Garantie, dass es nicht wieder geschieht. Frank ist klar, dass er etwas unternehmen muss, allein schon, um die Oberhand über seine Angst zu gewinnen.

Er hat schon immer gern Sport getrieben. Jetzt wird es zur Obsession. Er fährt am Wochenende Rennrad. Lässt sich zum

Spinning-Instructor ausbilden und gibt mehrmals wöchentlich Kurse im Fitnessstudio. Stemmt Hanteln, übt sich im Bankdrücken, an der Beinpresse, am Butterfly. Sein Körper formt sich, stählt sich, birst geradezu vor Kraft und Ausdauer.

René versucht, ihn zu zügeln: »Mach doch auch mal 'ne Pause!« Aber Frank will davon nichts hören. Wenn er sich nach anderthalb Stunden Training das hochrote Gesicht trocken wischt, fühlt er sich gut. In diesen Momenten ist er sicher, dass sein Herz gesund bleibt.

Sechs Jahre später fährt er nach einem langen Tag im Büro ins Fitnessstudio, schlüpft in sein Trainingsoutfit und betritt als Erster den Spinning-Raum. Er atmet tief ein und genießt den Geruch von Metall und Schweiß, der an den achtzehn Fitness-Rädern haftet. Routiniert schiebt er die CD mit seiner Lieblings-Playlist in die Musikanlage, setzt das Kopfmikrofon auf und beobachtet, wie sich der Raum langsam mit Menschen füllt.

Um Punkt 19 Uhr startet Frank den ersten Track und schwingt sich auf den Sattel. »Kurzes Warm-up, Leute! Heute geben wir richtig Gas!« Damit beginnt der beste Teil seines Tages. Er tritt in die Pedale, bis seine Oberschenkel und Waden brennen, verliert sich im hämmernden Rhythmus der Musik und im keuchenden Atem der Gruppe. Umph, umph, umph, dröhnt es aus den Lautsprechern. Die Schwungräder surren, alle Sorgen sind vergessen.

Nach einer halben Stunde melden sich seine Knie. Bei jedem Tritt schießt ein stechender Schmerz durchs Gelenk, so als würde jemand mit einer heißen Nadel hineinbohren. Aber er kann nicht anhalten, er ist schließlich der Trainer. »Nicht nachlassen! Ihr müsst über euch hinauswachsen!«, feuert er sich und die Gruppe an.

Nach anderthalb Stunden steigt er vom Rad. Seine Knie sind steif, er hat Mühe, vor den Augen der anderen nicht zu humpeln. Erst als er allein in der muffigen Umkleidekabine sitzt, gestattet er sich ein leises Stöhnen. Er mustert seine Beine. Unterhalb des Saums der Radlerhose sind sie angeschwollen, dicke Wülste ragen über seinen Kniescheiben auf. Besorgt fährt er mit dem Finger darüber.

Nach dem Duschen steigt er umständlich in seine Jeans. Der Stoff spannt über den merkwürdigen Beulen. In diesem Moment fragt er sich, ob René vielleicht doch recht hat und er es mit dem Training übertreibt.

René entgeht natürlich nicht, dass etwas mit Franks Knien nicht stimmt. Aber richtige Sorgen macht er sich erst, als Frank die Treppen nicht mehr hochkommt.

Es ist Samstag, René ist zu Besuch in Münster. Den Vormittag haben sie genutzt, um in ein Möbelhaus zu fahren und einen neuen Tisch für Franks kleine Küche auszusuchen, clean und modern, mit Edelstahlbeinen und einer massiven Glasplatte. Nun stehen sie neben dem Auto auf Franks Parkplatz und wuchten das gut verpackte Möbelstück mit vereinten Kräften aus dem Kofferraum. Franks Wohnung liegt im zweiten Stock, ohne Aufzug. Aber sie sind beide Sportler, und eigentlich ist es ein Kinderspiel, den Tisch hinaufzutragen.

Im schmalen Treppenhaus beginnt Frank, bei jedem Schritt leise zu ächzen. Auf dem Absatz müssen sie haltmachen und das Paket absetzen. Frank beugt sich vor und reibt seine Gelenke. »Geht gleich wieder«, presst er hervor, als René ihm besorgt die Hand auf den Rücken legt. Die letzte Etage schleppt er sich hinauf wie ein alter Mann, vor Schmerz kann er die Knie kaum noch beugen.

Als Frank abends beim Zähneputzen in Boxershorts vor ihm steht, sieht René auch, warum. Nicht nur über den Kniescheiben hängen Beulen. Auch in den Kniekehlen sitzen welche, dick wie Wasserbomben kurz vorm Platzen.

René muss schlucken.

»Hör mal, wegen deiner Knie …«, setzt er an. »Ich finde, du solltest damit langsam mal zum Arzt.«

Er setzt das Skalpell an. Die scharfe Klinge gleitet durch die Haut wie durch zimmerwarme Butter. Blutstropfen laufen die jodgelbe Wade hinab.

»Schwester, die Hakensonde bitte«, murmelt Carsten Radas hinter seinem Mundschutz. Ohne den Blick vom OP-Feld abzuwenden, nimmt er das lange Instrument entgegen und schiebt es durch den frischen Schnitt. Mit der linken Hand bewegt er das Endoskop mit der Videokamera. Auf dem Monitor taucht eine rote Höhlenlandschaft auf. Der Orthopäde hat jetzt freie Sicht in Frank Arndts Kniegelenk.

Vor wenigen Wochen kam der sportliche Buchhalter in seine Sprechstunde im St. Joseph Stift Sendenhorst gehumpelt, auf der Suche nach einer zweiten Meinung. Im Gepäck hatte er zwei MRT-Aufnahmen aus einer anderen Klinik. Beide Bilder zeigten eine massive Flüssigkeitsansammlung im Kniegelenk. Überlastung hatte den Erguss bereits in die Kniekehle gedrückt und zu einer ballonartigen Zyste aufgestaut.

»Ich kann vor Schmerz nicht einmal mehr Rad fahren.« Wie ein Häufchen Elend saß Frank Arndt vor ihm. »Ist eine Operation wirklich unumgänglich?«

Das Ausmaß der Knieschwellung war für Radas überraschend. Denn der Mann hatte keinen Unfall gehabt, und auch Verschleiß kam als Ursache nicht infrage, nicht mit Mitte dreißig. Die einzig plausible Erklärung für die offensichtlich stark entzündeten Gelenke war Rheuma. Carsten Radas ordnete also eine Blutuntersuchung auf Rheumafaktoren an. Aber das Ergebnis war negativ.

In so einem Fall hat er keine Wahl. Er muss vor Ort nachschauen, was los ist, mit einer Gelenkspiegelung. Mit feinen Tasthäkchen arbeitet sich der Orthopäde konzentriert in Frank Arndts linkem Knie vor. Radas' scharfe Augen sind starr auf den Monitor gerichtet. Was er dort sieht, gefällt ihm ganz und gar nicht. Die Gelenkinnenhaut ist gerötet und enorm geschwollen. Er schnalzt mit der Zunge. So etwas kennt er zur Genüge von Patienten mit rheumatoider Arthritis.

»Die Innenhaut ist chronisch entzündet. Die müssen wir entfernen«, teilt er seinem OP-Team mit. »So aggressiv wie das aussieht, zerstört es sonst noch das ganze Knie.«

Die OP-Schwester reicht ihm eine winzige Fräse an. Das Gerät surrt leise, während er die kranke Innenhaut vom Knorpel abraspelt. Sobald der Eingriff beendet ist, wird ein Pathologe das Material im Labor untersuchen und eine definitive Diagnose stellen.

Würde er eine Wette abschließen, würde Carsten Radas jetzt sagen: »Zehn zu eins, dass Frank Arndt doch Rheuma hat!« Aber das Wetten hat er sich als Arzt abgewöhnt.

Wenn er schlaftrunken die Augen öffnet, spürt er es. Franks Hände schmerzen. Er zieht sie unter der Bettdecke hervor und betrachtet sie im kargen Morgenlicht, das durch die Schlafzimmervorhänge kriecht. Finger und Handflächen sind angeschwollen, fühlen sich steif und pelzig an. Es wirkt fast, als wären sie über Nacht gewachsen. Das ist kein Rheuma, sagt sich Frank, es kann kein Rheuma sein. Dr. Radas hat sein Gewebe nach der Knie-OP schließlich nochmals untersuchen lassen. Der Befund war negativ.

Aber was hat er dann? Warum sind nun auf einmal nach den Knien auch seine Hände dick? Seit Wochen wird es immer schlimmer. Im Badezimmer kann er kaum die Zahnbürste halten. Beim Anziehen treiben ihn die kleinen Knöpfe an seinem gestärkten Hemd zur Verzweiflung. Er kann das Kopfkissen nicht greifen, um es aufzuschütteln. Und, was ihn am meisten ärgert, er bekommt auch den silbernen Ring, den René ihm geschenkt hat, nicht mehr über seinen wurstdicken Finger.

Die Schmerzen verfolgen ihn den halben Tag, erst gegen Mittag werden seine Hände langsam wieder geschmeidig. Dann lassen für gewöhnlich auch seine Sorgen nach. Zum Glück, denn er will nicht wieder zum Arzt. Die Knie-OP hat ihm gereicht, wochenlang hat sich die Heilung hingezogen, und auch jetzt ist das Gelenk noch dick und zwickt. Intensives Training kann er sich damit abschminken. Schweren Herzens hat Frank seine Spinning-Kurse aufgegeben.

Aber er muss etwas tun, er muss sich ablenken. Also macht er jetzt den Motorradführerschein. Das ist fast wie Fahrradfahren, nur kniefreundlicher.

»Wie war's?«, fragt René ihn nach der ersten Fahrstunde abends am Telefon.

»Klasse!«, strahlt Frank. »Aber der Fahrlehrer musste lange nach einem Helm suchen, der über meinen Kopf passt. Am Ende hat er einen gefunden. In XXXL.« Die perfekte Vorlage für einen Witz über Franks Dickschädel.

Das Lachen vergeht ihm einige Wochen später.

Er steht mit René in einem großen Sportgeschäft in Münster. Auf dem Regal vor ihnen reihen sich Schuhe in leuchtenden Neonfarben aneinander. Auch wenn Frank nicht mehr Rad fahren kann, ist er doch weiter regelmäßig im Fitnessstudio. Er ist ehrgeizig, er braucht Ziele. Sein neuestes ist, sich einen schönen Oberkörper anzutrainieren. Breite Schultern, Sixpack, Arme wie junge Baumstämme. Da will er hin.

»Welche Größe tragen Sie denn?«, fragt ihn die resolute Verkäuferin mit der getönten Kurzhaarfrisur.

»Vierundvierzig oder fünfundvierzig«, sagt Frank freundlich lächelnd. »Und bitte ein ganz schlichtes Modell. Schwarz oder weiß.«

Nach einigen Minuten kommt die Frau wieder, einen Stapel Kartons vor sich herbalancierend.

»Das hier ist unser Verkaufsschlager«, erzählt sie, während sie blitzschnell die Schnürsenkel durch die Ösen eines grauen Schuhs mit neongrünen Streifen zieht. »Sehr gut gepolstertes Fußbett. Und gibt trotzdem Halt. Außerdem ist er heute im Sonderangebot.«

Sie stellt ihm den Treter vor die Füße. Frank schlüpft hinein. Er versucht es zumindest. Aber auch wenn er die Zehen einrollt, seine Ferse will einfach nicht in den Schuh. René prustet. »Dich heiratet der Prinz wohl nicht.«

»Welche Größe ist das denn?«, erkundigt sich Frank zweifelnd.

»Fünfundvierzig, so wie Sie gesagt haben.« Die Verkäuferin bekommt eine spitze Stimme.

»Merkwürdig. Vor zwei Jahren hat mir sogar Größe vierundvierzig noch gepasst.«

Das hätte er besser nicht gesagt.

»Wissen Sie, das ist kein Wunder, wenn wie bei Ihnen fast hundert Kilo auf den Fuß drücken«, belehrt sie ihn. »Da tritt sich der im Alter halt irgendwann platt.«

Frank muss schlucken. Das hat gesessen. Er starrt nachdenklich auf seine schwarzen Socken. Vielleicht hat die Frau recht. Vielleicht sind seine Füße auch einfach nur geschwollen, so wie seine Hände. Es ist, wie es ist, sagt er sich und schaut auf.

»Versuchen wir also Größe sechsundvierzig.«

Kurz darauf beginnen die Albträume.

Er steht auf dem Dach eines Hochhauses und nähert sich vorsichtig der Kante. Weit unter ihm erstreckt sich ein samtig grüner Park. Frank lehnt sich nach vorn, um hinabzusehen, verliert den Halt und fällt. Eisige Luft zischt um seinen Körper, sein Herz scheint bei jedem Schlag seinen Brustkorb zu sprengen. Er weiß, es muss ein Traum sein. Aber er wird einfach nicht wach.

Dann erinnert er sich an den Fallschirm auf seinem Rücken. Panisch tastet er nach dem Griff. Seine Hand reißt mit aller Kraft an der Leine.

Nichts passiert.

Im nächsten Moment prallt er mit voller Wucht auf den Erdboden.

Er wird wach und weiß, dass er tot ist.

Tot, tot, tot.

Morgens kommt Frank immer schwerer aus dem Bett. Wenn er um neun Uhr frisch geduscht im Anzug das Firmengebäude betritt, fühlt er sich, als hätte ihm gerade jemand gegen den Kopf geschlagen.

Vor dem Aufzug mustern ihn die Kollegen neugierig. Manchmal kommt ein dummer Spruch. »Durchgezecht, hä?« Oder: »Mensch, das muss ja 'ne gute Party gewesen sein.« Während der Fahrstuhl sich surrend nach oben bewegt, schielt Frank unauffällig zum Spiegel an der Rückwand. Den Mann, der seinen Blick erwidert, kennt er nicht. Sein Gesicht ist grob und faltig. Wangen, Kinn und Nase scheinen angeschwollen. Schwere Lider drücken die Augen zu schmalen Schlitzen zusammen. Frank zuckt zusammen, als hätte er einen Geist gesehen. Er sieht uralt aus. Älter als sein Vater. Dabei lebt er doch gesund, treibt Sport, trinkt nur hier und da ein Gläschen Wein.

Am Wochenende, abends vorm Einschlafen, fragt er René: »Habe ich mich sehr verändert?«

Der will erst nicht antworten. Als Frank keine Ruhe gibt, lacht er sein jungenhaftes Lachen.

»Okay, vielleicht siehst du ein bisschen aus wie Dieter Bohlen.«

Noch lange nachdem René eingeschlafen ist, starrt Frank in die Dunkelheit. Es ist nicht nur die Angst vor dem Albtraum, die ihn wach hält. Seine Fingerspitzen kribbeln, als hätte er zu lange auf ihnen gelegen. Im Ballen breitet sich ein quälendes Taubheitsgefühl aus. Er wälzt sich von einer Seite auf die andere, in keiner Stellung fühlt er sich wohl. Erst nach einer halben Ewigkeit fällt Frank in einen unruhigen Schlaf.

Eins … zwei … drei …

Ängstlich zählt René die Sekunden, misst die gespenstische Stille. Durch die Vorhänge dringt das schwache Licht einer Straßenlaterne. Es ist kurz nach drei, sagen die Leuchtziffern des Weckers. Er könnte die Augen wieder schließen und noch einige Stunden ruhen. Aber er traut sich nicht.

Acht … neun … zehn …

»Hhrrrraahhh!«

Ein lautes Röcheln durchreißt die Luft. Frank atmet ein, wie gegen einen Widerstand, und verfällt in ein rhythmisches Schnarchen. Sofort entspannt sich René und sinkt wieder zurück in sein Kissen. Die regelmäßigen Geräusche beruhigen ihn. Weiter so. Bitte weiter so.

In der letzten Zeit sind die Nächte für ihn der reinste Horror. Dass Frank schnarcht, daran hat er sich über die Jahre gewöhnt. Aber neuerdings hört er im Schlaf einfach auf zu atmen. Mit diesen plötzlichen Aussetzern, die länger und länger werden, kommt René nicht zurecht. Viele Stunden liegt er dann hellwach im Bett, aus Angst, dass Frank erstickt.

Um zwanzig vor vier drückt ihm bleierne Müdigkeit die Augenlider zu. Er ist kurz davor, einzudösen, da bricht das Schnarchen neben ihm abrupt ab. Stille breitet sich aus.

Eins … zwei … drei …

René wartet.

Dreizehn … vierzehn … fünfzehn …

Fang wieder an!

Sechsundzwanzig … siebenundzwanzig … achtundzwanzig …

Atme!

René hält es nicht mehr aus. Panisch hebt er den Arm und stößt ihn gegen Franks leblos daliegenden Körper.

Nach Luft ringend, bäumt er sich auf. Seine Lunge brennt, sein Herz explodiert, jeder Muskel krampft. Er fühlt sich wie ein Ertrinkender, den man im letzten Moment aus zähflüssigem, schwarzem Wasser gezogen hat.

»Es ist alles gut«, versucht ihn René zu beruhigen. »Ich bin ja da.« Frank keucht. Angstschweiß rinnt aus jeder Pore seines Körpers, der Schlafanzug klebt an seiner bebenden Brust. Wortlos klammert er sich an René. So verharren sie eine Weile, bis er sich langsam entspannt.

Als Frank kurz darauf im Badezimmer seinen klitschnassen Pyjama abstreift, ist er wieder klar im Kopf. Er setzt sich auf den Rand der Badewanne und mustert sein fahles Gesicht im Spiegel. Was, wenn sein Atem unterhalb der Woche aussetzt? Dann ist René in Nimwegen und kann ihn nicht wecken. Was dann?

Wie als Antwort auf diese Frage beginnen seine Albträume zu raunen, erst leise, dann immer lauter.

Tot, tot, tot.

Lange lebt er einfach mit der Angst. Er ist kein großer Arztgänger. Was soll ein Mediziner schon gegen seine Träume ausrichten?

Erst als seine Hände vollends streiken, sucht er einen Neurologen auf. Das ist Mitte 2009. Frank kann im Büro kaum noch eine Kaffeetasse halten, geschweige denn den Kugelschreiber. Ringfinger und kleiner Finger kribbeln schmerzhaft, der Ballen ist wie abgestorben. Als wäre das nicht genug, wird nun auch seine Haut immer trockener. Egal, wie oft er sich eincremt, blutige Risse durchziehen die Handflächen. Frank ist achtunddreißig und fragt sich, was da in seinem Körper gerade zugrunde geht.

Besorgt hält er dem Neurologen seine aufgedunsenen Pranken hin. Der Arzt spult sein Programm ab. Zehn Minuten pro Patient, mehr Zeit hat er nicht. Eine Nervenmessung deutet auf eine leichte Schädigung der Nervenbahnen im Handgelenk hin. Aber die enorme Schwellung der Hände kann er sich auch nicht erklären.

Auf Franks drängende Fragen hin fährt er sich ungeduldig durch die sorgsam gescheitelten Haare.

»Warten Sie mal in Ruhe ab. Vielleicht gibt sich das alles. Falls nicht, bitte Wiedervorstellung in zwei bis drei Monaten.«

Frank wartet. Nichts ändert sich. Er macht einen neuen Termin. Diesmal stellt der Neurologe eine Diagnose. Das Gewebe im Handwurzelkanal ist angeschwollen und klemmt den Nerv ein. Ein Karpaltunnelsyndrom.

»Das müssen wir operieren«, sagt der Arzt im Brustton der Überzeugung. »Wenn wir die Nervenbahnen entlasten, wird es Ihnen besser gehen.«

Frank erbittet sich Bedenkzeit. Er hat ein ungutes Gefühl. Der Eingriff am Knie ist gerade ein Jahr her, und seinen Gelenken geht es immer noch schlecht.

»Was bringt mir die OP?«, will er von René wissen. Vielleicht kribbeln danach drei Finger weniger. Aber wird es etwas daran ändern, dass sich sein ganzer Körper alt und verbraucht anfühlt?

Auch wenn René verständnislos den Kopf schüttelt, nach reiflicher Überlegung lehnt er die Operation ab.

Eines Morgens sitzt er am Frühstückstisch, übermüdet von den Albträumen, aus denen er jede Nacht hochschreckt. Vor dem Fenster strahlen rote und gelbe Blätter in der Herbstsonne. René schmiert gerade Himbeermarmelade auf seinen Toast, da fragt Frank beiläufig: »Was machst du eigentlich, wenn ich mal nicht mehr bin?«

Er ist inzwischen fest davon überzeugt, dass er nicht alt wird. Dass irgendetwas Fürchterliches auf ihn wartet. Eine Trainerin aus seinem Fitnessstudio ist gerade an Krebs gestorben, mit gerade mal zweiundvierzig. Was, wenn er der Nächste ist? In Renés Augen spiegelt sich seine Angst. Aber darüber zu sprechen hieße, es zu beschwören. Also trinken sie ihren Kaffee, köpfen das Sonntagsei und planen den Tag.

Zwei Wochen später geht er zum Notar und macht sein Testament. Er hat das Gefühl, es ist an der Zeit. Gedanklich beschäftigt er sich ohnehin permanent mit dem Tod. Besser Ordnung schaffen, solange er noch kann. Frank hat seine Unterlagen sortiert, eine Liste mit seinen Besitztümern erstellt und seinen guten Anzug angezogen. Gefasst sitzt er am massiven Konferenztisch der Kanzlei und diktiert dem Notar seinen Letzten Willen. René soll die Wohnung bekommen, sein Rennrad, alles, woran Franks Herz hängt.

Doch noch ist er nicht tot. Noch versucht er, dem Leben die letzten Tropfen abzupressen.

Als er morgens nach dem Duschen aus dem Badezimmer kommt, ein Handtuch nachlässig um die Hüfte geschlungen, bleibt er im Schlafzimmer einen Moment vor dem großen Wandspiegel stehen. Er hebt die Arme, ballt die Hände zur Faust und spannt den Bizeps an. Erfreut beobachtet er, wie seine Oberarme sich wie Luftballons aufblasen und gleichzeitig seine Brustmuskeln hervortreten. Sogar ein zartes Sixpack zeichnet sich unter der Haut ab. Die Plackerei im Fitnessstudio hat sich ausgezahlt, endlich hat er den Oberkörper, von dem er immer geträumt hat. Topfit sieht er aus, kein bisschen krank!

Dann bleibt sein Blick am linken Rippenbogen hängen. Irgendetwas dort stört die Symmetrie seiner definierten Muskeln. Unter der Rippe wölbt sich die Haut zu einer länglichen Beule. Schon wieder eine neue Schwellung! Franks Armhaare stellen sich auf. Mit zitternden Händen streicht er über die Stelle. Was auch immer da wächst, es ist druckempfindlich und schmerzt.

Zehn Minuten später sitzt er im Wohnzimmer vor seinem Laptop, eine kurze Anatomie-Recherche im Internet, dann ist er sich sicher. Es muss die Milz sein! Mit angehaltenem Atem liest er, wie gefährlich ein Milzriss sein kann. Und dass hinter einer vergrößerten Milz oft Blutkrebs steckt.

Wie betäubt klappt er den Laptop zu. Noch immer trägt er nur das feuchte Handtuch. Die Wanduhr über dem Fernseher tickt. Frank vergräbt das Gesicht in seinen riesigen Händen und weint. Es ist einfach zu viel, selbst für einen starken Mann wie ihn.

Kurz darauf ist Silvester. Am Himmel über Münster tobt Feuerwerk, bunte Funken steigen auf und verglühen. Frank hat nur einen

Vorsatz für das neue Jahr: Er will endlich wissen, was in seinem Körper vor sich geht.

Anfang Januar geht er zu seinem Hausarzt Dr. Thoma. Für gewöhnlich ist er nur einmal im Jahr in den schlichten Praxisräumen, zum regelmäßigen Check-up. Angespannt sitzt er auf dem Besucherstuhl im Sprechzimmer, die Hände zu Fäusten geballt. Er wird sich auf keinen Fall abwimmeln lassen, das hat er sich selbst geschworen.

»Was kann ich heute für Sie tun?«, fragt der Allgemeinmediziner, dessen hängende Wangen an eine freundliche Bulldogge erinnern. Da bricht es aus Frank heraus. Es geht so nicht weiter. Irgendetwas stimmt nicht. Da sind die schmerzenden Knie. Seine gefühllosen Hände. Sein aufgequollenes Gesicht. Die zwei Pyjamas, die er jede Nacht durchschwitzt. Die Atemaussetzer. Seine Albträume. Die vergrößerte Milz. Immer wieder klopft er mit dem Finger auf den Schreibtisch, während er erregt auf den Arzt einredet.

»Da muss es einen Zusammenhang geben. Es nützt nichts, sich nur das eine oder das andere anzuschauen. Ich brauche jemanden, der das ganzheitlich betrachtet, der nicht locker lässt, bis er eine Erklärung findet.«

Dr. Thoma hört geduldig zu. Am Ende steht er auf, entschuldigt sich bei Frank Arndt und verlässt den Raum. Kaum ist die Tür hinter ihm zugefallen, sinkt Frank erschöpft in den Stuhl zurück. Unsicher fragt er sich, ob seine flammende Rede wohl angekommen ist. Nach fünf Minuten ist Thoma zurück. Sein Bulldoggengesicht sieht ernst und entschlossen aus, als hätte er eine Fährte erschnüffelt. Er drückt Frank eine Überweisung in die Hand.

»Herr Arndt, Sie gehen jetzt zu einem Hormonspezialisten. Am besten in die Uniklinik. Lassen Sie sich nicht fortschicken, die Kollegen dort sollen Sie gründlich untersuchen.«

Als Frank kurz darauf die Praxis verlässt, hallt in seinen Ohren nur das Wort Uniklinik nach. Er weiß, was das bedeutet. Die Krankheit muss so kompliziert sein, dass der Hausarzt nichts mehr ausrichten kann. Furcht schnürt ihm den Brustkorb ein, bis er kaum noch atmen kann.

Mit beschwingten Schritten verlässt Reinhold Gellner sein Behandlungszimmer und eilt über den Flur. Es ist Donnerstagvormittag, und es herrscht Hochbetrieb an der Universitätsklinik Münster. Patienten, Krankenschwestern und weiß bekittelte Kollegen schieben sich durch die Gänge des runden Bettenturms, Aufzüge flitzen auf und ab, Türen klappern.

An dem Endokrinologen prallt die geräuschvolle Hektik ab wie ein Gummiball. Mit einem Schmunzeln auf den breiten Lippen schlendert er zum Wartebereich und ruft den nächsten Patienten seiner Sprechstunde auf.

»Herr Arndt, bitte.«

In der hinteren Ecke des Wartebereichs regt sich etwas. Ein etwa vierzigjähriger Mann erhebt sich vom Stuhl. Er ist groß, sicher fast eins neunzig. Seine langen Beine und breiten Schultern stecken in Jeans und einem sorgfältig gebügelten Hemd. Mit einem nervösen Lächeln nähert er sich Gellner.

Dessen Blick bleibt sofort an Frank Arndts Gesicht haften wie an einer Fliegenfalle. Die Proportionen stimmen nicht. Kieferknochen und Nase ragen stark hervor, die Brauen drücken schwer auf die freundlichen Augen, tiefe Hautfalten ziehen von der Nase zum Mund. Es wirkt, als hätte ein Bildhauer einen ersten Entwurf in Stein gemeißelt und sich aus Faulheit die Feinarbeit gespart. Irgendwie grobschlächtig

Frank Arndt streckt ihm die Hand entgegen; er schüttelt sie automatisch.

»Guten Morgen, Herr Arndt.«

Mit erheblicher Verzögerung kommt Reinhold Gellner die Begrüßung über die Lippen. Er ist geistesabwesend, denn sein Fokus ist ganz und gar bei der riesigen Pranke, die in seiner Hand liegt. Das Fleisch ist weich, die Haut dick und verschwitzt. Wegen solcher Momente liebt er seinen Job. Er kennt den Patienten seit gerade einmal zehn Sekunden und hat bereits die richtige Diagnose gestellt.

»Soso«, sagt er, während er Frank Arndt zu seinem Behandlungszimmer führt. »Sie sind also wegen Ihrer Wachstumsprobleme hier.«

»Moment mal, Sie wissen doch gar nichts von mir!«, platzt Frank ungläubig heraus. Nach dem ersten Moment der Überraschung kocht er innerlich. Schon wieder ein Arzt, der ihn und seine Probleme gar nicht kennt, aber sofort eine Diagnose parat hat.

Gellner bricht in ein lautes Lachen aus, das so ansteckend ist, dass Frank schließlich einfällt.

»Sollte ich Ihnen nicht erst einmal meine Geschichte erzählen, bevor Sie mir sagen, was ich habe?«, fragt er, jetzt ganz locker.

Während er ihm die Tür aufhält, antwortet der Arzt ohne Zögern mit einer Gegenfrage.

»Welche Schuhgröße hatten Sie vor zehn Jahren?«

»Dreiundvierzig einhalb«, stammelt Frank überrumpelt.

»Und welche haben Sie jetzt?«

»Siebenundvierzig.«

Gellner zieht lächelnd eine Augenbraue hoch. Und Frank muss kein Gedankenleser sein, um zu erkennen, was der Arzt damit sagen will. »Na, fällt jetzt der Groschen?«

Natürlich hört sich Reinhold Gellner die ganze Geschichte doch noch an. Mit übereinandergeschlagenen Beinen sitzt er hinter seinem Schreibtisch in dem nüchternen Klinikzimmer, lauscht der eindringlichen Erzählung seines Patienten und kritzelt hin und wieder Notizen in die neu angelegte Akte.

Nichts, was er hört, überrascht ihn. Im Gegenteil, jedes noch so kleine Detail bestärkt ihn in seinem Verdacht. Frank Arndts Krankheit ist so charismatisch, sonderbar, gruselig wie seine Albträume – unmöglich, dass Gellner sich irrt. Nur der unanfechtbare medizinische Beweis steht noch aus.

Nach dem Gespräch schickt er Arndt zu einem Glucosebelastungstest. Frank würgt 400 Milliliter unerträglich süße Zuckerlösung herunter, dann folgen über zwei Stunden verteilt immer wieder Blutabnahmen. »Damit versuchen wir, Ihren Wachstumshormonen auf die Schliche zu kommen«, erklärt Gellner seinem nervösen Probanden. »Bei gesunden Menschen sinkt der Wachstumshormonspiegel im Blut auf nahezu null, sobald sie Zucker zu sich nehmen. Wenn das nicht passiert, haben wir den Beweis.«

»Den Beweis für was?«, hakt Frank Arndt sofort nach. Gellner spürt genau, dass der junge Buchhalter immer noch nicht glauben will, dass ein Arzt nach so vielen qualvollen Jahren innerhalb weniger Stunden zur richtigen Diagnose gelangt. »Schreiben Sie mal auf, was Sie meinen, was ich habe«, spornt ihn Arndt scherzhaft an. »Und dann gucken wir, wer recht hat.«

Nach kurzer Diskussion lässt sich Gellner auf den Deal ein. Einer guten Wette kann er einfach nicht widerstehen. Er schreibt ein einziges Wort auf ein Stück Papier und faltet es sorgfältig zusammen.

»Aber erst öffnen, wenn alle Untersuchungsbefunde vorliegen!« Mit diesen Worten drückt er Frank Arndt den Zettel in die große, weiche Hand.

Gellner gewinnt die Wette.

Frank Arndt hat dreimal so viel Wachstumshormon im Blut, wie normal wäre. Statt abzusinken, ist der Wert im Glucosebelastungstest sogar noch angestiegen, in schwindelerregende Höhe. Es gibt nur eine denkbare Ursache dafür – und die sitzt im Kopf.

Alles geht jetzt ganz schnell. Innerhalb weniger Tage hat Frank einen MRT-Termin an der Uniklinik. Mit einem beklommenen Gefühl im Bauch lässt er sich in die Röhre schieben. Auf den Monitoren der Radiologen leuchtet kurz darauf ein dicker weißer Knoten auf. Er hängt wie ein Tropfen an der Unterseite des Gehirns. Hier sitzt die Hirnanhangdrüse, ein normalerweise kirschkernkleines Organ, das lebenswichtige Botenstoffe ausschüttet und den Hormonhaushalt steuert.

Bei Frank Arndt ist die Drüse auf die doppelte Größe angewachsen. Oder besser gesagt: der Tumor, der sie überwuchert. Ein unheimlicher Gewebeklumpen, der hemmungslos Wachstumshormone ausspeit und den Körper so zu unbändigem Wachstum zwingt.

Franks mysteriöse Krankheit ist endlich enttarnt.

Mit kribbelnden Fingern öffnet Frank eine Woche später den Zettel, den Dr. Gellner ihm bei ihrem ersten Aufeinandertreffen zugesteckt hat. Darauf steht, in nahezu unleserlicher Arztklaue, ein Wort.

Akromegalie.

»Das lässt sich in etwa übersetzen mit Riesenwuchskrankheit«, hat ihm Gellner gerade die Diagnose eröffnet. »Wobei es korrekt eigentlich Spitzenwuchskrankheit lauten müsste, denn in aller Regel wachsen nur die Körperspitzen, die Extremitäten.«

Fassungslos lässt sich Frank erklären, welche Folgen das hat. Die knöchernen Gelenkenden verbreitern und verdicken sich, reiben schmerzhaft aufeinander. Die Hände und Füße wachsen. Nase, Kinn und Ohren werden größer. Die Zunge verdickt sich und behindert nachts die Atmung. Der Rippenbogen beult sich nach vorne. Sogar das Herz nimmt mit der Zeit an Größe zu.

»Hatte ich deshalb den Herzinfarkt?«, unterbricht Frank den Endokrinologen betroffen. Gellner überlegt kurz.

»Es wäre sehr ungewöhnlich, dass die Krankheit sich auf diese Weise erstmalig zeigt, lange vor dem Auftreten weiterer Symptome.«

Manche Rätsel bleiben Rätsel.

Der Arzt zeigt ihm Fotos von anderen Menschen, die an Akromegalie erkrankt sind. Darunter Richard Kiel, der Schauspieler, der in den James-Bond-Filmen zweimal den Beißer verkörperte – ein Monster von einem Mann, mit Zementkinn und silbernen Metallzähnen.

Am selben Abend steht Frank im Badezimmer vorm Spiegel und versucht, sein eigenes Gesicht mit diesem Schreckensbild in Einklang zu bringen. Er fühlt sich, als hätte ihm jemand den Boden unter den Füßen weggezogen, als befände er sich im freien Fall. Sein schlimmster Albtraum ist wahr geworden. »Der Tumor in Ihrem Kopf ist gutartig, und wir können ihn operieren«, hat ihm Dr. Gellner zwar versprochen. Aber Frank kann sich nicht vorstellen, dass alles gut geht. Die Diagnose ist für ihn das Ende. Mein Gott, das war's jetzt, sagt er dem versteinert dreinblickenden Mann im Spiegel.

In den Wochen vor der Gehirn-Operation schließt er mit dem Leben ab. Er verabschiedet sich jeden Tag von etwas, was ihm wichtig ist. Das letzte Mal im Fitnessstudio. Die letzte Spinning-Stunde. Die letzte Radtour. Der letzte Abend auf dem Balkon, mit René im Arm und einem guten Glas Wein in der Hand.

Am Ende fühlt er sich gewappnet. Für Leben oder Tod.

Professor Walter Stummer, der Neurochirurg, der Frank operieren wird, beschreibt ihm den Eingriff so:

»Wir operieren transphenoidal, das bedeutet über Ihre Nase. Mit einem kleinen Instrument spreizen wir ein Nasenloch, so schaffen wir eine Art Tunnel von einem Zentimeter Durchmesser.«

»Viel passt aber nicht in so ein Nasenloch«, kommentiert Frank, Zweifel in der Stimme.

»Das stimmt«, pflichtet Stummer ihm bei. »Trotzdem, bei der Operation geschieht alles über diesen winzigen Zugang, in den ich als Chirurg mit einem Operationsmikroskop hineinschauen kann. Wir bohren uns dann durch die Keilbeinhöhle, das ist ein lufthaltiger Raum hinter der Nase. So gelangen wir zum sogenannten Türkensattel.«

»Wie bitte?« Frank glaubt, sich verhört zu haben.

»Das ist die knöcherne Struktur, in der die Hirnanhangdrüse liegt«, erklärt der Neurochirurg lächelnd. »Dort schneiden wir mit sehr feinen, nur millimetergroßen Instrumenten ganz vorsichtig den Tumor frei. Das ist Mikrochirurgie. Der Bereich ist hochsensibel, direkt neben dem Tumor liegen die Kopfschlagadern, direkt über dem Tumor verläuft der Sehnerv. Alles Risikostrukturen, die man nicht verletzen möchte. Und auch den gesunden Teil der Hirnanhangdrüse wollen wir ja erhalten.«

»Und glauben Sie, dass Ihnen das gelingt?«

»Klassischerweise sagt man, bis zu einer Tumorgröße von einem Zentimeter liegt die Heilungsrate bei etwa siebzig Prozent. Ist der Tumor größer, wird es schwierig – und die Heilungsrate sinkt entsprechend ab.«

Franks Tumor misst 1,8 Zentimeter.

An einem Sonntagabend bringt René ihn in die neurochirurgische Klinik. Lange steht er an Franks Bett und kann sich nicht lösen. Jeden einzelnen Moment, jeden Blick und jedes Abschiedswort will er in sich aufsaugen und ausdehnen. Als er am Ende die Tür des Krankenzimmers mit einem dumpfen Knall hinter sich zuzieht, hat René einen schmerzenden Kloß in der Kehle. Es ist der schlimmste Abend seines Lebens.

Und der schrecklichste Morgen. Um neun Uhr, das hat ihnen die Stationsschwester mitgeteilt, soll Frank in den OP-Saal gebracht werden. »Der Anästhesist legt Sie in Narkose, und dann geht's auch schon los«, hat sie fröhlich geflötet. »Zwei Stunden später sind Sie dann wieder auf Ihrem Zimmer.«

Um Punkt elf Uhr betritt René die Uniklinik. Nervös eilt er durch die niedrigen Gänge, die nicht enden wollen und sich immer neu verzweigen. Endlich steht er vor Franks Krankenzimmer, drückt mit klopfendem Herz die Klinke herunter und stößt langsam die Tür auf.

Das Zimmer ist leer.

Der Schreck überrollt ihn wie eine Lawine. Er steht im Türrahmen und starrt auf Franks Adiletten, die verloren am Boden liegen. Zum Glück kommt in diesem Moment die Stationsschwester über den Gang; ihre Schritte knatschen auf dem Linoleum. »Die OP dauert länger! Sie können ruhig noch mal wegfahren!«, ruft sie ihm im Vorbeigehen zu.

Die nächsten drei Stunden irrt René ziellos durch die Münsteraner Innenstadt, getrieben von der Angst, ob der Mann, den er liebt, den Tag überlebt.

Er stürzt von einem Hochhaus, trudelt hilflos durch die eisblaue Luft. Er kann nicht atmen. Der Boden unter ihm kommt immer näher, schreit ihm entgegen: Tot, tot, tot! Nur noch wenige Sekunden. Panisch zieht er an der Fallschirmleine. Ein Ruck geht durch seinen ganzen Körper. Statt weiter zu fallen, wird er nach oben gerissen, dem Himmel entgegen.

Dann wird Frank Arndt wach.

Überall an seinem Körper kleben Kabel und Drähte. Um ihn herum ertönen geschäftige Schritte. Dann das rhythmische Klicken und Klappern von Feststellbremsen, die gelöst, und Betten, die verschoben werden. Gedämpfte Frauenstimmen begleiten dieses Konzert.

Du lebst noch, ist Franks erster klarer Gedanke. Zu seinem Erstaunen hat er keine Schmerzen. Er spürt in sich hinein. Seine Nase juckt stark, sein Herz schlägt, sein rechter Fuß ist kalt, weil die

Bettdecke verrutscht ist. Und sein Magen knurrt – nein, brüllt eher vor Hunger.

Zwei Stunden später liegt er in seinem Krankenzimmer und isst ein Butterbrot. René schaut ihm dabei zu. Beide könnten sie in diesem Augenblick nicht glücklicher sein. In Franks Nase steckt ein dicker Wattetampon, das einzig sichtbare Zeichen, dass er wirklich am Gehirn operiert worden ist.

Abends schaut Walter Stummer vorbei. Er hat die blaue Chirurgenkluft gegen einen schlichten weißen Kittel getauscht. Nach dem langen Tag im OP sieht sein Gesicht müde aus, aber die blauen Augen unter den kräftigen Brauen strahlen. »Wir haben alles erwischt!«, versichert er ihnen und reibt sich freudig die Hände. »Sie sind ein Glückspilz. Ihr Tumor ist nicht um Adern oder Nerven gewachsen, der war gut abgegrenzt. War eine ganz schöne Friemelei, hat lange gedauert, aber wir konnten ihn vollständig entfernen.«

»Heißt das, ich bin geheilt?«, fragt Frank zaghaft.

Stummer lacht. »Ist vielleicht ein bisschen früh, das zu sagen. Wir müssen uns natürlich noch mal den Wachstumshormonspiegel anschauen und das Ganze auch ein paar Monate beobachten. Aber so viel kann ich sagen: Ihre Chancen stehen sehr, sehr gut.«

Am nächsten Morgen erwacht Frank zum ersten Mal seit langer Zeit ohne Schmerzen in den Händen. Zögernd zieht er sie unter der Bettdecke hervor und kann kaum glauben, was er sieht. Seine Hände sind immer noch groß, aber schlank, als hätte jemand über Nacht die Luft abgelassen. Und er kann sie bewegen. Wie um sich das zu beweisen, greift er sein Kissen, schüttelt es und lacht befreit auf.

Die unheimliche Spannung, die sich über Jahre in seinem Körper aufgebaut hat, fließt in Form von Wasser aus ihm heraus. In der Woche nach der Operation verliert er sieben Kilo. Unter den zurückweichenden Schwellungen kommt ein ganz anderer Mann zum Vorschein, den er voller Wiedersehensfreude im Spiegel begrüßt. Sein markantes Gesicht ist schmal, die Lider hängen nicht länger über seinen Augen, er sieht entspannt und gesund aus. Die Finger kribbeln nicht mehr. Als er zum ersten Mal wieder in seine

Straßenschuhe schlüpft, stellt er fest, dass Größe 47 nun an den Füßen schlackert.

Als neun Monate später die letzte Kontrolluntersuchung zeigt, dass er noch immer tumorfrei und damit tatsächlich geheilt ist, hat Frank längst wieder ins Leben gefunden. Wenn er freitagabends für René ein Ossobuco im Ofen schmort, die beiden dabei ein Gläschen Rotwein trinken und sich gegenseitig von ihrer Woche erzählen, spielt das Thema Tod keine Rolle mehr. Franks Todesangst ist verschwunden, so wie seine nächtlichen Albträume. Das Hochhaus, der Sturz, der Fallschirm, nie wieder sind sie ihm nach der Operation im Schlaf erschienen. Vielleicht auch deshalb ist er sich inzwischen sicher, dass er mindestens achtzig, vielleicht sogar hundert wird – und dass noch viele glückliche Jahre vor ihm liegen.

NEBEN DER SPUR

Volker Arend

Blaue Blitze schneiden sich in die schwäbische Nacht. An, aus, an, aus – die Einfamilienhäuser wirken bedrohlich im Stroboskop des Blaulichts. Als Ursula Eberle über den Plattenweg ihres Vorgartens rennt, fühlt sie sich wie in einem Horrorfilm. Aber das hier ist kein Film. Es ist alles real: die Trage, auf der ihre achtzehnjährige Tochter liegt, völlig weggetreten. Die beiden Sanitäter, die Trage und Tochter in den Rettungswagen schieben. Die neugierigen Nachbarn an den Fenstern – und auch ihre Angst. Diese unbändige Angst, die einen kalten Schauer über ihren Nacken laufen lässt.

»Warten Sie, ich helfe Ihnen rein. Sie können sich auf den Klappsitz hier direkt neben Ihre Tochter setzen«, sagt einer der Sanitäter. Sie streicht ihre langen Haare aus dem Gesicht, fasst den Arm des Retters und klettert über das Steigbrett in das gleißende Licht im Innern des Rettungswagens. Isabel bekommt davon nichts mit. Festgeschnallt auf ihrer Trage liegt sie da wie tot.

»Nimmt Ihre Tochter Drogen?« Die Frage des Sanitäters überrascht Ursula Eberle. »Nicht dass ich wüsste«, antwortet sie dem Helfer, während der Isabel ein Kreislaufmittel spritzt. Als sich der Krankenwagen unter dem Geheul des Martinshorns in Bewegung setzt, schnürt es ihr die Kehle zu.

Zwei Jahre zuvor: »Mach deinen Scheiß doch alleine«, hört Jürgen Eberle seine Tochter im Haus fluchen, als er mit seinem Cabrio auf die gepflasterte Einfahrt fährt. Es kracht also schon wieder. Seit Isabel sechzehn ist, geht das so. Seitdem sind Mutter und Tochter wie Hund und Katze. Und es wird immer schlimmer. Er überlegt kurz, ob er nicht umdrehen und zurück zum Tennisplatz fahren soll. Doch es ist zu heiß. »Du bleibst jetzt hier und räumst dein Zimmer auf, verdammt noch mal«, keift seine Frau hinter dem Küchenfenster. Als er die Tasche mit den Tennisschlägern aus dem Kofferraum holt, rinnt ihm der Schweiß über Rücken und Bauch. In Berglen ist es heiß im Hochsommer; im August brennt die Sonne unerbittlich. Für den Wein auf den umliegenden Hügeln mag das gut sein. Aber für die Menschen? Als er die Haustür aufschließen will, macht die sich selbstständig und schwingt ihm mit voller Wucht entgegen. Dann stürmt seine Tochter in Hotpants und einem engen Top heraus. »Isi, so geht das nicht! Du bleibst jetzt hier und tust, was deine Mutter sagt«, versucht er sie aufzuhalten. Doch Isabel springt auf ihr Rad und rast mit wehenden Haaren davon. War das ein Nasenpiercing, was da gerade in der Sonne geblinkt hat?

Ursula Eberle inhaliert den Rauch ihrer Zigarette bis ins letzte Lungenbläschen, als Jürgen sich zu ihr an den Tisch auf der Terrasse setzt. »So geht das nicht weiter«, schäumt sie. »Hast du mal ihr Zimmer gesehen?«

»Ihr Zimmer? Ich dachte, da gehen wir nicht rein«, antwortet ihr Mann und sieht sie mit seinen dunklen Augen an.

Stimmt. »Elternfreie Zone« steht an Isabels Zimmertür. Und daran hat sie sich bis jetzt auch gehalten. Als sie das umgestaltete Stoppschild zum ersten Mal dort hängen sah, musste sie sogar schmunzeln. So was hätte sie früher auch gerne gehabt. Aber in letzter Zeit hat es aus dem Zimmer gestunken – ein Geruch nach Mülltonne im Hochsommer. Deshalb hat sie vorhin doch einen Blick riskiert. Wenn sie daran denkt, wird ihr übel: Es hat ausgesehen wie in einer Messi-Wohnung. Auf dem Boden BHs, Socken und Pullover, dazwischen verschimmelte Pizzareste und angegessene Schokoriegel. Auf dem Schreibtisch offene Chipstüten und leere Burgerschalen. Auf dem Bett alte Pommesschachteln mit Majo-Resten, Hosen, Slips und angebrochene Colaflaschen.

Als sie Jürgen das erzählt, wischt der sich mit einer Hand den Schweiß von der hohen Stirn. Dann fragt er sie nach einer Zigarette. »Jetzt ist Schluss. Ab morgen weht hier ein anderer Wind«, stößt er hervor, zündet die Zigarette an und bläst blauen Rauch in die Luft.

Sie war in ihrer Pubertät auch nicht gerade ein Sonnenschein, das weiß Ursula Eberle. Aber sie war nichts gegen ihre Tochter heute. Sie haben es mit Verständnis und gutem Zureden probiert. Doch das hat ebenso wenig gebracht wie Brüllen und Verbote. Vielleicht haben sie ihre Isi zu spät bekommen. Vielleicht sind sie zu alt für das Mädchen. Jürgen war fast vierzig und sie selbst auch schon achtunddreißig, als es geklappt hat. Nun sind sie beide über fünfzig, und Isabel entgleitet ihnen von Tag zu Tag mehr.

Ursula Eberle steht in der Küche und will sich die Deutscharbeit ihrer Tochter ansehen. Es ist kurz nach Mittag, und Isabel ist bereits wieder ausgeflogen. Ihren Schulrucksack hat sie in der Hektik in der Küche vergessen.

Was ist das denn? Als Ursula das Heft aufschlägt, fällt ihr sofort diese Schrift auf. Bis jetzt hatte Isabel immer eine ordentliche Mädchenschrift. Große geschwungene Buchstaben, die sich leicht lesen ließen. Aber das hier – die Buchstaben kippen nach rechts, überlappen und sind viel zu klein. Der ganze Aufsatz ist kaum zu entziffern. Das reinste Gekrakel. Ursula Eberle setzt sich auf den Holzstuhl am Küchentisch und blättert zur letzten Seite. Drei Punkte – mangelhaft. Ein Wunder, dass der Lehrer das überhaupt bewerten konnte. Dann schiebt sie das Heft zur Seite und zieht ein anderes aus dem Rucksack. Latein, vielleicht hatte sie da ja mehr Lust. Bisher war Isabel eine Musterschülerin. Überall hatte sie Einser, auch in Latein. Doch als Ursula Eberle das Heft aufschlägt, springt ihr auch hier das Geschmiere ihrer Tochter entgegen. Dazu rote Anmerkungen in Hülle und Fülle. 0 Punkte – ungenügend, hat der Lateinlehrer in messerscharfen Buchstaben unter die Arbeit gepinnt. Damit wird Isi dieses Jahr vielleicht sogar sitzen bleiben.

Das Klingeln des Telefons in der Diele reißt Ursula Eberle aus ihren Gedanken. »Hallo? Wer ist denn da?« Als Isabels Sportlehrer sich meldet, sinkt sie auf den Hocker neben dem Telefontischchen.

»Frau Eberle, wir müssen dringend über Ihre Tochter reden. Ich mach mir große Sorgen.« Damit hat sie nun nicht gerechnet. Im

Sport war Isabel immer ehrgeizig. Sie ist sogar amtierende Landesschulmeisterin im Geräteturnen.

»Wieso, was ist denn?«, fragt sie den Lehrer leise.

»Ist Ihnen noch nichts an Isabels Gang aufgefallen?«, überrascht er sie.

»Nee, eigentlich nicht«, antwortet Ursula Eberle.

»Na, dann schauen sie mal genau hin. Das ist, als würde sie ständig leicht schwanken.« Dann erzählt der Lehrer von Isabels Gleichgewichtsproblemen beim Sport. Am Schwebebalken sei es besonders schlimm. Da wäre sie nun schon ein paarmal stumpf heruntergefallen. »So was ist ihr doch sonst nie passiert«, sagt der Lehrer. »An Ihrer Stelle würde ich mit Isi mal zum Arzt gehen.«

Als sie aufgelegt hat, bleibt Ursula Eberle noch lange auf dem harten Hocker in der Diele sitzen.

»Gut, hier hast du einen Stift und Papier. Schreib mir doch mal ein paar Zeilen auf«, sagt Christoph Helm zu Isabel. Eigentlich ist sie mit siebzehn Jahren zu alt für einen Besuch beim Kinderarzt. Doch Ursula Eberle hat Vertrauen zu dem Doktor mit der roten Brille. Sie kennt ihn schon seit der U3 – seit ihre Tochter einen Monat alt war. Und bisher hat er Isabel noch immer geholfen.

Gerade sitzen sie zu dritt am Besprechungstisch in der bunten Ecke seines Zimmers, direkt unter den Dschungelbuch-Postern an der orangefarbenen Wand. »Okay, aber was soll ich denn schreiben?«, fragt Isabel leise. Am liebsten würde Ursula ihre Tochter an den Schultern packen und ordentlich durchschütteln.

»Schreib doch, was du heute Morgen zum Frühstück gegessen hast«, hilft der Doktor ihr auf die Sprünge.

»Gut, okay.«

Als sie sieht, wie Isabel mit dem Stift über das Blatt schabt, wie die Buchstaben kippen und nach rechts wegreißen, muss Ursula Eberle schlucken.

Der Sportlehrer hat recht. In den letzten Tagen hat sie Isabel genau beobachtet. Wenn sie läuft, schwankt sie. Aber nicht nur das. Sie bewegt sich fahrig, fast ohne Körperspannung. Und sie zittert kaum wahrnehmbar, als würde sie ständig unter Strom stehen. Wie hat sie das nur die ganze Zeit übersehen können?

»Hm, danke. Ich werd das mal zu deinen Unterlagen legen«, sagt der Kinderarzt, während er Isabels Schriftprobe durch seine auffällige Brille mustert. Dann setzt Christian Helm sich aufrecht hin, legt die Lesehilfe auf den Tisch und sieht sie ernst an. Ursula Eberle räuspert sich nervös. »Irgendetwas bringt Isabel aus dem Gleichgewicht. Ich weiß noch nicht, was. Aber die Pubertät ist es nicht«, sagt der Arzt und fährt mit der Hand durch sein kurzes Haar. »Es gibt eine ganze Reihe von Krankheiten, die dahinterstecken könnten. Deshalb wird Isabel in den nächsten Wochen eine Menge Termine haben.« Als Ursula Eberle einen Blick zu ihrer Tochter wirft, sieht sie, wie das Zittern durch Isabels Körper bebt.

Christoph Helm steht am Fenster seines Sprechzimmers und beobachtet, wie die beiden Frauen auf dem Parkplatz vor dem Haus in ihren Wagen steigen. Beinah hätte er Isabel nicht wiedererkannt. Wache Augen, rote Wangen und meist einen Spruch auf den Lippen: Isabel war immer ein frisches, aufgewecktes Mädchen. Doch jetzt ist sie in sich gekehrt. Ihr Gesicht ist weiß wie ein Bettlaken. Unter den Augen hat sie schwarze Ringe. Als er sieht, wie Isabel mit fahrigen Bewegungen in den Wagen klettert, weiß er, dass es ernst ist. Das sagt ihm seine Erfahrung. Seit zwanzig Jahren arbeitet er als Kinderarzt in seiner Praxis in Schorndorf.

Als die beiden rückwärts aus der Parklücke auf die Straße stoßen, kratzt er sich an seinem Haarkranz. Es könnte ein Problem mit den Augen sein, das wäre noch die harmloseste Erklärung. Aber genauso gut kann auch eine Nervenkrankheit oder eine Entzündung hinter Isabels Problemen stecken. Vielleicht eine Infektion im Gehirn. Es könnte sogar ein Tumor sein. Deshalb hat er Isabel vorhin ein paar Überweisungen in die Hand gedrückt. Zum Augenarzt, zum Radiologen, zum Neurologen und zum Internisten.

Als Ursula Eberle ihn am Fenster entdeckt und ihm zuwinkt, atmet er tief durch. Dann winkt er zurück, dreht sich um und verlässt das Zimmer, um den nächsten Patienten zu holen. Spätestens in zehn Tagen werden sie mehr wissen. Dann müssten die Untersuchungen durch sein.

Mit gesenktem Kopf steht Isabel an der Tür ihres Schulspinds. Am liebsten würde sie in den grünen Stahlschrank klettern und für immer darin verschwinden. »Na, Psycho – wieder 'n schlechten Trip geschmissen?«, rufen die beiden Jungen ihr im Vorbeigehen zu. Seit ihr Vater hier war und mit den Lehrern ein ernstes Wort geredet hat, wird sie gemobbt. Seitdem darf sie ihre Klassenarbeiten wegen des Zitterns und der unleserlichen Schrift am Laptop schreiben. »Haut ab, ich kann doch auch nichts dafür«, brüllt sie den beiden hinterher.

Als es zum zweiten Mal klingelt, späht Isabel an der Tür vorbei den Flur hinunter. Alles klar, niemand mehr da. Dann zieht sie die Nase hoch, wischt sich eine Träne von der Wange und schließt den Spind ab. Sie muss jetzt los. Dritte Stunde – Englischklausur. Hoffentlich geht das gut.

Als Isabel um die Ecke biegt, kommt sie am schwarzen Brett der Schülervertretung vorbei. »Bock auf WLAN-Party? Bitte melden!« Oder: »Gebrauchter Taschenrechner zu verkaufen!« Normalerweise kleben Dutzende von Zetteln an dem Brett. Doch die sind heute alle verschwunden. Stattdessen prangt da nur ein Blatt, und das nimmt das ganze Brett ein: »Laptopverbot für alle!«, steht da in schwarzen Druckbuchstaben. Darunter ist ein Laptop abgebildet, durchgestrichen von zwei roten Balken. Als sie näher tritt, um die Unterzeile zu lesen, rollt eine Zitterwelle durch ihren Körper. »Wie kann es sein, dass eine Bitch ihre Arbeiten am Laptop schreiben darf und alle andern nicht? Schluss damit!«

Als Isabel in ihre Klasse kommt, wird es augenblicklich still. Merkwürdig, der Lehrer ist doch noch gar nicht da. Sie geht zu dem grauen Stahlschrank neben dem Lehrerpult, um ihren Laptop herauszuholen. Da spürt sie, wie sich zwanzig Augenpaare in ihren Rücken bohren. Hier stimmt doch was nicht. Isabel zieht zitternd den Rechner heraus und schluckt einmal, bevor sie sich mit einem Ruck umdreht. Tatsächlich, alle starren sie an. *Was wollt ihr?* Mit gesenktem Blick geht sie zu ihrem Platz in der ersten Reihe, setzt sich auf den Stuhl und klappt den Laptop auf.

Ihr Schweine! Glassplitter rieseln ihr entgegen, als sie den Rechner knirschend öffnet. Die Scheibe vom Display sieht aus wie ein Spinnennetz. In der Mitte ist ein tiefes Loch. Offensichtlich hat jemand mit einem Hammer darauf eingedroschen. Um die Tastatur ist es nicht besser bestellt. Sie ist mit einem Kreuz aus roter Farbe besprüht. Die meisten Tasten sind herausgerissen.

Jetzt seid ihr dran! Isabel steht auf, dreht sich zur Klasse und schreit: »Hrr Schwnne, s lol s!«

Großes Gelächter. »Hä? Wir haben dich nicht richtig verstanden«, putscht Hannah vom Schülerrat die Klasse hoch.

»Ine, s uch s ämen. itch«, versucht Isabel erneut ihrem Ärger Luft zu machen. Doch es klappt nicht. Je öfter sie es versucht, desto schlechter ist sie zu verstehen. Bis sie schließlich gar nichts mehr herausbekommt, vor der Klasse steht und stumm mit den Armen wedelt.

Schluss, jetzt ist Schluss! Sie schlägt mit der Faust auf den Schreibtisch, greift ihren Rucksack und rast los. An der Tür des Klassenzimmers rennt sie den Englischlehrer beinahe über den Haufen. Schwarze Kajalbäche rollen inzwischen über ihr Gesicht. »Was ist los, Isabel? Warum weinst du?«, fragt der Lehrer. Doch sie stößt ihn nur zur Seite und rennt weiter, so schnell sie kann. *Raus, nur raus hier!*

Christoph Helm sitzt im kalten Licht der Schreibtischlampe hinter dem Empfangstresen seiner Praxis. Sonst ist alles dunkel hier. Isabels Fall hat ihm keine Ruhe gelassen. Deshalb hat er sich nach dem Fernsehkrimi noch mal auf sein Fahrrad geschwungen und ist hierhergefahren. Der Kinderarzt gähnt und dreht den Kopf zur Wanduhr über dem Tresen: 23:30 Uhr. Also ist er schon über zwei Stunden hier. Langsam schiebt er Isabels Befunde in die Akte und hängt sie zurück in den weißen Metallschrank. Dann schüttet er Yogi-Tee in seinen Becher und versucht, seine Gedanken zu ordnen. Was stimmt mit Isabel nicht?

Bei dem Untersuchungsmarathon ist nichts herausgekommen. Kernspin, Nervenleitgeschwindigkeit, Entzündungsparameter und

Tumormarker – alles unauffällig. Weder der Internist noch der Radiologe oder der Neurologe hat eine Erklärung für Isabels Symptome. Auch ihre Augen sind in Ordnung. Körperlich ist das Mädchen also kerngesund. Aber was fehlt ihr dann? Ist es ein psychisches Problem? Möglich wäre es: Er kennt Isabel und ihre Familie seit beinahe siebzehn Jahren. Gut genug, um sich ein Urteil zu erlauben. Das Mädchen steht unter Druck, so viel ist sicher. Druck von allen Seiten – von den Mitschülern, den Lehrern, den Eltern und auch von sich selbst. Vielleicht kommt sie ja mit alldem nicht mehr zurecht.

Das Aroma des Yogi-Tees steigt in seine Nase, als er einen Schluck trinkt. Er liebt den Duft nach Zimt und Kardamom. Dann beugt er sich vor, zieht die Telefonnummer eines befreundeten Jugendpsychologen aus der Adresskartei auf dem Tresen und seufzt. Das wird ein steiniger Weg. Psychische Erkrankungen können Patienten ein Leben lang begleiten. Er trinkt noch einen Schluck, lässt sich in den Bürostuhl sinken und wählt die Nummer des Kollegen.

Heute Morgen ist sie einfach liegen geblieben. Als der Wecker geklingelt hat, hat sie das Ding im hohen Bogen durch ihr Zimmer gepfeffert. Dann hat sie ihre Decke über den Kopf gezogen und sich tot gestellt. Sie habe Kopfschmerzen, hat sie ihrer Mutter gesagt, als die plötzlich neben ihrem Bett stand und wissen wollte, was los sei. Jetzt liegt sie im Dunkeln, zittert und starrt Löcher in die Luft. Das Sonnenlicht wirft durch die Schlitze ihrer Jalousie ein geometrisches Muster an die gegenüberliegende Wand. Wenn sie das betrachtet, fühlt sie sich wie in einer Zelle.

Werd ich langsam verrückt? Immer wieder rast diese Frage durch ihren Kopf. Sie spürt, dass sich in ihr etwas verändert. Und sie kommt nicht dagegen an. Manchmal sitzt sie irgendwo und weiß gar nicht, wie sie dorthin gekommen ist. Es ist dann, als würde sie aus einem Traum erwachen. Alles um sie herum ist erst mal fremd und beängstigend. Lange hält sie das nicht mehr aus. Isabel schaut auf die Packung mit den Schlaftabletten in ihrer Hand. Um zur Ruhe zu kommen, schluckt sie manchmal eine davon. Aber wenn es sein muss, kann sie auch die ganze Packung nehmen.

»Das bringt doch auch nichts mehr«, sagt Jürgen Eberle eines Abends in der Küche zu seiner Frau und rauft sich die wenigen Haare. Im letzten halben Jahr war Isabel bei vier verschiedenen Psychologen in Behandlung. Aber nichts hat sich verändert. »Die braucht jetzt mal ein komplettes Reset«, stößt er unter seinem Schnurrbart hervor.

Isabel ist schon wieder in ihr Zimmer geflohen. Als sie gehört hat, dass sie nun auch noch zu einer Spezialistin für hyperaktive Kinder gehen sollte, ist sie aufgestanden, hat ihren Teller mit den handgeschabten Spätzle genommen und ihn in den Müll geschmissen. Dann ist sie weinend die Treppe hochgerannt.

»Was ist denn mit Andalusien?«, fragt Ursula, die Isabels Teller wieder aus dem Mülleimer zieht.

Eine Schulfreundin von ihr betreibt da in der Nähe von Conil de la Frontera einen Reiterhof, und Isabel war schon zweimal dort. »Sie hat sich da immer wohlgefühlt. Das wär doch vielleicht was«, meint seine Frau.

»Ja, du hast recht. Da hat sie immer was zu tun. Tagsüber muss sie sich um die Pferde kümmern und abends um die Touristen. Das bringt sie sicher auf andere Gedanken«, antwortet er und nickt.

Als sie Isabel am nächsten Morgen beim Frühstück von der Idee erzählen, ist die gleich begeistert.

Ein paar Tage später steht Jürgen Eberle im Rektorat von Isabels Schule und meldet seine Tochter dort für drei Monate ab.

»Letzter Aufruf für Gäste des Fluges LH112 nach Malaga«, tönt es aus den Lautsprechern in der Abfertigungshalle des Stuttgarter Flughafens.

»Jetzt aber los, Isi, sonst fliegen die noch ohne dich«, sagt Jürgen Eberle zu seiner Tochter und legt ihren Rucksack auf das Band der Handgepäckkontrolle. Hat sie gerade etwa gelächelt?

»Danke, Papa, dass ihr das für mich macht«, sagt Isabel zu ihm und stopft ihre Jeansjacke in die Plastikwanne der Security. Dann nimmt sie ihn in den Arm und drückt ihn fest. »Wart's ab. In drei Monaten sieht die Welt ganz anders aus«, sagt er und streichelt ihr über die Wange.

»Hoffentlich!«, schluchzt Isabel auf. Dann dreht sie sich um und verschwindet ohne ein weiteres Wort im Körperscanner.

Da stimmt doch was nicht. Eine Mutter spürt so was. Seit Isabel aus Spanien zurück ist, ist alles noch schlimmer geworden. Sie schließt sich in ihrem Zimmer ein. Bei den Mahlzeiten spricht sie kaum und starrt abwesend in ihren Teller. In der Schule war sie auch noch nicht. Obwohl sie schon einen Monat wieder da ist.

Als Isabel vorhin von ihrem Spaziergang nach Hause kam, ist sie gleich auf der Toilette im Obergeschoss verschwunden, ohne »Hallo« oder »Wie geht's«. Und da hockt sie immer noch, seit einer geschlagenen Stunde. Jetzt reicht's! Ursula Eberle wirft ihre Schürze auf die Arbeitsplatte in der Küche und stampft die steile Holztreppe in den ersten Stock herauf. »Isi, bist du da drin?«, ruft sie und hämmert gegen die Badezimmertür. Keine Reaktion. Als auch beim zweiten Klopfen nichts passiert, drückt sie auf die Türklinke und geht hinein. Isabel sitzt mit heruntergelassenen Hosen auf der Toilette, kraftlos wie ein nasser Sack. Ihr Gesicht ist fahl, und ihre Augen starren mit großen Pupillen geradeaus, als wären sie mit unsichtbaren Bändern fixiert. Darüber zucken ihre Augenlider.

»Isi, was ist los? Komm schon, sag was«, schreit sie außer sich. Doch ihre Tochter reagiert nicht.

Patsch, patsch, patsch – sie läuft barfuß im Morgennebel über den Sandstrand von Conil. Patsch, patsch, patsch – sie wird nass, aber das ist nicht das Meer, und es sind auch nicht ihre Füße, die da im Wasser platschen. Patsch, patsch, patsch – das Wasser schmeckt süß auf der Zunge, und ihre Wangen brennen. Patsch, patsch, patsch – da verschwindet der Nebel, und das Gesicht ihrer Mutter taucht auf. Mit großen Augen und rotem Kopf schlägt die immer wieder ein nasses Handtuch in ihr Gesicht. Sie scheint in Panik zu sein. »Schatz, komm zu dir«, schreit sie gerade.

»Du brauchst keine Angst zu haben, Mama«, würde sie am liebsten rufen. Doch die Worte bleiben ihr im Halse stecken. Sie versucht ihrer Mutter zuzuzwinkern. Aber auch das klappt nicht. Patsch, patsch, patsch – und der Nebel hat sie wieder.

Einmal hat Isabel sie angesehen. Da sah es kurz so aus, als ob sie wieder klar würde. Aber dann sind die Augen wieder starr geworden, und ihre Tochter ist erneut weggedriftet. Da hat sie Isabel von der Toilette gehoben und in stabiler Seitenlage auf die Badezimmermatte gelegt. Dann ist sie, so schnell sie konnte, die Treppe hinuntergestürmt, hat das Telefon gegriffen und den Notarzt gerufen.

Nimmt Ihre Tochter Drogen?, hallt die Frage des Sanitäters immer noch in Ursula Eberle, als der Rettungswagen bei der Notaufnahme des Esslinger Krankenhauses vorfährt.

Marlies Gruber dämmert auf der Untersuchungsliege des Arztzimmers, als das Klinikhandy klingelt. Sie hat Nachtdienst und versucht ein paar Stunden zu schlafen. Aber daraus wird wohl nichts. Die Ärztin setzt sich langsam auf und greift zu ihrem Telefon. Das liegt auf dem Rollhocker direkt neben ihr. »Dr. Gruber, kommen Sie bitte sofort in die Notaufnahme. Wir haben hier ein achtzehnjähriges Mädchen, bei dem wir nicht weiterkommen«, bittet der junge Kollege, während sie bereits in ihren Kittel schlüpft.

»Was hat sie denn?«, will sie wissen.

»Wir haben schon ein Drogenscreening veranlasst, sind aber nicht sicher, ob es das ist. Das Mädchen ist mal da und mal weg. Das hat so einen wellenförmigen Verlauf.«

»Alles klar, ich komme«, sagt sie und bindet ihren Zopf neu, bevor sie das Zimmer verlässt. Marlies Gruber ist Neuropädiaterin – eine Spezialistin für Nervenkrankheiten bei Kindern. Zuerst hat sie Biologie studiert und darin ihren Doktor gemacht. Doch das reichte ihr damals nicht. Sie wollte lieber Menschen behandeln, am besten Kinder. Deshalb hat sie sich noch einmal eingeschrieben, für Medizin.

Das ist nun über dreißig Jahre her. Heute ist sie vierundsechzig und hat in ihrem Fachgebiet schon fast alles gesehen. Als sie die Tür zu Behandlungsraum zwei aufstößt und der Notarzt sie begrüßt, macht sie sich schnell ein Bild von der Situation: Auf dem Hocker neben der Untersuchungsliege sitzt eine etwa fünfzig Jahre alte Frau. Sie hält die Hand der Patientin und weint. Wahrscheinlich die Mutter. Auf der Liege daneben ruht ein auffällig dünnes, dunkelhaariges

Mädchen. »Ich bin Dr. Gruber«, stellt sie sich der Mutter vor. Dann wendet sie sich der Patientin zu. »Hey, können Sie mich hören? Ich bin Ihre Ärztin. Was ist denn los mit Ihnen?« Keine Antwort. Das Mädchen klimpert wie wild mit den Lidern, der Körper ist verkrampft, und manchmal rollt eine Zitterwelle durch sie hindurch.

»Hat sie das schon mal gehabt?«, fragt Marlies Gruber die Mutter und sieht sie durch ihre rahmenlose Brille an. Gerade als die antworten will, klart die Patientin auf. Das Mädchen drückt sich auf der Liege hoch und schreit: »Wo bin ich hier? Was soll ich denn beim Arzt?« Dann verdreht sie die Augen und dämmert wieder weg.

»Ich glaube nicht, dass dieses Mädchen drogenabhängig ist«, sagt Marlies Gruber zu dem jungen Kollegen, gerade als es an der Tür klopft. »Da passt nichts zusammen.«

»Ja, bitte?«, ruft der die Schwester herein. »Was ist denn?«

»Ich hab hier das Ergebnis des Drogenscreenings«, antwortet die und drückt dem Arzt den Laborbogen in die Hand.

Jeder Handgriff sitzt. Isabels Kopf steckt in einer Art Badehaube aus Stoff. Darin sind über zwanzig Elektroden eingenäht. Auf der Innenseite der Kappe haben sie Kontakt mit der Kopfhaut. Auf der anderen Seite ragen sie als kleine Stifte aus der Haube. Mit atemberaubender Geschwindigkeit verbindet Marlies Gruber die Stifte mit den Kabeln, die aus dem Computer neben Isabel kommen.

Das Drogenscreening war negativ. Weder Cannabis noch Heroin oder irgendeine chemische Droge konnte das Labor aufspüren. Aber das hat sie sich ja ohnehin schon gedacht.

»Dann wollen wir mal sehen, was in Isabels Gehirn los ist«, sagt sie eher zu sich selbst als zu dem jungen Kollegen oder der Mutter. Sie hat schon einen Verdacht. Es könnte eine Epilepsie sein. Diese Krankheit hat die unterschiedlichsten Gesichter. Längst nicht alle Patienten werfen sich mit Schaum vor dem Mund auf den Boden und schlagen mit den Armen. Es gibt auch Varianten, bei denen der Körper nur leicht krampft und die Betroffenen während des Anfalls immer wieder aufklaren.

Mit einem Mausklick startet Dr. Gruber das EEG. Der Computer misst nun die elektrische Aktivität in Isabels Gehirn. Im Prinzip kann sie dem Mädchen jetzt beim Denken zuschauen. Wenn es tatsächlich eine Epilepsie ist, werden auf dem Monitor gleich die typischen Ausschläge zu sehen sein.

Schneller! Verdammt noch mal, schneller! Isabel rennt. Sie rennt, so schnell sie kann, über den Klinikflur. Vorbei an den Wartenden in der Notaufnahme, an dem Kiosk mit den heruntergelassenen Rollos, durch die Halle mit den verwaisten Aufzügen und den Putzfrauen mit ihren Wischmopps. *Wo ist der Ausgang?* Aus dem Augenwinkel sieht sie einen farbigen Wegweiser. Doch für so was hat sie keine Zeit. *Nur nicht stoppen. Dann haben sie mich gleich.* Ihre Füße rasen über den blanken Klinikboden. Als sie nach unten schaut, merkt sie, dass sie nicht mal Schuhe trägt. *Egal, weiter! Mich kriegt ihr nicht!*

Da tauchen plötzlich Erinnerungsfetzen vor ihr auf: Die Ärztin mit dem grauen Zopf zieht eine Kappe mit Kabeln von ihrem Kopf. Ihre Mutter weint, als die Frau im weißen Kittel sie ansieht. Dann ist das Gesicht der Ärztin plötzlich ganz nah. So nah, dass sie den Atem der Frau riechen kann. »Wir behalten sie jetzt erst mal hier«, murmelt die leise. Die Ärztin rückt noch näher, und ihr Gesicht verwandelt sich in eine grausame Maske. Die Augen treten hervor, ein riesiger Mund öffnet sich. Ihre Nasenspitzen berühren sich beinah: »Mal sehen, wann Sie hier wieder rauskommen«, krächzt die Fratze.

»Sie können mich hier nicht festhalten. Ich geh nicht in die Anstalt«, hört sie sich schreien. Dann stößt sie die Ärztin zur Seite und rennt los.

Als Isabel um die Ecke biegt, sieht sie zwei Pfleger durch eine unauffällige Tür auf den Flur treten. »Kann ich Ihnen helfen?«, fragt der eine. Doch sie antwortet nicht. *Jetzt nur nicht stoppen. Die stecken doch alle unter einer Decke.* Als sie die Pfleger erreicht hat, kann sie die Zigarettenfahnen deutlich riechen. *Da geht es also raus!* Sie reißt die Tür am Ende des Flurs auf und stürmt in die schwarze Nacht.

»Haben Sie ein Mädchen gesehen, etwa achtzehn Jahre, dunkle Haare, ohne Schuhe?«, fragt Marlies Gruber die Pfleger, die ihnen gerade in der menschenleeren Eingangshalle entgegenkommen. Die beiden nicken und zeigen hinter sich.

»Ich würd's mal im Innenhof probieren«, ruft der eine ihnen noch hinterher. Da sind sie fast schon um die Ecke.

Nachdem sich der Epilepsieverdacht nicht bestätigt hat, hat Marlies Gruber vorgeschlagen, Isabel für ein paar Tage in der Klinik zu behalten, um sie genauer zu untersuchen. Kaum hat sie das ausgesprochen, hat das Mädchen die Augen aufgerissen, ist aufgesprungen und hat sie mit Wucht zur Seite geschubst. Dann ist Isabel einfach losgerannt. Sofort hat die Ärztin gemeinsam mit der Mutter die Verfolgung aufgenommen.

Als sie die graue Metalltür zum Innenhof einen Spalt weit aufziehen und hinausspähen, erkennen sie im Dunkeln eine geduckte Gestalt. »Da ist sie«, sagt die Mutter leise. Isabel sitzt zusammengekauert auf einem der abgewetzten Schemel in der Raucherecke der Klinik. Es regnet, und sie ist ganz nass. »Was machst du nur für Sachen, Kind«, sagt die Mutter, als sie bei ihr sind.

»Ihr kriegt mich nicht in die Anstalt. Das schwör ich euch. Da kriegt mich keiner rein«, stößt Isabel hervor. Als Marlies Gruber das Wort an sie richtet, zuckt das Mädchen zusammen.

»Du musst in keine Anstalt. Und hierbleiben musst du auch nicht. Du kannst mit deiner Mutter gleich wieder heimfahren, wenn du das willst.« Nach allem, was sie bisher wissen, besteht keine akute Gefahr für Leib und Leben.

»Sicher?«, fragt Isabel mit brüchiger Stimme.

»Ganz sicher. Du kannst dich auf mich verlassen«, beruhigt die Ärztin das Mädchen und legt ihr eine Hand auf die magere Schulter. »Du musst nur in den nächsten Tagen noch mal vorbeischauen, damit ich dich untersuchen kann.«

»Gut, Mach ich. Vielleicht können Sie mir ja sogar helfen.« Isabel ist offensichtlich wieder völlig klar. Sie spricht deutlich. Ihre Augen sind lebendig und die Lider ruhig. Als sie von dem Hocker aufsteht, tut sie das mit den flüssigen Bewegungen einer Achtzehnjährigen.

»Dann bring ich Sie noch zum Ausgang«, sagt Marlies Gruber und wendet sich zum Gehen. Da scheppert es plötzlich hinter ihr. Als sie sich umdreht, liegt Isabel stocksteif auf dem Boden. Um sie herum sind Zigarettenkippen verstreut. Beim Sturz hat sie den Ascher umgerissen. Ihre Mutter steht daneben und schluchzt. Als Marlies Gruber sich zu Isabel herunterbeugt, merkt sie, dass das Mädchen das Bewusstsein verloren hat. So schnell bricht man ein Versprechen, schießt es ihr durch den Kopf. Dann greift sie zum Kliniktelefon und holt Hilfe.

Das Geräusch frisst sich durch die Watte in ihrem Kopf. Es klingt, als würden tausend Hämmerchen auf ihren Schädel trommeln. Isabel liegt mit geschlossenen Augen auf einer Art Brett und friert. Wenn sie versucht ihre Arme zu bewegen, stoßen die Ellbogen an kalte Eisenwände. Bei den Beinen ist es ebenso. Sie hat keine Ahnung, wo sie ist, und sie wagt nicht, ihre Augen zu öffnen. Noch nicht. Wer weiß, was jetzt wieder auf sie wartet. Da bewegt sich ihre Unterlage. Mit einem Summen fährt das Ding vorwärts, immer weiter in Richtung der Hämmerchen. Als ihr Kopf vom lauten Trommeln beinah explodiert, kann sie nicht anders und reißt die Augen auf. Sie steckt in einem knatternden Tunnel, und ihre Liege fährt immer tiefer hinein. Als sie zur Seite blickt, erkennt sie eine Scheibe. Und dahinter den Kopf der alten Ärztin.

Marlies Gruber räuspert sich, als die ersten Bilder aus Isabels Gehirn auf dem Monitor erscheinen. Sie hat das Mädchen in den letzten Tagen komplett durchgecheckt. Nervenuntersuchungen, Blutanalysen, Motoriktests – das große Programm. Doch dabei ist nichts herausgekommen. Sie hat noch immer keine Erklärung für Isabels Zustand. Noch immer wechselt die zwischen Wahn und Wirklichkeit. »Ich finde raus, was Sie haben«, hat sie Isabel versprochen, als die gerade einen wachen Moment hatte. Da hat das Mädchen geweint und nach ihrer Hand gegriffen. Doch inzwischen ist Marlies Gruber nicht mehr sicher, ob sie ihr Versprechen halten kann. Wenn auch diese Untersuchung nichts ergeben sollte, muss sie wohl oder übel kapitulieren. Aber so weit ist es ja noch nicht.

Kurz bevor Isabels Kopf in der MRT-Röhre verschwindet, schlagen die winzigen Magnete in dem Apparat noch lauter gegen ihre Lager. Alle paar Millimeter macht das Gerät ein Querschnittsbild von Isabels Gehirn. Doch mit diesen Aufnahmen kann Marlies Gruber noch nichts anfangen. »Nun machen Sie schon«, drängt sie die jungen Radiologin an den Steuereinheiten des Computers neben ihr.

»Einen Moment noch«, antwortet die und trinkt einen Schluck Eistee. Dann startet sie ein Programm, das die einzelnen Bilder einfärbt und zusammensetzt. Marlies Gruber kann nun per Mausklick durch das Gehirn fahren und sich jede Stelle genau ansehen. »Schauen Sie mal hier. Da glänzt doch was«, stößt sie hervor, als sie im Zentrum des Hirns angekommen ist.

»Tatsächlich, die Stammganglien stellen sich hyperintens dar«, antwortet die Radiologin und rückt näher an den Monitor. »So was hab ich ja noch nie gesehen.«

Marlies Gruber schon. Auch wenn nicht alle Symptome von Isabel passen, hat sie jetzt einen neuen Verdächtigen.

»Vielen Dank. Schicken Sie mir die Bilder bitte hoch, ja?«, sagt sie. Dann springt sie auf und verlässt den Kontrollraum des MRT. Zwei Dinge muss sie jetzt in die Wege leiten: Sie muss mit Dr. Helm telefonieren, und das Mädchen muss noch mal zum Augenarzt.

Schon wieder so ein Folterapparat. Aber der kann ihr heute keine Angst einjagen. Isabel fühlt sich ausgeruht und weiß, wo sie ist. Die Dämonen in ihrem Kopf haben Pause. »Legen Sie Ihr Kinn bitte mal hier drauf«, sagt der Doktor zu ihr. Sie sitzen im Untersuchungszimmer des Augenarztes an einem niedrigen Tischchen. Gerade hat der Arzt über die eingelassene Schiene eine Spaltlampe zwischen sie beide gezogen. Das Ding erinnert Isabel ein wenig an ein Mikroskop.

»Gut so?«, fragt sie, als sie ihr Kinn in die Schlaufe legt und ihre Stirn gegen den Metallbügel presst.

»Perfekt, dann kann es gleich losgehen«, antwortet der Doktor und beugt sich zu den beiden Okularen, die auf seiner Seite aus dem Apparat herausschauen.

»Vielleicht haben Sie sich über Jahre hinweg vergiftet«, hat ihr die Gruber gestern gesagt. »Falls ja, wird der Augenarzt das schnell herausfinden.« Eigentlich hat sie inzwischen Vertrauen zu der Ärztin. Wenn sie klar ist, mag sie die Frau mit dem grauen Zopf sogar.

Die hört ihr zu und gibt alles, um ihr zu helfen. Wenn jemand herausfindet, was du hast, dann sie – das hat sie neulich noch gedacht. Aber dann kam die Gruber mit dieser Idee, und das Vertrauen war dahin. Unmöglich, dass all ihre Probleme mit den Augen zusammenhängen.

»So, jetzt nicht blinzeln. Es kann ein wenig hell werden«, reißt der Doktor sie aus ihren Gedanken. Ihre Augen schmerzen, als sie in das gleißende Licht der Spaltlampe stiert. »Das gibt es doch nicht«, ruft er schon nach wenigen Sekunden. Er rückt von dem Gerät ab, reibt sich über die Stirn und schaut noch mal hinein. Dann drückt er auf einen Knopf. Augenblicklich erscheinen Isabels Augen auf dem großen Wandmonitor. »Schauen Sie sich das mal an. So was sieht man als Augenarzt nur einmal im Leben«, platzt er heraus, als er aufsteht und zum Monitor geht. Er zeigt ihr, was er meint: Um die braune Hornhaut ihrer Augen strahlt ein grüngrauer Ring. Er leuchtet wie ein Heiligenschein.

»Hier ist eine Frau Dr. Gruber aus dem Krankenhaus in Esslingen, die will Sie sprechen. Soll ich durchstellen?«, quäkt die Stimme der Sprechstundenhilfe durch die Telefonanlage auf seinem Schreibtisch. Christoph Helm hat eigentlich keine Zeit für ein Kollegengespräch. Seine Arzttasche ist gepackt, und die Hilfe hat ihm die Besuchsliste für heute Nachmittag schon hingelegt. Er muss los, Hausbesuche.

»Gut, wenn's denn sein muss, stellen Sie durch«, sagt er, legt den Hörer zur Seite und schlüpft schon mal in seine Jacke.

»Hallo, Herr Dr. Helm. Gruber mein Name. Ich bin die behandelnde Ärztin von Isabel Eberle und hab ein paar Fragen an Sie. Passt es gerade?« Eigentlich nicht. Aber für Isabel macht er eine Ausnahme. Nachdem er sie zu den Psychologen geschickt hat, ist das Mädchen nie wieder bei ihm aufgetaucht.

»Klar, schießen Sie los«, sagt er und setzt sich auf die Kante seines Schreibtisches.

Dann erzählt ihm die Neurologin, was mit Isabel passiert ist und dass sie nun endlich einen Verdacht habe, was hinter allem stecken könnte. Ob er mal kurz in seine Unterlagen schauen würde. Als er das hört, krampfen seine Bauchmuskeln. Sollte er etwas übersehen haben? »Sie haben damals doch sicher auch ein MRT vom Gehirn machen lassen. Wenn Sie sich die Stammganglien darauf anschauen. Sind die irgendwie auffällig?«, fragt ihn die Ärztin.

»Einen Moment.« Er bittet die Kollegin, kurz zu warten.

Als die Sprechstundenhilfe mit Isabels Akte in der Tür steht, hat er den Leuchtkasten hinter seinem Schreibtisch bereits angeschaltet. Er schlägt die Akte auf, zieht die Serie mit den Hirnaufnahmen heraus und heftet die Bilder an den Kasten. Dann sieht er es auch. »Tatsächlich. Es ist zwar kaum zu erkennen, aber die Ganglien scheinen am Rand zu leuchten. Wie konnten wir das damals nur übersehen!«, seufzt er.

»Das war zu dem Zeitpunkt sicher noch nicht so auffällig. Außerdem sieht man so was nicht alle Tage«, beruhigt ihn die Neurologin. Auch ihr sei so was bisher nur ein einziges Mal untergekommen. Dann bedankt sie sich. Sie habe jetzt alle Puzzleteilchen zusammen, um das Rätsel lösen zu können. Als die Ärztin eingehängt hat, schaut Christoph Helm noch lange auf den tutenden Hörer in seiner Hand.

»Isabel hat ein Riesenglück gehabt. Bei ungünstigem Verlauf hätte sie bald eine neue Leber gebraucht«, erklärt Dr. Gruber. Als die Ärztin das sagt, greift Ursula Eberle nach der Hand ihres Mannes. Sie sitzen am Schreibtisch der Neurologin, und sie versteht nur Bahnhof: »Isabel hat gezittert, war abwesend und frech. Was hat das denn mit einer Lebertransplantation zu tun?«

»Beginnende Leberzirrhose. Ihre Tochter hat ihren Körper achtzehn Jahre lang vergiftet. Und das hätte beinah ihre Leber zerstört«, antwortet die Ärztin. Ursula Eberle merkt, wie ihr Mann sich in seinem Stuhl aufrichtet.

»Leberzirrhose? Was soll das denn heißen? Meine Tochter ist doch keine Alkoholikerin«, stößt er hervor.

»Nein, nein! Isabel leidet an einem seltenen Gendefekt. Sie kann Kupfer nicht aus ihrem Körper transportieren«, sagt die Neurologin. »Kupfer?« Ursula Eberle sieht ihren Mann fragend an. Der zuckt nur mit den Schultern.

»Kupfer steckt in ganz vielen Lebensmitteln wie Fisch, Nüssen, Vollkornprodukten, Hülsenfrüchten, Kakao und Innereien. Man kann ihm kaum entgehen«, erklärt die Ärztin. Das Metall sei an sich harmlos. In kleinen Mengen brauche es der Organismus sogar. Zu viel Kupfer sei aber tödlich. »Normalerweise bringen spezialisierte Entgiftungsmoleküle überschüssiges Kupfer wieder aus dem Körper. Aber die kann Isabel wegen ihres Genfehlers nicht bilden. Deshalb hat sich das Kupfer im Laufe der Jahre überall abgelagert.« Zuerst sei die Leber dran gewesen. Dann habe es sich in allen anderen Organen und Geweben angehäuft. »Schließlich lagert sich Kupfer dann im Gehirn und seinen Anhängen ab, etwa den Augen. Deshalb hat sich der kupferfarbene Ring um die Hornhaut auch erst jetzt entwickelt. Bei der ersten Augenuntersuchung vor zwei Jahren war der sicher noch gar nicht zu sehen«, sagt die Ärztin und beugt sich vor. »Isabel leidet an Morbus Wilson – der Kupferspeicherkrankheit. Blut- und Urinuntersuchungen haben das inzwischen bestätigt.«

»Und was heißt das jetzt für meine Tochter?«, fragt Ursula Eberle leise. Die Neurologin zieht langsam ihre Brille von der Nase und seufzt.

Am liebsten hätte sie die Dinger aus dem Fenster geworfen. Vor drei Wochen haben die beiden winzigen Pillen zum ersten Mal in einem Plastikschälchen auf dem Frühstückstablett gelegen. »Die sollen Sie noch vor dem Essen nehmen«, hat die Schwester gemeint und sie angelächelt. »Damit kriegen wir Sie wieder hin, sagt Dr. Gruber.«

»Gut, wenn die Gruber das sagt«, hat sie geantwortet und die beiden grauen Tabletten mit einem Schluck Wasser hinuntergespült.

Damit kriegen wir Sie wieder hin! Von wegen. Gleich nachdem sie die ersten Pillen geschluckt hat, ist alles nur noch schlimmer geworden. Das Zittern und die Halluzinationen – es ist fast wie bei einem Entzug gewesen. Tagelang hat sie gebrochen. Aber dann sind die Beschwerden langsam verschwunden, und ihr Kopf ist wieder klar geworden. So klar, wie er schon lange nicht mehr gewesen ist.

»Sie glauben gar nicht, wie froh ich bin, dass es Ihnen wieder so gut geht«, hat die Gruber da bei der Visite zu ihr gesagt: »Ihre Kupferwerte sind nun fast wieder im Normbereich. Sie haben es geschafft.«

Dann hat sie sich zu ihr ans Bett gesetzt und erklärt, was passiert ist. In den Tabletten war ein Stoff, der das Kupfer aus seinen Depots im Körper gelöst hat, damit es über den Urin ausgeschieden werden konnte. Dabei ist kurzfristig so viel von dem Metall frei geworden, dass sich ihr Organismus damit erst noch mal richtig vergiftet hat.

»Daher Ihre Beschwerden. Ich habe die Dosis langsam erhöht, um ihren Körper nicht zu überfordern. Dennoch hat er heftig reagiert«, hat die Ärztin ihr erklärt.

»Das kann man wohl sagen«, hat sie da gebrummt.

»Trotzdem haben Sie ein Riesenglück gehabt. Bei dieser Therapie kann niemand vorher sagen, wie der Organismus antwortet. Manchmal werden die Beschwerden schlimmer und bleiben dann für immer so.«

Als Isabel das gehört hat, ist ihr ein kalter Schauer über den Rücken gelaufen.

Eine Woche später hat sie nach Hause gedurft. »Ich bin Ihnen unendlich dankbar«, hat sie zu der Ärztin beim Abschied am Stationsaufzug gesagt. »Auch wenn ich Sie zwischendurch manchmal beinah gehasst hab.« Da hat die Gruber nur gelacht und sie in den Arm genommen.

»Lassen Sie mal von sich hören und vergessen Sie Ihre Tabletten nicht«, hat sie ihr nachgerufen, als sie mit ihren Eltern in den Lift gestiegen ist.

Das ist nun über drei Jahre her. Seitdem nimmt sie täglich die Pillen, allerdings in einer geringen Dosierung. Sie enthalten gerade so viel Wirkstoff, dass sich das Kupfer nicht wieder in ihrem Körper anreichern kann.

»Soll der Ficus auch mit?«, ruft Jürgen Eberle seiner Tochter zu. Die schleppt gerade den letzten Bücherkarton die Treppe hinunter.

»Den könnt ihr gerne behalten«, keucht Isabel unter der Last und lächelt.

»Alles klar, dann war's das wohl«, sagt er und hilft ihr, die Kiste nach draußen zu schleppen. Zu den anderen Kartons und Möbeln in dem großen Transporter auf der Einfahrt. Als er sieht, wie Isabel den schweren Karton hineinwuchtet, streichelt er ihr spontan übers Haar. »Ist das nicht zu schwer für dich?«, fragt er.

»Kein Problem, ich bin fitter als du, Papa«, sagt sie grinsend.

Gleich nach dem Krankenhaus war Isabel wie ausgewechselt. Ihre Energie und ihr Ehrgeiz waren zurück. Es hat nicht lange gedauert, und sie hat eine Ausbildung zur Erzieherin begonnen. Parallel hat sie an der Abendschule ihr Abi nachgeholt und es mit eins Komma null bestanden. Jetzt zieht sie nach Marburg zum Studieren. Zusammen mit ihrem ersten Freund.

»Lasst uns doch erst mal anstoßen«, sagt der junge Mann mit dem Seitenscheitel und reicht die Bierflaschen herum. Alkoholfrei, denn wegen ihrer Krankheit muss Isabel mit Alkohol vorsichtig sein. Als die drei sich im Schatten eines Apfelbaumes auf dem Rasen niedergelassen haben, kommt Ursula Eberle mit einem Tablett belegter Brötchen dazu. »Ein paar Weckle, damit ihr mir auf der langen Fahrt nicht zusammenklappt«, sagt sie und stellt das Tablett auf die Wiese.

»Oh, super! Danke, Mama!«

Ursula Eberle seufzt, als sie das hört. Sie hat ihr Kind zurück und wird es gleich wieder verlieren.

TOHUWABOHU

Volker Präkelt

Es gibt Untersuchungen darüber, welche Artikel in Tageszeitungen zuerst gelesen werden. Die wenigsten Leute fangen mit der Titelgeschichte an. Einige Leser greifen zuerst nach dem Sport. Oder der Kultur. Oder nach dem Lokalteil, wo Verkehrsunfälle und Polizeinachrichten notiert sind. Kurze Meldungen werden oft überlesen. Wie diese aus dem Jahr 1994.

HAMBURG. Gegen 22.30 Uhr bog ein voll besetztes Taxi von den Landungsbrücken in die Helgoländer Allee, als es von einem entgegenkommenden Kleintransporter gerammt wurde. Der Taxifahrer hatte die Vorfahrt übersehen. Alle Beteiligten erlitten leichte Verletzungen.

2005. Christa wälzt sich hin und her. Turandot, die mehrstündige Operninszenierung im Fernsehen, hat sie aufgewühlt. Die bekannteste Arie aus Puccinis Märchen von der grausamen Prinzessin trägt den Titel »Nessun Dorma«.

Auf Deutsch: Keiner schlafe.

Licht an. Licht aus.

Warmer Wind streunt durch die Straße, bauscht die Schlafzimmervorhänge auf. Da, ein Geräusch, als würde eine Mülltonne umfallen. Gefolgt von … Gelächter?

Wo ist das Hörgerät?

Auf dem Nachttisch, wo es hingehört.

Nichts. Nächtliche Stille. Sie klemmt das nierenförmige Ding wieder ab, knipst die Lampe aus.

Zwei Uhr siebzehn.

Nicht schon wieder.

Besser vorher einschlafen.

Milch mit Honig soll helfen. Schafe zählen. Ein Buch lesen, bis die Augen zufallen. Christa hat eine andere Methode, sie betritt ihren Gedächtnispalast. Ein langer Korridor, dann die Stufen zum Keller, wo die Erinnerungen in beschrifteten Kisten lagern.

Kapitänstochter aus dem Alten Land im Süden Hamburgs.

Frühe Hochzeit, Geburt des Sohnes. Scheidung.

Studium der Volkswirtschaft. Diplom.

Berufsstart bei einer Privatbank.

Wechsel zu einer größeren Bank. Aufstieg.

Prokuristin, ausländische Kunden, Dienstreisen.

Drei Uhr dreiundzwanzig.

Da ist er, der schrille Ton, breitet sich in ihrem Kopf aus, wird lauter, erweckt das Ensemble zum Leben. Mein Körperorchester, so hat sie es bei der Premiere getauft. Einsatz Halsschlagader – als würde jemand mit dem Bogen auf eine Basssaite einprügeln. Wenig später das Herz, die alte Pauke, im versetzten Takt. Wie auf den Wink eines Dirigenten das verstimmte Cello – heute aus der Kehlkopfregion. Freunde atonaler Musik hätten ihre Freude. Ein verzerrter Sound wie der einer Heavy-Metal-Gitarre pumpt tiefe Frequenzen aus dem Magen, na klar, seit dem frühen Abend hat sie nichts mehr gegessen. Crescendo von allen Seiten ballt sich zu einer Tonlawine. Die kommt ins Rutschen, martert das Ohr, auf dem sie sonst so gut wie nichts hört.

Augen aufmachen.

Der vergilbte Rauchmelder an der Decke, die Leuchte mit dem goldenen Innenreflektor, den das Licht der Straßenlaterne erhellt.

Sie lässt die Augen wandern, will wissen, ob es wieder geschieht. Unbeschreibliches wie dem Schlossherrn beim Untergang des Hauses Usher, der Kurzgeschichte von Edgar Allan Poe. Sir Roderick litt unter einer krankhaften Übersteigerung der Sinne. Klänge, die andere gar nicht wahrnehmen konnten, ließen den neurotischen Horrorfürsten erschaudern: das Kratzen von Fingernägeln am Holz, das Knacksen des maroden Mauerwerks.

Christa kann das nachempfinden. Sie hört sogar die Bewegung ihrer Augen. Als würde ein Scheibenwischer grobkörniges Schleifpapier über ihre Hornhaut ziehen.

Rechts, links, rechts, links.

26. Mai 1994. Die Scheibenwischer des Taxis quietschen. Sie lächelt. »Regnen tut es nie in Hamburg«, sagt sie ihren Gästen. Auf Englisch, mit ironischem Unterton. Sie zeigt auf die Scheibe. »Wir nennen das feuchte Luft.« Am Namensschild läuft ein Tropfen herunter.

Christa Gräpel-Quast
Correspondent Banking
Zentralbereich Ausland

Der Abend im Rive, gelungen. Bank- und Medienleute führen ihre Gäste gerne in das Restaurant mit Blick auf den Hafen. Bei gutem Wetter tafelt man unter dem roten Sonnensegel und bestaunt Containerschiffe. Bei Geschäftsessen sitzt man besser drinnen, auch wenn es ziemlich laut werden kann.

Das Stimmengewirr ist der Grund, warum Christa Gräpel-Quast schließlich froh ist, als die Rechnung bezahlt ist. Dabei war es höchst unterhaltsam mit ihren Chefs von der Vereins- und Westbank. Man hat sich mit den Repräsentanten osteuropäischer Geldinstitute getroffen, ganz informell, ums Geschäft soll es dann erst morgen gehen.

Bei Aperitif und Vorspeise Small Talk über Fußball und den deutschen Kaufhauserpresser Dagobert. Beim Hauptgang ein angeregter Austausch über die neue Unabhängigkeit der tschechischen Republik. Einige haben ein Gläschen zu viel getrunken. Christa nicht, sie will ihre Gäste mit dem Taxi zum Hotel begleiten und von da aus mit dem Auto nach Hause fahren.

Zehn Uhr zehn.

Noch einmal die Stufen nach unten. Sie mustert sich im Spiegel der Damentoilette, groß und schlank, der Hosenanzug sitzt. Die Haare zupft sie so zurecht, dass sie die Ohren bedecken. Christa ist fünfundvierzig, hat es geschafft. Will mehr. Als sie die Treppe nach oben betritt, wartet das Taxi vor dem Restaurant.

Zehn Uhr zwanzig.

Sie sitzt neben dem Fahrer. Auf dem Rücksitz – von links nach rechts – Tschechien, Bulgarien, Ungarn. Im Autoradio besingt Bruce Springsteen die Straßen von Philadelphia.

»Ahogy látom, hallókészüléket visel«, meldet sich der Ungar hinter ihrem Sitz und zeigt auf Christas linkes Ohr. Seit dem Verdauungsschnaps vermischt er die Sprachen. »Is that a problem for you?«

»Was meint Herr Kunszt?« Sie kramt in der Handtasche.

»Ich glaube, Ihr Hörgerät«, hilft der Tscheche. »Er möchte gern wissen, ob das eine Belastung für Sie ist.«

Sie schaltet ihr Ausgeh-Lächeln an, dreht sich über die linke Schulter zu dem Ungarn um, will antworten. Wundert sich noch über das grelle Licht, das seine scharf geschnittenen Gesichtszüge ausblitzt. Die Panik in seinen Augen und …

»Bassza meg«, schreit er, »felénk jön az autó …!«

Dann knallt es.

»Die Kollisionsgeschwindigkeit«, erinnert sich Dr. Ernst Michael Tetzlaff später, »war relativ hoch. Ungünstig war, dass sie sich im Moment des Unfalls gar nicht auf die Situation konzentrierte. Sie saß vorne rechts und schaute zu ihrem Bankpartner auf dem linken Rücksitz.«

Seit mehr als zwei Jahrzehnten behandelt der Orthopäde Christa Gräpel-Quast in seiner Praxis im schleswig-holsteinischen Ahrensburg. »So, wie sie gesessen hat, war das kein Auffahrereignis mit typischen Schäden. Es kam zu einer Seitwärtsbewegung des Kopfes und der Halswirbelsäule. Die ist dafür nicht ausgelegt«, sagt er und schiebt die Krankenakte weg. »Wir alle haben ein eingeschränktes Seitbiegevermögen. Der Unfall führte dazu, dass sie im Bereich der Halswirbelsäule eine Instabilität entwickelte.«

Erinnerungen in verblassten Farben. An einen Laternenpfahl gelehnt, die Füße auf einem zugemüllten Grünstreifen, den Blick auf Konzertplakate an der Bretterwand gegenüber.

»Kauf MICH!« Die Toten Hosen in der Alsterdorfer Sporthalle.

Zwei Polizisten, die den Unfall aufnehmen. Sie bringen sie und den Ungarn ins Hamburger Hafenkrankenhaus, die kieznahe medizinische Versorgung.

Der Ziegelbau unweit der Reeperbahn hat eine besondere Klientel. Nutten mit blauem Auge und Schlüsselbeinbruch. Säufer, die im Crazy Horst vom Barhocker gefallen sind. Angeblich ist mal ein Lude reingetorkelt, die eigene Darmschlinge ums Handgelenk gewickelt. Mit einem Schälmesser habe er sich verletzt, hat er behauptet.

Christa mit ihren sorgfältig lackierten Fingernägeln passt nicht ins Bild. Oder doch? Auf dem teuren Hosenanzug klebt das Blut des ungarischen Bankers. Dem geht es gar nicht gut. Er hat eine Schnittwunde im Gesicht, umklammert den rechten Arm am Ellbogen und flucht in seiner Heimatsprache. »Talán mégiscsak hívni kellene egy orvost! Where is the doctor?«

Statt eines Arztes tauchen zwei Tätowierte auf, schwer wie Preisboxer, fangen eine Prügelei an. Einer zieht ein Messer, der andere fällt fast auf die Bank, auf der die Verletzten warten. Christa springt auf, autsch, sie hält sich den Nacken. Als der Ungar endlich versorgt ist, befühlt sie ihren Nacken immer noch. Warten will sie trotzdem nicht mehr. Hält es nicht aus in dieser Vorhölle. »Menjen csak nyugodtan haza, minden rendben lesz«, sagt der Banker aus Ungarn, Arm in der Schlinge und Verband am Kopf. »You can go home.«

Wäre sie doch nur zu Hause geblieben. Ihr einundzwanzigjähriger Sohn, mit dem sie das Haus im Hamburger Speckgürtel bewohnt, hat auch nicht verstanden, dass sie am nächsten Morgen, den Kopf unter dem Arm, wieder in die Bank gefahren ist. Dort hat sie mit Tunnelblick ihren Schreibtisch angesteuert. »Guten Morgen – kein Problem, mir geht es gut.« Nicht so überzeugend. Kaum hat sie Platz genommen, schicken ihre Chefs sie zum Unfallarzt am Rathausmarkt. Die sind nach dem Geschäftsessen mit dem Privat-Pkw gefahren und haben sich noch über den Knall gewundert.

Röntgenaufnahmen.

Rotationsfehlstellung der oberen Halswirbelsäule.

Zwei Wochen krankgeschrieben.

Vielleicht liegt es daran, dass sie ihren Arbeitsplatz so liebt, diesen tollen Job erst ein knappes Jahr hat.

Sie kommt wieder, mit Halskrawatte.

Weitere Termine bei Orthopäden folgen.

Sie geht zum Hals-Nasen-Ohren-Arzt, hört schlechter als vorher. Betrachtet sie Zahlenkolonnen, wird ihr schwindelig.

Gespräche mit ihrem Chef. Der hat Verständnis. Nimmt sie auf ihren Wunsch auf eine Dienstreise mit, kümmert sich sogar um ihr Gepäck.

Es hilft nichts. Vier Monate nach dem Unfall geht gar nichts mehr. Dr. Tetzlaff schickt sie in stationäre Behandlung, anschließend trägt sie eine starre Schulter-Hals-Orthese, wochenlang. Dann das nächste Krankenhaus.

Sie stellt sich vor, wie sich das auf ihrem Arbeitszeugnis macht.

Oktober 1994: BG Unfallkrankenhaus Boberg

Januar und Mai 1995: Seehospital Sahlenburg, Skoliosezentrum

März 1996: Klinik für Manuelle Therapie, Hamm

Und so weiter.

Wir wünschen Frau Christa Gräpel-Quast von ganzem Herzen alles Gute für ihre berufliche Zukunft.

Nein, so soll das nicht enden!

2004. Die EU ist um zehn Mitgliedsstaaten erweitert worden. Horst Köhler tritt sein Amt als Bundespräsident an. In den USA wird George Bush wiedergewählt. Griechenland gewinnt die Fußball-Europameisterschaft. Christa Gräpel-Quast schäumt vor Wut. Anschrammereignis hat ein Gutachter den Unfall an den Landungsbrücken genannt.

Von wegen Schramme! Die Reparatur des Taxis hat 10.000 DM gekostet, damals, vor zehn Jahren. Der entgegenkommende Fiat Fiorino: Totalschaden.

Die Schadensregulierung, das reinste Fiasko. Von Anfang an gab es Stress. Zwei Haftpflichtversicherungen und die Berufsgenossenschaft haben den Unfall durch ihre Gutachter kleinreden lassen, haben sie zur Simulantin abgestempelt. Der Beweis: Schließlich sei sie nach kurzer Zeit brav zur Arbeit erschienen. Die Chronik der Ärgernisse füllt mehrere Aktenordner. Ist in ihrem Gedächtnispalast gespeichert; immer wieder stolpert sie über die Kisten, auf denen ihr die Beschriftung geradezu entgegenschreit.

Haftpflicht des Unfallgegners stellt Zahlung ein!

Anerkennung als Schwerbehinderte, 50 Prozent!

Erwerbsunfähigkeitsrente von der BfA!

Niederlage im Prozess um das Schmerzensgeld!

Aufgeben gilt nicht. Lieber einen Neustart gewagt. Gegen die Empfehlung der Ärzte hat sie die Berentung rückgängig gemacht, ist wieder für ihren treuen Arbeitgeber tätig. Die Vereins- und Westbank hat ihr ein Home Office eingerichtet. Nicht aus übertriebener Fürsorge, nein, sie ist gefragt als Expertin für Mittel- und Osteuropa. Der Euro ist noch nicht alt, die Folgen seiner Einführung haben das Finanzwesen durcheinandergewirbelt. Wenn es der Nacken zulässt, schreibt sie englischsprachige Präsentationen und Reden für die Chefs. Das schafft sie so gerade.

Mit den Dienstreisen ist es vorbei. Seit London, wo sie an einer internationalen Gläubigerkonferenz teilnahm. Im Flugzeug das Gefühl, dass ihr der Kopf platzt, so sehr quälen sie die Ohren. »Versuchen Sie erst gar nicht, mit mir zu reden«, ruft sie ihrem Sitznachbarn zu. »Ich bekomme überhaupt nichts mit.«

Tohuwabohu im Kopf, so fasst sie es für sich zusammen.

Neben dem Körperkonzert sind die Rechtstreitigkeiten die Begleitgeräusche ihres Lebens. Ein Vorstandsmitglied hat ihr ein Darlehen gewährt, davon bezahlt sie die Anwälte für den Berufungsprozess um das Schmerzensgeld.

2005, elf Jahre nach dem Unfall hören die Richter am Oberlandesgericht Schleswig wieder aufmerksam zu. Diesmal läuft es besser für sie. Ein Gutachter erklärt, dass die Schmerzen im Hals- und Rückenbereich ohne Zweifel auf den Unfall zurückzuführen sind. Der Anwalt der Gegenseite rastet aus, beschimpft sie und den Sachverständigen. Er fängt sich eine Rüge ein.

Das tut gut.

Endlich der gewünschte Erfolg. Rechtskräftig. Ein angemessenes Schmerzensgeld. Noch lange kein Grund, die Korken knallen zu lassen. Denn gesundheitlich geht es weiter bergab.

Todendorf, niederdeutsch Todendörp, ist eine Gemeinde in Schleswig-Holstein. Wohnen im Grünen, anders will Christa nicht leben. Mit ihren beiden Doggen kann sie gleich von der Haustür aus losspazieren. Die Kleinstadt Ahrensburg ist wenige Minuten entfernt. Von hier aus fährt die Regionalbahn nur zwanzig Minuten bis nach Hamburg – zu ihrem Arbeitgeber, der Bank, die mittlerweile in eine größere integriert wurde. Die Ausflüge tun ihr gut, hin und wieder braucht sie die Perlenschnur der Geschäftshäuser rund um die Binnenalster, das Flair von Handel und Hochfinanz.

Sie steht am Bahnhof und wartet auf den Zug. Der fährt ein, mit quietschenden Bremsen. Das Geräusch ist grell, schießt ihr in den Kopf, sie reißt die Hände hoch, presst sie an die Ohren. Schwindel, zwei Ausfallschritte, sie taumelt, fällt fast in die Arme eines Pendlers. Der schafft es, sie aufzufangen, ohne Aktentasche und Wasserflasche zu verlieren. Er führt sie zu einer Bank. Gerade will sie sich bedanken, da verzieht er das Gesicht zu einem Schmunzeln.

»Na, Cognac zum Frühstück gehabt?«

An diesem Tag fährt sie nicht nach Hamburg. Stattdessen besucht sie ihre Ärzte. Zuerst den Orthopäden.

Dr. Ernst-Michael Tetzlaff weiß auch nicht weiter. Was hat er nicht alles in den letzten Jahren unternommen! Anfangs Funktionsaufnahmen der Wirbelsäule, um festzustellen, ob Bänder Schaden genommen haben. Gefunden hat er Auffälligkeiten zwischen dem dritten und vierten Halswirbel.

Folgerichtig eine Kernspintomografie der verdächtigen Region. Dann eine Computertomografie. Keine weiteren Befunde, aber die Erkenntnis, dass es keine Einblutungen gegeben hat, wie man sie bei schweren Halsmarkverletzungen findet.

Immer wieder Halskrawatte und Krankengymnastik. Medikamente, die ihre Muskeln entspannen und den Schmerz reduzieren sollen. Gespräche über Gutachten und Gegengutachten, die Ergebnisse kann er inzwischen herunterbeten.

Jetzt sitzt Christa Gräpel-Quast in seinem Sprechzimmer, sichtlich geschockt vom Bahnsteig-Ereignis. Der Orthopäde setzt die modische Brille ab und legt die Fingerspitzen aneinander. »Schwindel«, sagte er, »ist bei höhergradigen Verletzungen der Wirbelsäule nicht ungewöhnlich. Wie Kopfschmerzen und Konzentrationsstörungen. Nicht jeder kann das richtig deuten.« Er zeigt auf ein Schaubild an der Wand. »Die Verschaltung der Nerven im Bereich des unteren Kopfes ist äußerst komplex.« Christa hat keinen Blick für die farbigen Linien im gezeichneten Kopf, so aufgewühlt ist sie.

Cognac zum Frühstück! Eine Unverschämtheit!

»Besonders beim Übergang des Rückenmarks von der Schädelbasis in die Halswirbelsäule«, ergänzt Ernst-Michael Tetzlaff. »Wenn da Nerven verletzt werden, kann das zu Problemen führen.« Er nimmt die Finger und zählt auf. »Hörstörungen, Schwindel, Benommenheit, Sehstörungen …«

»Meine vier apokalyptischen Reiter«, sinniert Christa. »Was können wir tun, Herr Doktor?«

Der Orthopäde überfliegt die handgeschriebenen Notizen der Krankenakte. Was bleibt denn noch? Er hat sie in die Neurochirurgie eines Unfallkrankenhauses geschickt. Die Spezialisten spritzten ein lokales Schmerzmittel an die verdächtige Stelle zwischen dem dritten und vierten Halswirbel. Für eine gewisse Zeit sorgte das für Schmerzfreiheit. Und für die Sicherheit, dass die Patientin wirklich organisch krank war. Nicht etwa psychisch entglitten, wie es im Ärztejargon heißt. Unter den Experten, an die er sich gewandt hat, ist sogar der Professor, der Wolfgang Schäuble operiert hat. Ein herausragender Wirbelsäulenspezialist, einer mit Ideen. Geholfen hat das nicht.

»Am Ende«, resümiert Ernst-Michael Tetzlaff später, »blieben alle technischen Untersuchungen ohne wegweisenden Befund.«

Ein paar Häuser weiter, an der Ahrensburger Einkaufsstraße, hat sich Dr. Christoph Gewiß niedergelassen. Der Hals-Nasen-Ohren-Arzt mit dem offenen Gesicht und der hohen Stirn hat die Räume von seinem Vater übernommen. Samt Krankenakte von Christa

Gräpel-Quast. Schwindel, das fällt auch ins Ressort des HNO-Arztes. Hören und Gleichgewichtssinn, das gehört zusammen. Überhaupt ist das kompliziert mit den Ohren.

Er erklärt es immer wieder gern. Ohrmuschel und Gehörgang nehmen die Schallwellen auf. Die versetzen das Trommelfell in Schwingung, das Fenster zum Mittelohr. Die dünne Membran aktiviert drei winzige Knochen, die Mediziner ihrer Form wegen Hammer, Amboss und Steigbügel nennen.

Die Gehörknöchelchen übertragen die Impulse auf ein zweites, das ovale Fenster, das Tor zum Innenohr.

Das Innenohr ist ein Labyrinth im Felsenbein und zugleich ein vielfach geschwungenes Kunstwerk. Der Künstler und Architekt Friedensreich Hundertwasser, Feind der geraden Linie, hätte sich das vielfach verschlungene Gewölbe nicht ausgefuchster erdenken können. Das ovale Fenster versetzt Flüssigkeiten in Bogengängen und Hörschnecke in Schwingungen. Das wiederum stimuliert die Hörzellen. Die haben einen ganz besonderen Job: Sie übersetzen die Eindrücke von »außen« als elektrische Impulse nach »innen« ins Hörzentrum im Gehirn.

»Wissen Sie was?«, sagt Christoph Gewiß zu Christa Gräpel-Quast. »Wir machen einen Schwindeltest. Ich habe da so eine Vermutung.«

Morbus Menière. Ein französischer Ohrenarzt hat die Krankheit im 19. Jahrhundert entdeckt – im Innenohr, wo die Flüssigkeiten in Schwingung geraten und dafür sorgen, dass Schallwellen in Nervenimpulse umgesetzt werden. Gibt es in diesem sensiblen Kanalsystem einen Stau, kann einer der feinen Schläuche platzen. Die Folge: Schwindel und Hörverlust.

»Dann haben wir eine Diagnose?«, fragt Christa Gräpel-Quast.

Christoph Gewiß kratzt sich am Kinn. »Von den Ergebnissen her ja.« Er schüttelt den Kopf. »Doch irgendwie passt das trotzdem nicht zusammen. Bei Morbus Menière wäre Ihnen stundenlang schwindelig. Wenn ich Sie richtig verstanden habe, kommt und geht der Schwindel bei Ihnen vergleichsweise schnell. Kurze, heftige Drehschwindelattacken. Wie neulich am Bahnhof.«

»Erinnern Sie mich bloß nicht daran!«

»Das heißt, wir müssen weitersuchen.« Der Arzt steht auf. Er ist einer, der neugierig ist, der Fortbildungen besucht. »Sonst alles gut?«, fragt er. Seine Patientin wirkt angeschlagen, übernächtigt. Nicht so klar, so präzise wie sonst.

»Muss ja, Dr. Gewiß«, sagt sie. Sie steckt in der Phase, in der das Körperorchester die Proben aufnimmt. Davon wird sie niemandem erzählen, das hat sie sich geschworen. Schon gar nicht einem Arzt, und wenn er noch so hilfsbereit und vertrauenswürdig ist. Sonst schickt er sie noch ein paar Türen weiter. Das Arztschild hat sie oft genug gesehen.

Auf dem gleichen Flur praktiziert auch ein Psychiater.

Das Concerto di Corpo ist einstudiert, findet en suite statt. Auch tagsüber. Dann dringt das Geräusch ihrer Schritte bis unter die Schädeldecke. Wenn sie ein Knäckebrot isst, detonieren Bomben in ihrem Kopf. Nachts, wenn sie im Bett liegt, folgt das Stück einer festgelegten Partitur. Das Fiepen im Kopf, das Rauschen des Blutstroms, das Knirschen des Kiefers, der Rhythmus der Herzschlagader, der Doppelschlag des Herzens, das Pumpen des Magens, das Knacken der Wirbel.

An Schlaf ist nicht zu denken.

Dabei hätte sie ihn bitter nötig, nach den Schmerzen des Tages. Den körperlichen, und der Enttäuschung, dass sie nichts mehr auf die Reihe bekommt. Die Bank hält ihr immer noch die Treue. Aber das Ende ist in Sicht, man hat sich in gegenseitigem Einvernehmen über eine Aufhebung des Arbeitsverhältnisses verständigt.

Geht sie tagsüber aus dem Haus, muss sie mit Schwindelanfällen rechnen. Sie zieht den Kopf ein, sobald ihre Hörgeräte ein abruptes Geräusch melden – Hupen, Quietschen, Klappern. Danach fühlt sie sich minutenlang, als wäre sie seekrank – sie, die Kapitänstochter!

All ihre Probleme hat sie eingeschlossen, irgendwo im Wohnzimmerschrank. Will keinen damit belästigen, weder Ärzte noch Freunde und Familie. Ihr Sohn ist längst verheiratet, der muss sich um seine Frau und die kleine Tochter kümmern. Passt sie auf ihre Enkelin auf, lässt sie sich erst recht nichts anmerken.

Bianca und Hera sind auch noch da. Sie liebt deutsche Doggen, und die beiden brauchen viel Bewegung. Christa reißt sich zusammen. Manchmal verabredet sie sich mit einer Freundin in der Feldmark, dann machen sie den Hundespaziergang zusammen. Sie kennen sich seit der Schulzeit. Christiane kann sie gestehen, dass gestern Nacht der Notarzt gekommen ist. »Ich hatte Atemnot«, erzählt sie. »Lag im Bett und merkte plötzlich, dass meine Atmung immer langsamer wurde. Immer schwerer.«

Die Freundin hört gut zu, sie hat früher als Ärztin praktiziert. »Und dann?«

»Panik.« Christa wird leiser. »Und das Gefühl, sterben zu müssen.«

»Das erzählst du mir erst heute?«

Jetzt brechen die Dämme. »Ich bin auch schon Hals über Kopf ins Krankenhaus eingeliefert worden. Verdacht auf Schlaganfall. Zweimal schon.«

Langsames Hinwelken, so hatte Edgar Allan Poe den Zustand beschrieben. Treffend. Wenig später versank das Spukschloss im Abgrund.

2013. Arabischer Frühling, neuer Papst in Rom, Flüchtlingskatastrophe vor Lampedusa. Die Schmerzen sind nicht mehr auszuhalten, länger als eine halbe Stunde findet sie nachts keinen Schlaf. Christa geht zum Hausarzt, klagt ihm ihr Leid.

Er empfiehlt ihr einen Schmerztherapeuten. »Der Mann ist Anästhesist«, lautete seine Empfehlung. »Der hat ganz andere, deutlich effektivere Maßnahmen zur Verfügung, um Ihre Schmerzen wirksam zu bekämpfen.«

In der Tat. Die Medikamente befreien sie von ihren Schmerzen, wie es in der Beschreibung steht. Das Kleingeschriebene ist weniger erfreulich. So ist das, wenn man mit dem Teufel paktiert.

Zuerst merkt sie es nicht. Dann ist sie allein mit den Hunden in der Feldmark und fragt sich, wie sie dahin gekommen ist. Staunt, als sie auf dem Rückweg ihr Auto vor dem hölzernen Schlagbaum stehen sieht.

»Mutter, was ist los?«

»Wie bitte?« Christa ist überrascht, als er im Wohnzimmer steht. Ihr Sohn. Vor dem Sofa. Das kommt ihr komisch vor. Sie blinzelt zur Standuhr.

Kurz vor zwölf.

Ein Blick zum Kalender mit den Motiven von William Turner.

10. Dezember 2013.

Der Sohn reißt ein Fenster auf, sie zieht die Decke über die Schultern zusammen. Sucht nach Worten, ihre Lippen sind wie zugeklebt, der Hals ist trocken. »Wie … bist du … überhaupt … reingekommen?«

»Na, mit dem Schlüssel. Wir haben uns Sorgen gemacht!«

»Wir?«

Er schüttelt den Kopf. Völlig neben der Spur, denkt er. »Ja, wir – deine Enkelin und ich. Du wolltest auf die Kleine aufpassen. Heute Vormittag.«

Jetzt fällt es ihr ein. Sie hat es sogar auf einen Zettel geschrieben, der liegt auf dem Wohnzimmertisch, mitten zwischen den … »Was sind denn das für Tabletten?«, ruft er und nimmt eine Packung in die Hand. »Valium. Wer hat dir denn das verschrieben?«

Er bringt sie zu einer Ärztin, auf der Stelle. Die schlägt die Hände über dem Kopf zusammen. Morphine, Opioide, Benzodiazepin. Alles auf einmal. Am besten gleich in die Klinik. Mit Mühe kann der Sohn die Ärztin überzeugen, dass seine Mutter den Entzug auch ambulant zu Hause bewältigen kann.

Als sie wieder in der Wohnküche stehen, sind Mutter und Sohn fix und fertig. Er braucht einen Kaffee. Sie setzt sich hin, deutet auf die Espressomaschine. Einige Teile fehlen. Er fragt Christa danach, die zuckt die Schultern. Er findet sie im Kühlschrank.

»Wir sollten die Hunde füttern«, sagt sie. Wo sind die Futternäpfe? Stehen ungereinigt im Backofen.

Immer mehr fällt ihm auf. Auf der Kommode stapeln sich ungelesene Zeitungen. Und ungeöffnete Briefe. Ausgerechnet, denkt ihr Sohn. Sie, die stets gewissenhafte, immer pünktliche …

Es wird Wochen dauern, bis ihr Leben wieder Konturen annimmt.

Das Handelsregister ist ein öffentliches Verzeichnis, in dem Kaufleute angemeldet und aufgeführt sind. Wer Informationen über Firmen, ihren Sitz und ihre Niederlassungen benötigt, wird hier fündig. Seit 2007 wird es elektronisch geführt. Wichtige Meldungen finden ihren Weg in die Wirtschaftsseiten der Zeitungen. Andere sind nur für wenige interessant.

Handelsregister Löschungen vom 17.9.2014
HRA 7613 HL: CG International Trading Christa Gräpel-Quast
Rechtsverhältnis: Die Firma ist erloschen.

Zwanzig Jahre ist der Unfall jetzt her. Immer neue Anläufe hat sie unternommen, um beruflich auf die Beine zu kommen. Nach dem Ausscheiden bei der Bank hat sie die Finanzen für einen regionalen Unternehmer geregelt. Als der zu alt wurde, hat sie sein Geschäft als Ein-Personen-Firma weiter betrieben. Ein Jahr hat sie durchgehalten.

Irgendwie hat sie sich arrangiert: mit den Schmerzen, dem Schwindel, dem Tohuwabohu. Der Entzug von den Schmerzmitteln war schwierig, aber erfolgreich. Die Kehrseite: Die Schmerzen sind wieder da. Dagegen sollen Krankengymnastik und Entspannungsübungen helfen.

Sie ist eine Kämpferin, das sagen alle. Es kann ihr noch so schlecht gehen, Briefe schreibt sie wie gedruckt. Anlässe gibt es genug – die Berufsgenossenschaft bockt noch herum, will ihr partout keine Rente zahlen.

Inzwischen zählt sie tagsüber sechs bis sieben Drehschwindelattacken.

Nachts denkt sie an die guten Zeiten als Auslandskundenbetreuerin. Betrachtet Fotos von ihren Reisen. Wo sie schon überall war! Immer in den besten Hotels! Wien, Prag, Budapest, London, New York …

Im amerikanischen Süden war sie nicht. In Little Rock zum Beispiel, wo das Parlamentsgebäude wie eine Kopie des Kapitols in Washington aussieht. Hat das den politischen Ehrgeiz von Bill Clinton entfacht? Neben dem Ex-Präsidenten ist die Hauptstadt des amerikanischen Bundesstaates Arkansas stolz auf einen anderen berühmten Sohn.

Lloyd B. Minor.

Sein Vater war Buchhalter, die Mutter Kindergärtnerin. Nicht gerade optimale Voraussetzungen für eine wissenschaftliche Karriere. Als Kind litt er unter Aufmerksamkeitsstörungen, lernte Cello, was seine Konzentrationsfähigkeit verbesserte. Er studierte Medizin an der Brown University in Rhode Island, einer der acht amerikanischen Eliteuniversitäten. Karrierestationen waren Chicago, Nashville und das John Hopkins Hospital in Maryland. Dort wurde er zum Spezialisten für Ohrenheilkunde. Er erforschte den Zusammenhang zwischen Kopf- und Augenbewegungen und wie sie durch das Gleichgewichtsorgan gesteuert werden. Dabei machte er eine Entdeckung, die er 1998 veröffentlichte.

Vier Jahre nach Christa Gräpel-Quasts Unfall.

Was er herausfand, hat einen deutschen HNO-Spezialisten und Chirurgen so beeindruckt, dass er es zu seiner Sache gemacht hat. Er weiß, was hinter der Krankheit steckt und wie man sie therapieren kann. Professor Arneborg Ernst leitet die HNO-Klinik am Unfallkrankenhaus Berlin. Und da die Krankheit, die im Englischen nach ihrem Entdecker benannt ist, so selten ist, will er sein Wissen um Genese und Therapie nicht für sich behalten. Mit seinem Team macht er Fortbildungen für niedergelassene Ärzte.

Auch im Juni 2016.

Einer der Teilnehmer kommt aus Ahrensburg.

Als Christa Gräpel-Quast im November vor ihm sitzt, fällt es ihm ein. Warum gerade jetzt? Es ist ja nicht so, dass Christoph Gewiß seine Patientin selten sieht. Ein knappes Jahr ist es her, da war Großalarm, eilig musste ein MRT gemacht werden. Eine Hörakustikerin ein paar Häuser weiter hatte nach einem Audiometrietest ein komisches Gefühl. Im Vergleich zu früheren Tests hörte Christa Gräpel-Quast nicht nur weniger, sondern verstand Worte und Silben schlechter – selbst bei hoher Lautstärke. Das, sagte sich die Spezialistin für Hörhilfen, könnte auf einen Defekt im Sprachzentrum des Gehirns deuten.

Ein Fall für den Arzt.

Der vermutete Defekt kann viele Ursachen haben. Die gravierendste wäre ein bösartiger Tumor. Auch ein Akustikusneurinom kann dahinterstecken, eine Raumforderung in einer Nische zwischen Hirnstamm und Kleinhirn. Es wächst langsam, bildet keine Tochtergeschwülste und lässt sich operativ entfernen.

Also in die Röhre. Das Ergebnis: negativ.

Aufatmen.

Als sie sich also an diesem Tag sehr vorsichtig die Nase schnäuzt – »sonst wird mir schwindelig, Dr. Gewiß« –, hat er plötzlich die Power-Point-Präsentation aus der Fortbildung in Berlin vor Augen. Ein Schlüsselmoment, wird er später sagen.

»Ich rufe mal den Radiologen an, den Doktor Leichert«, sagt der HNO-Arzt. »Und mache einen Termin für Sie. Der sitzt ja im Haus.«

»Vielleicht sollte ich besser zum Psychiater gehen,« entgegnet Christa. Resignation klingt aus ihrer Stimme.

»Auf gar keinen Fall«, entgegnet der Ohrenarzt und steht auf. »Der Radiologe soll eine Computertomografie von Ihrem Felsenbein machen. High Resolution. Also hochauflösend.«

»Schon klar. Felsenbein? Ich wusste gar nicht, dass ich so etwas habe.«

Dann geht alles sehr schnell. Die Praxis von Andreas Leichert und Matthias Wegener ist nur eine Treppe entfernt. Am Abend der Anruf von Christoph Gewiß: »Wir haben etwas gefunden.«

In dieser Nacht kann Christa wieder nicht schlafen. Diesmal aus einem anderen Grund. Siebenundsechzig Jahre ist sie nun alt. Sollte es doch noch einen Grund für das Tohuwabohu in ihrem Kopf geben – eine Diagnose?

Eigenmotivation. Durchschauen komplexer Zusammenhänge. Zielorientiert. Einige der lobenden Worte, die die Bank für ihre langjährige Mitarbeiterin gefunden hat. Also kein Wunder, dass sie die Zusammenhänge in eigener Sache schnell begreift.

Lloyd B. Minor hat sie entdeckt, die seltene Krankheit. Sie kann die ringförmigen Bogengänge des Gleichgewichtsorgans im Innenohr befallen. Die Bogengänge stehen senkrecht im 90-Grad-

Winkel aufeinander, erfassen so die drei Dimensionen des Raumes. Alle drei sind mit einer Flüssigkeit gefüllt. Bei jeder Kopfbewegung schwappt die hin und her und verlagert dabei einen gelartigen Pfropf, der die Eingänge der Bogengänge verschließt. In diesem Gelkissen sitzen kleine Kristalle. Bewegt sich die Flüssigkeit in den Bogengängen, werden die Ohrkristalle ebenfalls bewegt. Über feinste Sinneshärchen melden sie jede Bewegung des Kopfes an das Gehirn. Über andere Nervenverbindungen werden die Impulse vom Gleichgewichtsorgan zum Auge und der Muskulatur geleitet: Das ermöglicht blitzschnelle und unwillkürliche Ausgleichsbewegungen, wenn es mal wackelig wird.

Kurz gesagt: Die Bewegung im Raum wahrnehmbar zu machen, das ist die Job Description der Bogengänge. Geschützt sind sie durch eine dünne Knochenschicht.

Und genau hier liegt das Problem. Auf den CT-Bildern ist zu sehen, was Christoph Gewiß vermutet hat: Die Knochendecke zeigt eine Lücke am oberen Bogengang. Dort muss sie schadhaft sein, der Schlauch darunter liegt blank.

Das allein soll hinter den Symptomen stecken?

Als Christa an ihrem Computer sitzt und die seltene Krankheit googelt, kann sie es kaum glauben. Liest sich wie meine Geschichte! Autophonie – so nennen es die Mediziner, wenn akustische Reize aus dem Körperinneren auf den ungeschützten Schlauch treffen. Das Ergebnis: überlautes Hören von Körpergeräuschen. Tullio-Phänomen – der Schwindel, der durch das überlaute Geräusch in einer bestimmten Frequenz ausgelöst wird. Das erklärt Ereignisse wie die Schwindelattacke auf dem S-Bahnhof.

Hörverlust, Gleichgewichtsstörungen, Schwindelgefühle beim Naseputzen – all das, was ihr seit Jahrzehnten zu schaffen macht, gehört zum Krankheitsbild. Sie scrollt weiter und liest, was zur Behandlung geschrieben wird. Konservativ geht das mit Medikamenten, die den Druck auf das Innenohr abschwächen sollen. Betablocker und Co., davon hat sie genug. Nein danke. Die Option einer operativen Therapie erscheint ihr besser. In Deutschland, hat Christoph Gewiß schon am Telefon erwähnt, gibt es zwei Spezialisten für die Operation. Einer davon ist Professor Ernst vom Unfallkrankenhaus Berlin.

Christa setzt sich an den Rechner und beginnt eine Mail. Sie beschreibt ihre Symptome, berichtet vom Felsenbein-CT, schildert die Vermutung ihres Ohrenarztes. Den Unfall erwähnt sie nicht. Noch nicht.

2016, Nikolaustag. Christa ist auf dem Weg nach Berlin, mit gepackter Reisetasche. Das wäre keine schlechte Idee, hatte Professor Arneborg Ernst ihr gemailt. Er und der Oberarzt Dr. Jan Wagner waren Referenten der Fortbildung, an der Dr. Dr. Gewiß teilgenommen hat.

Das Aufklärungsgespräch mit den Experten ist ermutigend, Untersuchungen zur Sicherung der Diagnose folgen. Nach einem weiteren hochauflösenden CT des Felsenbeins ist klar, dass der Defekt am oberen Bogengang schwerwiegend ist. Für die Ärzte ein klarer Fall, sie empfehlen eine Operation.

Christa Gräpel-Quast überlegt nicht lange. Sie entscheidet sich für den Eingriff, zumal dabei ein Cochlea-Implantat eingesetzt werden kann, das dem rechten Ohr zum besseren Hören verhelfen soll.

Am Tag vor der OP streift sie durch das lichtdurchflutete Foyer. »Unfallkrankenhaus«, auf dieses Wort stößt sie alle paar Meter.

Unfall.

Ob es doch einen Zusammenhang zwischen dem Taxiunfall und der seltenen Erkrankung gibt? Als ihr Jan Wagner auf der Station über den Weg läuft, fragt sie ihn danach. »Ich denke, Sie hatten die Bogengangsdehiszenz vorher«, sagt er, »aber die war noch ausreichend knöchern gedeckt. Man kann sich gut vorstellen, dass die Erkrankung durch das Trauma dieses Unfalls erst symptomatisch wurde. Mag sein, dass sich der Hirndruckanstieg als Folge des Unfalls auf das Hör- und Gleichgewichtsorgan übertragen hat.«

»Tatsächlich? Das lässt vieles in einem anderen Licht erscheinen.«

Der Oberarzt überlegt einen Moment, dann nickt er. »Doch – ich sehe da schon eine Verbindung zu diesem Unfall von 1994.«

Angst hat sie keine. Was soll schon passieren? Alles in dieser HNO-Klinik macht einen hochprofessionellen Eindruck, Professor Ernst und sein Team gelten als Spezialisten für den Eingriff.

Operativ gibt es zwei Möglichkeiten. Die Ärzte können das kleine Loch in der knöchernen Decke flicken, mit einem Knochenersatzmaterial, das sie von außen aufbringen. Einfacher wäre die Okklusion. Dabei wird der defekte Bogengang durch einen Pfropf verschlossen. Die Fehlinformation, die er liefert, wird somit eliminiert. Nach der OP hätte Christa Gräpel-Quast einen Gleichgewichtssensor weniger. Den Erfahrungen der Ärzte nach kann das Gehirn damit ganz gut umgehen. Im Unfallkrankenhaus entscheiden sich die Ärzte fast immer für die Okklusion. »Nur ein kleiner Schnitt hinterm Ohr«, erklärt Jan Wagner. »Dann bohren wir uns durch den Knochen an das Gleichgewichtsorgan heran. Wir bewegen uns da in einem vertrauten Terrain und können wenig kaputt machen. Komplikationen sind da sehr selten.«

Das hört sie gern.

Frühling in der Feldmark. Hundespaziergang mit Christine. »Ich glaub es nicht«, sagt Christa und freut sich wie ein Kind. »Ich kann die Vögel hören.«

»Und ich muss nicht mehr auf der linken Seite gehen«, ergänzt die Freundin. Das neue Hörgefühl hat Christa dem Implantat zu verdanken. Inzwischen sind die Schwindelprobleme wie weggeblasen. In den ersten Wochen nach der Operation war das noch anders. Da musste der Gleichgewichtssinn erst lernen, ohne den jetzt funktionslosen Bogengang auszukommen. Und der »kleine Schnitt«, der war acht Zentimeter lang.

Das Körperkonzert ist vorbei, kein da capo. Die Gruselgeräusche aus dem Hause Usher sind passé, sind samt dem Schloss untergegangen.

Bald wird sie siebzig. Gerne würde sie ein großes Opernereignis erleben, zum Beispiel bei den Bregenzer Festspielen. Live, das traut sie ihren Ohren noch nicht zu, zu Hause ist das Hörvergnügen dank der Spezial-Lautsprecher sicherer. Gerade hat sie sich die DVD der Oper Turandot gekauft.

Keiner schlafe!

Von wegen. Über den Titel der Arie kann sie inzwischen nur noch schmunzeln.

LUFTNUMMER

Anke Christians

Es ist wie in einem Krimi. Die Szene, in der sich der Kommissar und sein Hauptverdächtiger im Verhörraum gegenübersitzen und mit stummen Blicken messen. Die Rollen sind klar verteilt. Auf der einen Seite der hagere Mann mit der zerfurchten Stirn. Hinter ihm stapeln sich Aktenordner, vor ihm auf dem Schreibtisch ruht ein Totenschädel. Er hat ein Bein lässig über das andere geschlagen. »Das hier ist mein Revier«, signalisiert seine Körpersprache.

Auf der anderen Seite Maik. Nervös kratzt er am abgeplatzten Furnier der Tischkante. Nie hätte er gedacht, dass er einmal in so eine Situation geraten würde. Schon gar nicht in einem Krankenhaus. Er weiß, dass er in Schwierigkeiten steckt. Die schiefen Blicke der Ärzte bei der Visite. Das Tuscheln der Krankenpfleger auf dem Flur. Die täglichen Besuche des Psychologen. Sie halten ihn für einen Spinner. Einen Psycho. Vielleicht sogar einen Betrüger.

Der Rechtsmediziner lehnt sich nach vorne und schiebt das laufende Diktiergerät zur Seite.

»Herr Kätelhön«, sagt er trocken. »Geben Sie zu, dass Sie es waren.«

»Nein!«, stößt Maik aus. »Ich hab nichts gemacht!« Er spürt, wie seine Wangen rot anlaufen. »Warum sollte ich so was tun?«

»Wir wissen, dass Sie es gewesen sein müssen.« Der Arzt beugt sich über die Tischplatte. »Sie sind doch erst vierundzwanzig, Sie wollen sich doch nicht Ihr ganzes weiteres Leben ruinieren.«

Maik fühlt sich in die Ecke gedrängt wie ein verwundetes Tier.

»Aber ich war's nicht«, flüstert er.

Der Hagere lässt nicht locker.

»Es geht hier um die Wahrheit«, sagt er mit ernster Stimme. »Besser, Sie reden mit uns. Sonst müssen wir die Polizei einschalten.«

Alles beginnt vier Monate zuvor, an einem Märzmorgen. In der großen Lagerhalle zieht es wie Hechtsuppe. Die Männer stehen fröstelnd in einem Halbkreis um den Chef und warten auf die täglichen Arbeitsaufträge.

»Niemann, Hildebrandt, Sie sind heute an der Strangpresse«, liest der Mann mit dem grauen Schnauzbart von seinem Klemmbrett ab. »Neubert, Sie übernehmen die Pulverbeschichtung.«

Maik kämpft gegen Müdigkeit. Gestern Abend musste er noch einmal ausrücken. Im Nachbarort hat es gebrannt. Nichts Wildes, nur ein defekter Wasserkocher. Aber die Nacht war kurz, zu kurz. Das rächt sich jetzt. Ein Gähnen steigt in seiner Kehle empor und zwingt die Kieferknochen auseinander. Er kann es nicht zurückhalten.

»Kätelhön!«, bellt der Chef. »Zu lange gefeiert, wa?«

Maik fährt zusammen und beeilt sich, den Kopf zu schütteln. Aber der Schnauzbart hat ihn schon auf dem Kieker. »Wer feiert, kann auch arbeiten! Sie bauen heute ein Lagerregal. Drei fünfzig hoch. Bringen Sie die Rohre da drüben auf Länge, alles klar?«

Er verzieht sich in die Ecke der Halle und streift die Arbeitshandschuhe über. So ein Mist. Jetzt hat der Chef einen schlechten Eindruck, das fehlt gerade noch. Er ist neu in der Firma und darf auf keinen Fall die Probezeit vermasseln. Der Job als Lagerarbeiter ist nicht das Gelbe vom Ei, aber zumindest für die Miete reicht es. Viele freie Stellen gibt es nicht in Pritzow und Umgebung.

Also greift er sich ein Stahlrohr und schleift es zur Werkbank. Ausmessen, festspannen, abflexen, sollte kein Problem sein.

Wenig später gleitet der Trennschleifer kreischend und Funken sprühend durchs Metall. Da passiert es: Er muss mit der Hand zu dicht an die Schleifscheibe gekommen sein. Jedenfalls spürt er einen stechenden Schmerz im linken Daumen.

»Scheiße«, entfährt es ihm. Er stoppt die Maschine. Sein Handschuh ist durchgescheuert, die Haut unter dem Loch heiß und rot. Hektisch schüttelt er den Handschuh ab und pustet auf die Stelle.

Aus der Nähe entdeckt er unter der Hautoberfläche einen kleinen, schwarzen Punkt.

Es ist einfach nicht sein Tag.

Soll er das melden? Unschlüssig schaut er sich um. Am anderen Ende der Halle steht sein Chef und beobachtet ihn mit Argusaugen. Das ist für Maik Antwort genug. Er greift wieder nach der Flex. Der Daumen pocht. Was soll's, ist nur ein kleiner Metallsplitter, beruhigt er sich.

Der eitert schon raus.

»Au weia«, murmelt Sören. »Das sieht aber nicht gut aus.«

Sören ist Maiks bester Kumpel, beide sind sie aktive Mitglieder in der Freiwilligen Feuerwehr. Nach dem Einsatztraining am Mittwochabend lümmeln sie auf einer Bierbank im Gerätehaus und begutachten Maiks Daumen. Die Haut rund um den Splitter ist knallrot wie ein Löschzug und spannt.

Nachdenklich zieht Sören an dem Ring in seinem linken Ohrläppchen. »Geh damit mal besser zum Arzt, Mann.«

»Bloß nicht!«, wehrt Maik ab. »Nachher schreibt der mich noch krank. Kannst du das Ding nicht rausholen?«

Sören zieht skeptisch die Augenbrauen hoch, aber er gibt sein Bestes. Fünf Minuten lang stochert er mit einer Pinzette in dem entzündeten Finger herum. Es tut höllisch weh und bringt nichts.

»Das kleine Scheißerchen sitzt einfach zu tief«, flucht Maik. Sein Kumpel nickt.

»Damit wirst du noch deinen Spaß haben«, prophezeit er.

Fünf Tage später ist der Daumen so dick wie eine Weißwurst. »Hab ich doch gesagt«, kommentiert Sören trocken und fährt Maik in die Notaufnahme des Pritzower Kleinstadtkrankenhauses.

Ängstlich beobachtet er, wie die Automatiktür immer näher kommt. »OP-Bereich – kein Zutritt« steht in leuchtend roten Buchstaben auf den Scheiben. Der Krankenpfleger rollt Maiks Bett unbeeindruckt weiter. Mit seinem haarigen Unterarm drückt er im Vorbeigehen auf einen Knopf an der Wand. Surrend öffnen sich die

Türflügel und geben die Sicht auf eine Schwester in Haube und grünem Kasack frei.

»Was haben Sie für mich?«, fragt sie im Befehlston.

»Kätelhön, Maik. Splitter im Daumen«, lautet die knappe Antwort.

Die Schwester nickt kurz in Maiks Richtung, dann dreht sie sich um und zieht ihn über den Flur. Es riecht nach Desinfektionsmittel und Krankheit.

Minuten später liegt er auf dem OP-Tisch in Saal 2. Blaue Laken breiten sich über ihn aus, fremde Hände schieben eine Nadel in seinen Arm, Geräte beginnen laut zu piepen. Es ist unheimlich.

»Keine Angst«, sagt eine Stimme neben seinem linken Ohr. Braune Augen starren ihn über einen Mundschutz hinweg an: Das muss der Chirurg sein. »Ist nur ein kleiner Routineeingriff. Könnten wir auch mit örtlicher Betäubung machen.«

»Nein, danke«, stößt Maik aus. »Eine Narkose ist mir schon lieber.«

Der Chirurg verschwindet lachend aus seinem Sichtfeld.

»Zählen Sie bitte von zehn abwärts«, fordert ihn eine neue Stimme auf.

»Zehn … neun … acht…«, zählt Maik.

Dann wird alles dunkel.

Erleichtert sinkt er am selben Abend in die Sofakissen. Im Fernsehen läuft »Die Mumie«. Er hebt seine linke Hand und grinst. Mit dem dicken, weißen Mullverband könnte er glatt mitspielen. Der Splitter ist raus, in einer Woche werden die Fäden gezogen.

»Alles halb so wild«, textet er in der Werbepause an Sören. »Beim nächsten Einsatztraining bin ich wieder dabei.«

Der Film steuert auf seinen Höhepunkt zu, ein Sandsturm donnert über den Bildschirm, da spürt Maik auf einmal, dass etwas nicht stimmt. Sein Daumen pocht, und die Hand fühlt sich nass an. Er beugt sich vor, schaltet die Stehlampe neben der Couch an und erschrickt. Die Mullbinde ist durchtränkt mit Blut.

Hektisch wickelt er sie ab. Als er die Wunde freigelegt hat, muss er würgen. Die Naht klafft weit auseinander. Das Gewebe ist bis zum Handgelenk angeschwollen wie ein mit Wasser gefüllter Latexhandschuh.

Gar nicht gut. Eine halbe Stunde später bringt Sören ihn zurück ins Krankenhaus.

»Wahrscheinlich Phlegmone«, stellt der Arzt in der Notaufnahme beim Blick auf die dicke Hand nüchtern fest. Das Wort hat Maik noch nie gehört.

»Hat das was mit phlegmatisch zu tun?«, fragt er unsicher.

»In gewisser Weise schon«, antwortet der Weißkittel, während er die Wunde desinfiziert und einen neuen Verband anlegt. »Phlegma ist altgriechisch für Hitze oder Entzündung. Phlegmone nennen wir eine Infektion der Weichteile, meistens mit Streptokokken.« Er ist fertig und schenkt Maik ein kurzes Lächeln.

»So was kann schon mal vorkommen. Wir behalten Sie hier. Sie bekommen ein Antibiotikum und etwas zum Kühlen. Dann sollte das morgen schon besser aussehen.«

Am nächsten Morgen hat Maik Schüttelfrost.

»39,2 Grad«, liest der Chefchirurg bei der Visite missbilligend vom Krankenblatt ab. »Dann zeigen Sie mir doch mal die Hand.«

Als er sich daranmacht, den Verband abzuwickeln, zuckt Maik vor Schmerz zusammen. Mit jeder entfernten Lage Mull wirkt der Arzt nervöser. Kein Wunder, es sieht furchtbar aus. Nicht nur die Hand ist dick und rot, der ganze Arm ist prall, fast als hätte jemand über Nacht Luft hineingepumpt.

Die Chirurgen tauschen alarmierte Blicke.

»Bestellen Sie einen Krankenwagen«, ordnet der Chef mit drängender Stimme an.

Maik ist baff. Warum will der einen Krankenwagen rufen? Er ist doch schon im Krankenhaus!

»Die Infektion hat sich ausgebreitet. Sie werden notverlegt, in die Handchirurgie«, heißt es kurz und knapp.

Sein Fieber steigt weiter, alles flirrt und verwischt. Er wird auf einer Liege festgeschnallt, Blaulicht blitzt auf, Sirenen heulen. Dann brettert der Krankenwagen über die Autobahn in die nächstgrößere Klinik. Dort tauchen fremde Gesichter über ihm auf. »Sepsis«, hört er eins von ihnen sagen. »Wir müssen den Eiterherd so schnell wie möglich evakuieren.«

Keine fünf Minuten nach seiner Ankunft liegt er im OP.

»Soll ich jetzt zählen?«, fragt er verwirrt. Der Anästhesist schüttelt den Kopf. »Denken Sie einfach an was Schönes.«

Bevor Maik etwas einfällt, ist er bewusstlos.

Grelles Licht flutet von der Decke des Saals. Das Beatmungsgerät zischt regelmäßig wie ein Blasebalg. Metallbesteck klappert. Als der diensthabende Handchirurg an den OP-Tisch tritt, pinselt eine Krankenschwester gerade Jod auf die vereiterte Hand.

»Sind Sie fertig? Dann schauen wir uns das doch mal genauer an, bevor wir loslegen«, verkündet der blau vermummte Mann durch seinen Mundschutz.

Er greift nach dem Arm. Auf einmal füllt ein fremdartiges Geräusch den Saal. Es knistert – fast so, als würde jemand Luftpolsterfolie zerdrücken.

Der Chirurg hält erschrocken inne und drückt dann prüfend immer wieder auf die jodbraune Haut.

»Da ist Luft im Arm!« ruft er laut und dreht sich um.

In diesem Moment bricht Hektik aus.

Das Telefon schrillt und reißt sie aus dem Tiefschlaf. Widerwillig öffnet sie die Lider. Die Leuchtzeiger des Weckers auf dem Nachttisch bewegen sich auf zwei Uhr zu. Renate Kätelhön kämpft sich hoch und schwankt in den Flur. Wer kann das sein so spät in der Nacht?

Sie hebt ab. »Ja, bitte?«

Am anderen Ende ist ein ihr unbekannter Arzt.

»Sitzen Sie?«, will er wissen.

Mit einem Prickeln im Nacken lässt sie sich auf die hölzerne Schuhbank sinken.

»Ich muss Sie darüber informieren, dass Ihr Sohn Gasbrand hat«, dringt die fremde Stimme durch die Leitung. »Wir haben ihn notoperiert und ins künstliche Koma gelegt. Er wird heute Nacht noch nach Berlin ausgeflogen, in eine Klinik, in der die geeignete Ausstattung vorhanden ist, um die Krankheit weiterzubehandeln.«

Die Sätze prasseln auf sie ein wie Felsbrocken. Das kann doch nicht wahr sein! Die müssen sich irren. Ihr Sohn hatte doch nur einen kleinen Splitter im Daumen. Mechanisch greift sie zu Kugelschreiber und Papier und notiert sich den Namen der Klinik in Berlin.

»Alles klar, ja, danke für den Anruf. Auf Wiederhör'n«, stammelt sie in die Muschel.

Der Anrufer legt auf, und Renate Kätelhön sitzt für einen Moment völlig reglos in der dunklen Diele. Der Telefonhörer baumelt in ihrer Hand und gibt ein sterbendes »Tüt, tüt, tüt« von sich.

Dann durchfährt Panik ihren Körper. Sie springt auf, stolpert zurück ins Schlafzimmer und rüttelt hektisch an der Schulter ihres Mannes: »Andreas, wach auf! Es ist was mit Maik!«

Wenig später kauern sie eng zusammengedrängt vor dem Computer im Arbeitszimmer. Der Monitor taucht ihre Gesichter in unheimliches blaues Licht.

»Gasbrand«, tippt Renate Kätelhön in die Suchmaschine ein. »Guck, da oben ist was. Das klicke ich mal an.«

Sie landen bei einem Übersichtsartikel.

»Bei Gasbrand handelt es sich um ein schnell entstehendes, infektiös-toxisches Krankheitsbild von extremer Gefährlichkeit«, liest Andreas Kätelhön tonlos vor. »Ursächlich ist eine lokale Wundinfektion mit Clostridien. Diese Bakterien bilden unter Sauerstoffausschluss Gase, vor allem Kohlendioxid. Das infizierte Gewebe schwillt durch die Gasbildung stark an und knistert bei Berührung.«

Weiter unten auf der Seite erscheint ein Bild. Es zeigt einen grotesk aufgetriebenen, bläulich violett verfärbten Oberschenkel. Auf der Haut sitzen dunkle Blasen von der Größe einer Untertasse. Renate Kätelhön schlägt entsetzt die Hände vor dem Mund zusammen.

»Die Bakterien schütten Giftstoffe aus, die das Gewebe zersetzen und zu einer schweren Blutvergiftung führen. Unbehandelt verläuft die Krankheit schnell und tödlich.« Die Stimme ihres Mannes zittert. »Zur Rettung des Patientenlebens muss auch eine Gliedmaßenamputation ernsthaft in Erwägung gezogen werden.«

An dieser Stelle bricht Andreas Kätelhön ab. Seine knochigen Schultern zucken, und Tränen laufen über seine Wangen.

Ein gedämpftes Piepen, Pfeifen und Ploppen umgibt ihn.

Er öffnet die Lider einen Spalt. Alles ist viel zu hell und verschwimmt.

Sein Mund ist trocken. Er will sich räuspern, aber das geht nicht. Da steckt irgendetwas tief in seinem Rachen, verursacht einen unbändigen Würgereiz.

»Maik, ganz ruhig! Das ist nur der Beatmungsschlauch.« Jemand beugt sich über ihn und greift seine Schulter. Er erkennt die Stimme und das fein geschnittene Gesicht seiner Mutter. Dunkle Ringe umrahmen ihre Augen, sie sieht völlig übermüdet aus.

Angst steigt in ihm auf. Was ist hier los? Wo ist er? Was ist passiert? Er ringt nach Luft, doch der Schlauch ist im Weg.

»Gegenatmen! Du musst gegenatmen!«, befiehlt ihm die Mutter, aber er weiß nicht, wie. Er röchelt hektisch. Die Geräte, in deren Fängen er hängt, beginnen laut zu piepen.

»Reg dich nicht auf, Maik«, fleht sie. »Alles ist gut.«

Aber er hört an ihrer Stimme, dass nichts gut ist.

Das Piepen wird immer schriller.

Als Nächstes rauscht ein weißer Schatten in den Raum und macht sich neben ihm an den Drähten, Kabeln und Monitoren zu schaffen.

»Der Blutdruck ist zu hoch«, sagt der Schatten. »Ich gebe ihm ein Beruhigungsmittel.«

Einen Moment später verstummen die schrillen Töne, als hätte jemand Watte in seine Ohren gestopft. Seine Augenlider werden schwer. Das Letzte, was er wahrnimmt, ist, wie sich seine Mutter weinend an seinen Vater klammert.

Drei Tage später wird er von der Intensivstation auf die Normalstation verlegt, in ein schlauchförmiges Zweibettzimmer mit roten Vorhängen und einer durch einen Sichtschutz abgetrennten Waschecke.

Keine künstliche Beatmung mehr, keine Beruhigungsmittel, keine piependen Geräte.

Langsam ist Maik wieder klarer im Kopf.

»Du hattest Gasbrand«, haben ihm seine Eltern in den letzten Tagen wieder und wieder erklärt. »Du bist in Berlin, weil die Klinik hier eine Sauerstoffkammer hat. Diese Gasbrand-Bakterien können sich nur in sauerstoffarmer Umgebung vermehren. Deshalb haben die dich jeden Tag mit Sauerstoff behandelt.«

Es scheint gewirkt zu haben. Jedenfalls ist sein linker Arm noch dran. Er steckt bis zur Schulter in einem dicken Verband.

Am ersten Morgen auf der Normalstation tritt ein neuer Arzt zu ihm ins Zimmer, einen Rollwagen mit Verbandsmaterialien hinter sich herziehend.

»Na, dann wollen wir Sie mal auspacken!«, kündigt er mit aufgesetzter Fröhlichkeit an. »Haben Sie den Arm denn schon gesehen?«

Maik schüttelt den Kopf. Auf der Intensivstation hat er fast nur geschlafen.

»Ist nicht wild, oder? Ist doch nur eine kleine Narbe«, sagt er und versucht, dabei möglichst lässig zu klingen.

Der Arzt, der gerade dabei ist, sich Einmalhandschuhe überzustreifen, hält inne und legt überrascht die Stirn in Falten.

»Na ja, die ist schon ein wenig größer.« Sein Tonfall ist plötzlich überraschend ernst. »Schauen Sie am besten zur Seite, bis ich die Wunde gesäubert habe.«

Maik gehorcht der Anweisung. Ihm ist mulmig zumute. Was haben die bloß mit seinem Arm gemacht? Mit klopfendem Herz wartet er, bis der Arzt so weit ist.

»Jetzt dürfen Sie gucken«, sagt er.

Maik dreht den Kopf zur linken Seite. Der Anblick ist wie ein Schlag in den Magen. Dicke, schwarzrote Klammernähte ziehen sich über jeden einzelnen seiner fünf Finger. Über die Handoberfläche. Über die Innenseite seines Arms. Über die Außenseite. Bis hoch zur Schulter.

Er sieht aus wie Frankensteins Monster. Als hätten ihn die Chirurgen auseinandergenommen und neu zusammengenäht. Sprachlos starrt er auf das entstellte Ding an seiner Seite.

»Überall da, wo Gas in Ihrem Arm war, mussten die Chirurgen zur Druckentlastung das Gewebe spalten«, erklärt ihm der Arzt mit einem mitleidigen Blick und setzt gleich hinterher: »Wenigstens ist es nicht Ihr rechter Arm.«

Die Bemerkung ist gut gemeint, aber sie geht nach hinten los.

»Ich bin Linkshänder«, stößt Maik aus, bevor seine Stimme versagt. Tief in seiner Kehle ballt sich ein Schluchzen zusammen. Es kostet ihn all seine Kraft, es hinunterzuschlucken.

»Jetzt strecken. Gut so. Und wieder zugreifen.«

Die Physiotherapeutin ist unerbittlich. Immer wieder lässt sie ihn die linke Hand um einen weichen Ball schließen und öffnen. Maik stöhnt leise. Seine Finger sind steif, die vernarbten Muskeln und Sehnen sperren sich.

Seit drei Tagen ist er in einer Rehaklinik in Hamburg. Hier soll er lernen, mit der schmerzenden Frankenstein-Klaue klarzukommen.

Nach einer knappen Woche in Berlin wurde er zurückverlegt in die Heimat. Zwar nicht in das Kleinstadtkrankenhaus von Pritzow, dafür war sein Fall zu kompliziert. Aber immerhin in die 50 Kilometer entfernte Klinik, in der er notoperiert worden war. Einige Tage nach seiner Ankunft kam der Chef der Handchirurgie in sein Zimmer und wedelte mit einem weißen Umschlag. »Das hier ist ein Brief aus Berlin.« Seine Stimme klang streng. »Damit Sie Bescheid wissen: In den Proben aus Ihrem Arm konnten keine Gasbrand-Bakterien nachgewiesen werden.« Maik wusste nicht recht, was er mit dieser Mitteilung anfangen sollte. Anscheinend hatte er also doch keinen Gasbrand. Für ihn war das rätselhaft, und für die Ärzte anscheinend auch. Denn auf einmal begannen sie, ihn argwöhnisch anzusehen und merkwürdige Fragen zu stellen.

Aber daran will er nicht länger denken. Das alles liegt jetzt zum Glück hinter ihm.

»Noch eine Runde, dann haben Sie es für heute geschafft«, motiviert ihn die Therapeutin. Er rafft sich auf und gibt alles, auch wenn es wehtut. Er will so schnell wie möglich gesund werden. Nichts wie raus aus der Rehaklinik, weg von den alten, kranken Menschen, den strikten Essenszeiten und den labyrinthischen Fluren, auf denen er sich jeden Morgen neu verläuft.

Nach der Krankengymnastik kehrt er auf sein Zimmer zurück. Er schnappt sich das Handy und lässt sich aufs Bett fallen. Zwei neue Nachrichten von seinen Kumpels von der Feuerwehr. »Gute Besserung! Komm bald wieder, Alter«, schreiben sie. »Krieg ich hin«, tippt er zurück. »Lasst ohne mich nichts anbrennen!«

Ein kurzer Blick zur Uhr zeigt ihm, dass er noch eine gute Stunde überbrücken muss bis zum Mittagessen. Also geht er duschen. Warmes Wasser prasselt auf seinen Körper. Er greift nach dem Duschgel und beginnt, den Oberkörper einzuseifen. Seine Hand gleitet über den linken Arm, und er hält inne. Was war das für ein Geräusch?

Beklommen stellt er den Wasserstrahl ab. Jetzt ist es ganz still im Badezimmer, nur einzelne Tropfen perlen noch mit einem hellen Ton auf die emaillierte Duschwanne.

Erneut streicht Maik über seinen Oberarm – und zuckt zusammen.

Es knistert.

In der Notaufnahme sind die Ärzte völlig perplex.

Sie haben ihn in die Röhre geschoben. Die Bilder sind eindeutig. Es ist wieder Luft im Arm. Sie zieht sich an den Muskeln entlang von den Fingern bis hoch zur Schulter.

»Das kann nicht sein«, sagen die Notfallmediziner und drücken immer wieder auf die knisternde Haut, die inzwischen zum Reißen gespannt ist. Dass so etwas ein zweites Mal passiert, noch dazu innerhalb weniger Wochen, davon haben sie noch nie gehört.

»Haben Sie irgendwas mit dem Arm gemacht?«, dringen sie auf ihn ein.

Maik kann nur hilflos den Kopf schütteln.

»Nein! Ich habe meine Übungen gemacht, das war alles.« Doch diese Antwort scheint die Ärzte nicht zufriedenzustellen, im Gegenteil. Sie ziehen sich auf den Flur zurück, um zu beraten. Durch den Türspalt beobachtet Maik, wie sie aufgeregt tuscheln und ihn wütend anstarren.

Er steht selbst zu sehr unter Schock, um sich darauf einen Reim zu machen. In seinem Kopf wirbelt nur ein Gedanke, wie ein Tornado: Der Albtraum geht von vorne los.

Schließlich treten die Ärzte zurück an die Untersuchungsliege.

»Irgendwo muss die Luft herkommen«, erklären sie Maik harsch. »Bei Ihnen können wir keine andere Ursache finden. Also müssen wir von Gasbrand ausgehen. Da zählt jede Minute.«

Angesichts ihrer betretenen Mienen ahnt Maik schon, was kommt.

»Sie wollen mich wieder aufschneiden?«, fragt er mit zitternder Stimme.

»Uns bleibt nichts anderes übrig«, betonen die Ärzte. »Wenn wir das so lassen, dann stirbt das Gewebe in Ihrem Arm ab. Wir bereiten Sie sofort für die Operation vor.«

Er darf nicht einmal mehr zurück auf sein Zimmer.

Nervös zieht sie an der Zigarette und bläst Rauchschwaden in die warme Juliluft. Renate Kätelhön steht auf dem Parkplatz hinter der Produktionshalle. Durch ein kleines Dickicht kann sie die Elbe sehen, der Strom schlängelt sich gemächlich durch die Mecklenburger Landschaft.

Seit kurz nach der Wende arbeitet sie in der Fabrik für Fahrzeugelektronik und baut Zündspulenstecker zusammen. Hundertmal am Tag die gleichen Handgriffe, und am Abend muss die Quote stimmen.

Das war in letzter Zeit oft nicht der Fall.

Sie wirft den Zigarettenstummel auf den Boden, drückt ihn mit dem Fuß aus und greift nach dem Handy in ihrer Jackentasche. Mit ein paar Wischbewegungen auf dem Display ruft sie die Fotos auf, die Maik ihr aus Hamburg geschickt hat.

Das erste ist acht Wochen alt. Sein linker Arm klafft vom Handgelenk bis zur Schulter auseinander, ein Netz ist über die blutrote Wunde gespannt. »OP überstanden. Keine Luft mehr im Arm. So sieht es jetzt aus«, schreibt ihr Sohn.

Das zweite Bild kam zwei Wochen später. Die riesige Wunde ist verschlossen. Die Haut dafür haben ihm die Chirurgen vom Oberschenkel geschält. »Hauttransplantation hat geklappt. Hoffentlich bleibt es diesmal so.«

Renate Kätelhöns Magen zieht sich schmerzhaft zusammen, während sie auf die furchtbaren Fotos starrt. Sie weiß auch nicht, warum sie sich das antut. Es ist fast wie eine Sucht.

Am Schlimmsten ist, nicht zu wissen, was mit ihm passiert. Maiks Ärzte sind da keine Hilfe. Die haben keinen blassen Schimmer, beharren nur darauf, dass es kein Gasbrand ist. Von wegen Halbgötter in Weiß, denkt Renate Kätelhön empört. In ihren Augen sind das arrogante Fachidioten aus der Großstadt. Die Mecklenburger Landärzte sind ihr lieber.

Egal. Vielleicht geht ja auch ohne klare Diagnose alles gut. Die Wunde an Maiks Arm heilt langsam ab, und das ist die Hauptsache. Vor einigen Tagen haben sie und ihr Mann ihn wieder in die Hamburger Rehaklinik gebracht.

Renate Kätelhön rafft sich auf; sie steht schon viel zu lange draußen herum. Gerade will sie das Handy wieder in die Tasche stecken, da klingelt es.

Es ist Maik.

»Hallo, Mama.« Seine Stimme ist hoch und wackelig. »Es knistert wieder.«

Renate Kätelhöns Knie werden weich; sie muss sich gegen die Wand der Produktionshalle lehnen.

»O Gott, das kann doch gar nicht sein!«, ruft sie laut aus.

»Doch«, weint ihr Sohn. »Ich bin in der Notaufnahme. Der Arm ist wieder voller Luft, bis zum Hals. So schlimm war es noch nie.«

Sie schluckt schwer. »Und was sagen die Ärzte?«

»Dass sie für mich nichts tun können. Dass Sie 'nen Notarzt angefordert haben und dass ich jetzt notverlegt werde in die Uniklinik.«

Er verstummt. Im Hintergrund hört sie hektische Stimmen und Geräusche.

»Ich muss auflegen, es geht los«, stammelt Maik. Dann ist er weg.

Mit bleichem Gesicht kehrt Renate Kätelhön in die Produktionshalle zurück. Die Maschinen surren, klappern und stampfen, Mitarbeiter in roten Poloshirts gehen konzentriert ihrer Tätigkeit nach. Wie eine Schlafwandlerin stellt sie sich an ihren Platz und nimmt ihre immer gleichen Handgriffe wieder auf.

In ihrem Inneren herrscht Aufruhr. Die werden ihren Sohn wieder aufschneiden. Und sie kann nichts dagegen unternehmen.

»Aber er ist doch Linkshänder«, würde sie jetzt gerne schreien. »Wehe, ihr nehmt ihm den Arm ab!«

Hätten sie bloß lieber amputiert, denkt Maik. Dann müsste er jetzt nicht hier herumliegen wie ein Stück Fleisch beim Metzger.

Eine ganze Woche ist er schon auf der Intensivstation. Gleich mehrfach haben ihn die Chirurgen der Uniklinik operiert. Der Arm wurde großflächig aufgespalten, provisorisch mit Schweinehaut bedeckt, wieder freigelegt und schließlich verschlossen.

Zwischen den Operationen haben ihn die Ärzte ins CT und MRT geschoben, sogar einmal mit einem Schlauch in seine Lunge geschaut. Maik ahnt, dass sie auf der Suche sind, aber keiner sagt ihm, wonach. Er ist auch zu erledigt, um zu fragen. Sein Leben besteht nur noch aus Schlafen, Essen und Schmerz.

Irgendwann macht sich unter den Ärzten Ratlosigkeit breit. Sie haben nichts gefunden. Das wird ihm spätestens klar, als unangekündigt ein Psychologe in seinem Zimmer steht.

»Warum schaden Sie sich selbst?«, will der Mann mit dem karierten Hemd und der Hornbrille von ihm wissen.

»Das tue ich doch gar nicht!«, wehrt Maik verblüfft ab. Aber das will der Psychodoktor nicht gelten lassen. Er kommt auch am nächsten Tag und am übernächsten.

Während der Visite, beim Verbandswechsel, auf dem Flur – überall verfolgen Maik jetzt misstrauische Blicke.

Ein anderer Arzt besucht ihn. Er hat eine Kamera dabei und ein Maßband. Damit misst er die Narben millimetergenau aus, kartografiert die offenen Stellen, die nicht zuheilen wollen, und macht Fotos. Beweisfotos. Wie bei einem Kriminalfall.

Drei Tage später lernt Maik den hageren Mann kennen.

»Püschel, Rechtsmedizin«, stellt er sich vor. »Bitte kommen Sie doch mal mit.«

Er bringt ihn in sein Büro, der Schreibtisch quillt über vor Akten, ein Schädel schaut Maik aus leeren Augenhöhlen an.

»Der ist nicht echt«, erklärt der Rechtsmediziner, dem Maiks Blick nicht entgeht. »Das ist eine Kopie von Störtebekers Totenschädel.«

Püschel schenkt ihm lauwarmen Kaffee ein und legt das Diktiergerät vor sich auf die Tischplatte. Dann beginnt er das Gespräch.

»Was haben Sie mit Ihrem Arm gemacht?«

»Gar nichts!«, wehrt Maik ab. »Was soll ich denn gemacht haben?«

»Geben Sie es doch zu«, fordert ihn der Professor auf. »Sie haben das Gas selber in den Arm eingeleitet.«

Maik bleibt der Mund offen stehen. Die Situation ist einfach nur skurril.

»Wie soll ich das denn hinbekommen haben?«, stößt er aus.

Der Arzt lässt ihn nicht aus den Augen.

»Mit einer Luftpumpe. Oder einer Gasflasche. Sagen Sie's mir.«

Klaus Püschel ist seit mehr als dreißig Jahren Rechtsmediziner. Er weiß, es gibt nichts, was es nicht gibt. Jede Woche landen die absonderlichsten Fälle auf seinem Schreibtisch. Seine Expertise ist immer dann gefragt, wenn die Kollegen aus anderen Fachgebieten mit ihrem Latein am Ende sind. So wie bei Maik Kätelhön. Die Chirurgen und Internisten haben ihn von Kopf bis Fuß untersucht. Sie finden keine medizinische Erklärung für die Luft im Arm. Er hat keinen Gasbrand, keine andere gasbildende Infektion, keine Lungenerkrankung.

Am Ende haben sie sich an ihn gewandt. »Klaus, hast du noch eine Idee?«

Die hat er natürlich. Er kennt Fälle wie diesen. Männer, die sich absichtlich Gas in ihren Körper leiten. Meistens handelt es sich um Gefängnisinsassen oder Militärangehörige. Eine Luftpumpe und eine kleine Hautwunde, mehr braucht es dafür nicht. Besser noch eine Druckluftpistole oder eine Gasflasche. Für Otto Normalverbraucher mag das unvorstellbar klingen. Für Klaus Püschel ist es Alltag.

Als Rechtsmediziner ist es seine Aufgabe, den Ablauf bizarrer Verletzungen zu rekonstruieren. Bei Maik Kätelhön ist das einfach. Es gibt keinen anderen Weg, auf dem die Luft sonst in den Arm gelangt sein könnte. Warum Menschen sich etwas Derartiges antun, steht auf einem anderen Blatt. Diese Frage kann auch Püschel nicht immer beantworten.

Nachdenklich fixiert er den jungen Mann, der ihm mit gesenktem Kopf gegenübersitzt wie ein trotziges Kind. Vielleicht verlangt es ihn nach Beachtung und Zuwendung. Vielleicht hat er einfach keine Lust zu arbeiten. Wer weiß das schon?

Das Problem ist, dass er nicht redet.

»Sie tun sich keinen Gefallen, wenn Sie schweigen«, beschwört er Kätelhön. »Es ist wichtig, dass wir die Wahrheit kennen. Nur so können wir Ihnen helfen.«

Sein Gegenüber bleibt verstockt. »Aber ich war's doch nicht! Ich habe gar keine Gasflaschen zu Hause. Und überhaupt, wieso sollte ich so etwas machen? Ich habe das doch gar nicht nötig.«

In solchen Momenten, das weiß Püschel aus Erfahrung, hilft manchmal Druck.

»Besser, Sie reden mit uns. Sonst müssen wir Krankenkasse und Berufsgenossenschaft informieren«, lässt er den jungen Mann wissen. »Und in letzter Instanz müssen wir auch die Polizei einschalten.«

Damit erreicht er endlich etwas. Maik Kätelhön schaut auf, die hellen Augen entsetzt aufgerissen. Gut so, denkt Püschel. Vielleicht kommt er jetzt endlich an ihn heran.

Es ist letztlich eine leere Drohung. Er wird Kätelhön nicht anzeigen. Der junge Mann soll nur einsehen, dass er ein Problem hat und psychologische Hilfe braucht.

Aber sosehr Klaus Püschel sich auch bemüht – ein Geständnis bekommt er nicht.

Zwei Tage später stehen zwei Beamte der Hamburger Kriminalpolizei an Maiks Krankenbett. Wer sie gerufen hat, ist unklar.

»Moin«, begrüßt ihn der Ältere und präsentiert seinen Dienstausweis. »Bei uns ist eine Anzeige gegen Sie eingegangen, Ihnen wird Versicherungsbetrug zur Last gelegt.«

Maiks Brustkorb wird auf einmal ganz eng, sein Atem geht schnell und flach.

Der Jüngere zückt seelenruhig seinen Block und Kugelschreiber und mustert ihn von oben herab. »Wir sind hier, um Ihre Aussage aufzunehmen.«

Maik ist in Panik. Er weiß nicht, was er tun soll. Die halbe Nacht hat er wach gelegen und gegrübelt. Die Ärzte, der Psychologe, der Rechtsmediziner – niemand glaubt ihm. Alle sind von seiner Schuld überzeugt. Alle erzählen ihm wieder und wieder, dass er es gewesen sein muss. Dass etwas mit ihm nicht stimmt. Haben sie am Ende recht? Ist er verrückt? Hat er es getan und kann sich bloß nicht mehr daran erinnern?

Mit ihren Vorwürfen haben sie sich hinterhältig in seinen Kopf geschlichen und Zweifel gesät. Nichts scheint mehr sicher, alles ist Chaos und Schmerz und Verwirrung. Zweifelnd schaut er in Richtung Fenster. Er verspürt den starken Impuls, hinauszuspringen und zu türmen. Aber dann würde er doch in ihren Augen erst recht schuldig aussehen.

Ohne Kampf, beschließt er, wird er nicht abtreten. Er atmet tief ein und wendet sich wieder den Kripobeamten zu.

»Sie können mich alles fragen, was Sie wollen. Aber eins sag ich gleich: Ich bin unschuldig.«

Bei seiner Entlassung aus der Uniklinik hat er ein laufendes Verfahren im Gepäck, samt eigenem Aktenzeichen.

Maik ist am absoluten Tiefpunkt angelangt. Aber immerhin ist er wieder zu Hause in Pritzow, wo niemand ihn einen Lügner nennt.

Nach wenigen Tagen steckt Post von der Rentenkasse in seinem Briefkasten. Sie wollen ihn wieder stationär in einer Rehaklinik unterbringen. Aber diesmal weigert er sich standhaft. »Ich mache eine ambulante Reha oder gar keine!«

Und Maik setzt sich durch. Jeden Morgen fährt er eine halbe Stunde mit dem Zug zur Krankengymnastik. Wenn er auf dem Rückweg seinen Blick über die sonnengelben Weizenfelder, den blauen Himmel und die Schäfchenwolken schweifen lässt, keimt leise Zuversicht in ihm auf. Wer weiß, vielleicht wird doch noch alles gut.

Ihm ist klar, dass ein steiniger Weg vor ihm liegt. Sein linker Arm ist ziemlich hinüber. Er kann die Finger nicht strecken, das Handgelenk nicht beugen, den Ellbogen nicht heben. Bei jeder Bewegung entfährt ihm ein Stöhnen.

Aber sein Kampfwille ist geweckt. Eifrig zieht er seine Übungen durch. Mit der Zeit, so hofft er, werden sich schon Erfolge einstellen.

Im Oktober kehrt er zurück in den Betrieb. Die Wiedereingliederung macht ihm mehr Schwierigkeiten als gedacht. Material tragen, Werkzeuge bedienen, eine Lacksprühpistole halten – erst jetzt fällt Maik auf, für was alles er zwei gesunde, kräftige Hände braucht. Aber er gibt nicht auf. Er behilft sich, so gut es geht.

Bis zu dem stürmischen Herbsttag, als er einem Kollegen beim Heben einer schweren Metallstrebe Hilfestellung geben soll. Sein Frankenstein-Arm zieht und spannt schon seit Stunden. Den ersten Versuch muss er stöhnend abbrechen. »Moment, es geht gleich«, entschuldigt er sich, schüttelt die Glieder und setzt erneut an. Als er diesmal mit der Hand unter das kalte Metall greift, hört er es sofort.

Seine Handfläche knistert.

»Was machen Sie denn schon wieder hier? Haben Sie sich noch nicht genug verstümmelt?«, schreit ihn der Arzt in der Notaufnahme an. Er hat die Hände in die Hüften gestemmt, seine Wangen sind feuerrot.

Maik ist erneut in der Handchirurgie gelandet. Er versucht gar nicht erst, sich zu erklären oder zu verteidigen. Was soll er schon sagen? »Glauben Sie, ich will hier sein und mich von Ihnen zur Sau machen lassen?«

Nein, für einen langwierigen Streit fehlt ihm die Kraft. Es haben sich eh alle gegen ihn verschworen. Sollen sie doch. Er lässt den Wutausbruch des Arztes auf sich niederprasseln wie einen Hagelschauer. Einmal entladen, zieht der Mann von dannen, um einen Rettungshubschrauber zu rufen.

Maik bleibt wie betäubt auf der Untersuchungsliege sitzen. Er weiß, was nun kommt. Wieder nach Berlin, neue Operationen, neue Narben. Es ist, als wäre er in einer Endlosschleife gefangen.

Vielleicht nehmen sie den Arm ja diesmal ab, denkt er. Es wäre eine Erlösung.

Zehn Minuten später kehrt der Arzt zurück. Er sieht unzufrieden aus.

»Verdammter Herbststurm. Der Hubschrauber kann nicht fliegen!«, knurrt er. »Ich bringe Sie zum Rettungswagen. Die nächste Klinik mit einer Sauerstoffkammer ist in Kiel.«

»Entschuldigung, darf ich hier mal durch?«

Clemens Schafmayer drängelt sich mit erhobenen Händen an den Kollegen aus der Unfallchirurgie vorbei und kann gerade noch die Kollision mit einer Krankenschwester vermeiden.

Der Schockraum des Kieler Universitätsklinikums ist so voll, dass sich alle auf den Füßen stehen wie bei einer guten WG-Party. Er zählt durch: zwei Unfallchirurgen, ein plastischer Chirurg, ein Anästhesist, ein Radiologe, zwei Krankenschwestern. Und er selbst als Thoraxchirurg.

Mit geübten Handgriffen rücken die Schwestern die Geräte zurecht und bereiten Infusionen vor. Es ist die Ruhe vor dem Sturm. Vor einigen Stunden sind sie von der Zentrale angepiept worden: »Patient, männlich, 24, Gasbrandverletzung, aus Mecklenburg-Vorpommern. Trifft gegen Mitternacht ein.«

Clemens Schafmayer hat in seinen dreizehn Jahren als Chirurg schon viele drastische Fälle von Gasbrand gesehen. Patienten mit aufgequollenen, bläulich verfärbten Gliedmaßen; mit Beulen auf der Haut, die bei bloßer Berührung aufplatzen und faulig riechende Flüssigkeit erbrechen; mit einem Kreislauf, der verrücktspielt und irgendwann völlig zusammenbricht.

Er starrt auf die mit weißem Papiertuch ausgelegte Behandlungsliege. Gleich wird darauf ein Mensch in akuter Lebensgefahr gebettet. Dann zählt jede Minute. Gemeinsam müssen sie ihr Bestes geben, um ihn zu stabilisieren und in den OP zu verfrachten.

Die Schiebetür bewegt sich, und alle Ärzte im Raum wenden den Kopf. Ein Rettungsassistent betritt den Raum. Aber er zieht keine Tragbahre hinter sich her. Stattdessen schleicht in seinem Windschatten ein junger Mann mit einer Reisetasche über der Schulter.

»Hallo«, sagt er zögernd und hebt die rechte Hand. »Tut mir leid, dass ich so spät eintrudele.«

Ein halbes Dutzend Augenpaare starren ihn an, als wäre er ein Gespenst. Mit so einer Reaktion hat Maik nicht gerechnet, geschweige denn mit einem so großen Begrüßungskomitee. Verlegen beißt er sich auf die Unterlippe.

Einer der Ärzte löst sich aus der Starre. Er hat ein volles, jungenhaftes Gesicht, das Maik an Klößchen von TKKG erinnert.

»Sind Sie der mit dem Gasbrand?«

»Ja, soll ich haben«, antwortet er. »Im linken Arm.« Er lässt seine Reisetasche von der Schulter gleiten; mit einem Plumps landet sie auf dem Linoleumboden.

Die Ärzte fangen an zu lachen. Der Bann ist gebrochen, alle sehen auf einmal gelöst aus und treten von einem Bein auf das andere.

»Wenn Sie Gasbrand haben, dann fresse ich einen Besen«, sagt der Arzt mit dem vollen Gesicht und streckt Maik die Hand entgegen. »Ich bin Professor Schafmayer.«

Nach der Begrüßung tritt er einen Schritt zurück und gibt den Weg zur Behandlungsliege frei.

»Dann zeigen Sie das gute Stück doch mal her.«

Clemens Schafmayer muss schlucken, als er die Narben sieht. Sie ziehen sich über den Arm wie Risse in ausgedörrtem Boden. Er muss nicht erst die angespannte Miene des Vierundzwanzigjährigen sehen, um zu begreifen, welche Leidensgeschichte hinter dem jungen Mann liegt.

Gemeinsam mit seinen Kollegen beugt er sich über Maik Kätelhöns nackten Oberkörper und betastet die prall geschwollene Haut. Unterarm, Oberarm, Schulter, Hals, überall knistert es. Sogar Wangen und Augenlider sind geschwollen.

So viel Luft! Hätte er es hier mit Gasbrand zu tun, das ist Schafmayer sofort klar, wäre der Patient kurz vorm Krepieren. Aber er will auf Nummer sicher gehen. Also lässt er Maik Kätelhön Blut abnehmen. Wenn doch gefährliche Bakterien durch seinen Körper toben sollten, müssten sich im Blut Zeichen einer Sepsis zeigen.

Im Krankenhauslabor ist nachts nicht viel los. Schon nach zwanzig Minuten kommt die Krankenschwester mit dem Befund zurück.

»CRP normal«, liest sie vor. Schafmayer atmet auf. Die Entzündungswerte sind nicht erhöht. Das heißt, er hatte recht. Gasbrand ist das hier auf keinen Fall.

»Kollegen!«, verkündet er mit lauter Stimme. »Das war's fürs Erste. Wir operieren heute nicht.«

Wie auf Kommando löst sich die Versammlung auf, der Schockraum leert sich. Nur Maik Kätelhön bleibt liegen.

»Aber wenn es kein Gasbrand ist, was habe ich dann?«, fragt er unsicher.

»Machen Sie sich keine Sorgen«, beruhigt ihn Clemens Schafmayer. »Das finden wir heraus. Wir schicken Sie gleich ins CT.«

»Keine OP! Arm ist noch dran«, textet er am nächsten Vormittag an seine Eltern und krönt die Nachricht mit einem Smiley. Er hat nur zwei Stunden geschlafen, noch dazu in einem Bett auf dem Flur, weil alle Zimmer belegt sind. Aber das ist ihm egal. Er fühlt sich erleichtert, ja, fast ein wenig euphorisch. Vielleicht sind die Ärzte hier anders. Zumindest scheinen sie ihm zu glauben – bis jetzt.

Das Einzige, was seine gute Laune trübt, ist der Hunger. Seit gestern Mittag hat er nichts mehr gegessen. Während der nächtlichen CT-Untersuchung hat sein Magen fast genauso laut gebrummt wie die Röntgenröhre.

Von seinem Behelfsbett im Flur aus beobachtet er, wie die Schwestern zwischen den Krankenzimmern hin und her flitzen. Endlich erbarmt sich eine und bringt ihm ein Tablett. Tee, Joghurt, ein Käsebrötchen.

Er will gerade in die Schrippe beißen, da stürmt Professor Schafmayer über den Flur, direkt auf ihn zu.

»Halt!«, ruft er. »Nichts essen! Wir müssen Sie operieren.«

Maik erstarrt mitten in der Bewegung.

»Aber Sie haben doch gesagt …«, setzt er an; dann fehlen ihm die Worte. Mit einem Mal fühlt er sich verraten und verkauft.

»Nein, nein, keine Panik«, winkt der Chirurg mit einem Lächeln ab. »Wir wollen nicht wieder an den Arm. Wir haben rausgefunden, was Ihnen wirklich fehlt.«

Eine halbe Stunde zuvor. Clemens Schafmayer sitzt in einem abgedunkelten Konferenzraum zur üblichen Morgenbesprechung der Chirurgen. Er und seine Kollegen warten darauf, dass der Radiologe am Kopfende des Tisches den Beamer zum Laufen bringt.

»Ich hab's gleich«, murmelt er entschuldigend in die Runde. »Noch einen Moment Geduld, dann zeige ich Ihnen die CT-Bilder von Herrn Kätelhön.«

Schafmayer ist gespannt wie selten. Der Fall hat ihn die ganze Nacht über beschäftigt. Gasbrand ist ausgeschlossen – auch wenn verständlich ist, warum die Kollegen in den anderen Krankenhäusern daran gedacht haben. Schließlich ist unzweifelhaft jede Menge Luft im Arm. Luft, die irgendwo herkommen muss. Wenn keine gasbildenden Bakterien die Ursache sind, bleiben letztlich nicht mehr so viele Möglichkeiten übrig. Die Luft kann aus der Lunge kommen, aus der Speiseröhre, aus dem Nasen-Rachen-Raum.

»So, jetzt geht's los«, verkündet der Radiologe. Die Leinwand hinter ihm leuchtet blau auf, dann erscheinen die schwarz-weißen Umrisse einer Hand.

»Hier sehen Sie bereits die Luftansammlung im Subkutangewebe«, erläutert der Radiologe und deutet mit einem Laserpointer auf helle Hohlräume zwischen Muskeln und Haut. Schichtbild um Schichtbild arbeitet er sich durch den Querschnitt von Maik Kätelhöns Oberkörper. Langsam, aber sicher zeichnet sich der Verlauf der Hohlräume ab. Vom Unterarm durch den Oberarm bis hoch zur Schulter und von dort weiter in den Brustkorb.

»Eine Luftstraße«, murmelt Schafmayer fasziniert.

Nur wo hat sie ihren Ursprung?

Mit angehaltenem Atem verfolgt er, wie sich die letzten Bilder aufbauen.

Dann ist ihm alles klar.

»Ein Loch?«, fragt Maik mit weit aufgerissenen Augen.

Clemens Schafmayer nickt.

»In meiner Lunge?«

»Das vermuten wir.«

Maik sitzt dem Chirurgen in einem kleinen fensterlosen Untersuchungsraum gegenüber. Die Klimaanlage summt, draußen vor der Tür klackern Absätze. Er umklammert seinen Frankenstein-Arm und schüttelt nervös den Kopf.

»Deshalb wird der Arm immer wieder dick?«

»Höchstwahrscheinlich. Es braucht nur ein winziges Loch, ein einziges geplatztes Lungenbläschen. Das reicht schon. Dann kann Luft aus der Lunge austreten, in den Brustkorb und in den Arm.«

Maik kann es nicht fassen. Zum ersten Mal seit Langem ergibt das, was ein Arzt ihm erzählt, einen Sinn. Keine Luftpumpen, keine Druckluftpistolen, stattdessen eine simple, logische Erklärung. Aufregung überkommt ihn – und eine verstörende Wut.

»Und wieso sind Sie die Ersten mit der Idee?«

»Nun ja …« Schafmayer verzieht nachdenklich die Stirn. »Die Konstellation bei Ihnen ist extrem ungewöhnlich. Sehen Sie, die Lunge ist von zwei Häuten umgeben, dem Lungenfell und dem Rippenfell. Der Spalt dazwischen – wir nennen ihn Pleuraspalt – ist mit Flüssigkeit gefüllt und funktioniert wie ein Gleitlager.«

Maik nickt. Unter Gleitlager kann er sich etwas vorstellen, er hat lange genug mit Handwerkern zusammengearbeitet.

»Wenn ein Lungenbläschen platzt«, fährt der junge Professor fort, »dann entweicht die Luft normalerweise in diesen Spalt. Der bläht sich auf wie ein Luftballon – und die Folge ist, dass der betroffene Lungenflügel verdrängt wird und in sich zusammenfällt. Wir Ärzte nennen das Pneumothorax oder Lungenkollaps. Kann man im Röntgenbild oder im CT gut erkennen.«

Der Chirurg räuspert sich und schaut Maik dann direkt in die Augen, versichert sich seiner Aufmerksamkeit.

»Das Problem ist: Sie haben keinen Pneumothorax. Ihre Lunge sieht völlig normal aus.«

Maik denkt einen Moment über das Gesagte nach.

»Aber Sie glauben trotzdem, dass da ein Loch ist.«

»Ja.« Schafmayer lächelt verschmitzt. So gleicht er erst recht Klößchen, dem Detektiv. »Aber um das zu beweisen – und zu behandeln –, müssen wir Sie operieren. Und zwar noch heute.«

Maik rechnet kurz nach. Es wäre die elfte oder zwölfte Operation. »Okay«, sagt er schließlich und lächelt schief. »Auf eine mehr oder weniger kommt es auch nicht mehr an.«

Es ist kurz nach sieben. Maik Kätelhön liegt in Narkose auf dem OP-Tisch. Zwischen seinen Rippenbögen klaffen drei Löcher von der Größe einer Euromünze. Durch sie hat Clemens Schafmayer vorsichtig Kamera und Arbeitsinstrumente in die Lungenhöhle geschoben. Nun richtet er gespannt die Optik aus.

»Noch etwas weiter nach unten«, rät ihm sein Chef Peter Dohrmann mit Blick auf den großen Monitor. Der erfahrene Thoraxchirurg weiß genau, wohin sie schauen müssen. Wenn sie recht haben mit ihrer Vermutung, dann muss das Problem an der unteren Lungenspitze sitzen. Dort endet die Luftstraße.

Schafmayer hantiert einen Moment mit der Kamera, dann hat er das Bild, auf das alle so ungeduldig warten.

»Oha!«, stößt er aus. Seine Stimme überschlägt sich fast. »Sehen Sie das?«

Dort, wo sie das Loch vermuten, klebt die Lunge am Lungenfell fest.

Dohrmann zieht die grauen Augenbrauen hoch. »Da muss irgendwas passiert sein. Ein Schaden am Lungengewebe, der zu einer Entzündung geführt hat?«

Vorsichtig manövriert Schafmayer seine Instrumente an die Stelle und macht sich behutsam daran, das Lungengewebe vom Lungenfell zu lösen. Er atmet jetzt schneller unter dem grünen Mundschutz. Noch ein paar Sekunden, dann werden sie sehen, was sich unter der Verklebung verbirgt. Ob sie richtigliegen mit ihrem Verdacht.

»Da ist es!« Jetzt klingt auch Dohrmann aufgeregt. Gebannt schauen sie auf den Monitor.

»Heureka«, murmelt Schafmayer.

In Maik Kätelhöns Lungenfell ist ein Loch – und ein Pendant dazu an der Lunge.

Das Erwachen fühlt sich an, als würde er durch dichtes Gestrüpp laufen. Ranken und Dornen halten ihn zurück und bohren sich in seinen Brustkorb. Jeder Atemzug schmerzt. Als Maik sich endlich aus der Narkose gekämpft hat, zurück in das grelle Neonlicht des Aufwachraums, lässt er die Augen noch für einen Moment geschlossen. Hoffentlich haben sie etwas gefunden, betet er. Hoffentlich war das die letzte Operation.

Als er die Augen öffnet, beugt sich Professor Schafmayer über ihn. Er strahlt.

»Wir hatten recht. Da war ein Loch in Ihrer Lunge. Ein geplatztes Lungenbläschen.«

Eine Welle der Erleichterung schwappt durch Maiks schmerzenden Körper.

»Obwohl ich keinen Pneumo…« Er stockt, sucht fieberhaft nach dem richtigen Wort. »Obwohl ich keinen ›Sie wissen schon‹ habe?«

Schafmayer nickt lachend. »Ja. Sie sind schon was ganz Besonderes, so etwas werden wir vermutlich nie wieder sehen.« Dann erklärt er Maik genauer, was sie bei der Operation entdeckt haben. »Das Loch saß an einer Stelle, wo Lungenfell und Brustfell verklebt waren. Deshalb konnte die Luft aus dem geplatzten Lungenbläschen nicht in den Spalt zwischen den beiden Häuten entweichen. Stattdessen ist sie direkt in den Arm abgepresst worden.«

»Aber warum war der dann nicht die ganze Zeit dick?« Maik runzelt skeptisch die Stirn.

»Gute Frage.« Der Arzt nickt anerkennend. »Der Körper hat enorme Selbstheilungskräfte. Ich vermute, dass sich das Loch zwischendurch von selbst geschlossen hat. Um dann bei einem Huster oder körperlicher Belastung wieder aufzuplatzen.«

Maik traut sich kaum, die nächste Frage zu stellen. Was nützt ihm die schönste Diagnose, solange der Arm immer wieder anschwillt? Schafmayer scheint zum Glück zu ahnen, was er auf dem Herzen hat.

»Bei dem Eingriff haben wir die Lungenspitze mit dem Loch entfernt. Jetzt schauen wir mal, was mit dem Arm passiert.«

Drei Tage später kommen Maiks Eltern zu Besuch. Sie fahren ihn im Rollstuhl in die Cafeteria; zum Laufen ist er noch zu schwach. Bei Filterkaffee und Butterkuchen streicht seine Mutter immer wieder ehrfürchtig über seinen linken Arm.

»Keine Schwellung mehr! Ratzekahl weg!«, staunt Renate Kätelhön und strahlt. »Der sieht ja fast wieder normal aus.«

Maik lacht befreit auf. Er kann es selbst noch immer kaum glauben. Die Luft ist raus. Seine Haut spannt nicht mehr, und auch das Knistern ist verschwunden.

»Ja, die haben das undichte Ventil in mir zugeschraubt«, ulkt er. »Jetzt, wo nichts mehr nachkommt, baut der Körper die Luft von ganz allein ab.«

Seinem Vater steht der Sinn nicht nach Späßen, nicht einmal nach Galgenhumor.

»Aber wie konnte so was passieren? Wie kommt dieses Loch in deine Lunge?«, bohrt er nach.

Das kann Maik ihm inzwischen erklären. »Professor Schafmayer sagt, das passiert bei jungen Männern öfter. Vor allem, wenn sie rauchen. Aber er vermutet, dass es bei mir während der ersten OP passiert ist. Weil die mich doch in der Narkose beatmet haben. Mit Überdruck. Na ja, und kurz nach der OP wurde die Hand ja zum ersten Mal dick.«

Andreas Kätelhön setzt mit einem lauten Klirren die Kaffeetasse ab. Er hat Tränen in den Augen. »'tschuldigung. Ich komme damit einfach nicht klar.« Nervös sucht er in seiner Jackentasche nach einem Taschentuch und schnaubt sich die Nase. Dann zeigt er anklagend auf Maiks vernarbten linken Arm. »Tatsache ist doch: Die haben dich völlig grundlos verstümmelt.«

Zwei Wochen später holt Sören ihn aus der Uniklinik ab. In seinem klapprigen Golf rumpeln sie über den Kieler Schnellweg. Vor dem Fenster zieht die Landschaft vorbei: stoppelige Getreidefelder, Badeseen, Dörfchen im Niemandsland. Nach der Hälfte der Strecke, als sie die Auffahrt zur A24 erreichen, zieht Maik den Entlassungsbrief aus seiner Tasche. Abwägend wendet er den Umschlag hin und her. Dann öffnet er ihn. Während Sören zu den Klängen eines harten

Techno-Beats rhythmisch mit dem Kopf wackelt, vertieft sich Maik in den Bericht der Kieler Ärzte. Der letzte Satz lautet: »Eine Manipulation durch den Patienten kann ausgeschlossen werden.«

Mit einem lauten Ausatmen sinkt Maik in den Autositz zurück. Der Satz trifft ihn unerwartet heftig. Da steht es, schwarz auf weiß.

Er ist nicht verrückt. Er ist kein Psycho. Und schon gar kein Versicherungsbetrüger.

Die Anspannung der letzten sechs Monate fällt schockartig von ihm ab, und er beginnt zu zittern.

»Alles in Ordnung?«, fragt ihn Sören vom Fahrersitz aus.

Maik kann nur nicken. Er weiß nicht, was er sagen soll. Er weiß nicht, ob das, was er fühlt, Erleichterung ist, Traurigkeit oder Wut.

Wahrscheinlich eine Mischung aus allem.

Die Hamburger Polizei lässt die Anzeige wegen Versicherungsbetrugs fallen.

Zu einer Gerichtsverhandlung kommt es trotzdem, allerdings in anderer Sache. Maik nimmt sich einen Anwalt und reicht Klage gegen die Ärzte ein, die seinen Arm immer wieder operiert und damit für den Rest seines Lebens entstellt haben. Es geht ihm nicht einmal um Schmerzensgeld. Es geht ihm darum, zu beweisen, dass sie unrecht hatten. Dass sie ihn falsch behandelt haben. Dass er kein Lügner ist.

Vor Gericht verliert er.

»Ich glaube, für diesen Richter waren das Halbgötter in Weiß«, erzählt er später. »Er war der Meinung, die Ärzte hätten nur ihre Pflicht getan. Sie hätten so handeln müssen, um mein Leben zu retten.«

Der Einzige, der sich in einer Mail bei ihm entschuldigt, ist Rechtsmediziner Klaus Püschel. »Ich bin natürlich auch dem Kätelhön verbunden, weil er mir mal gezeigt hat, dass ich auf dem Holzweg war«, räumt der Experte selbstkritisch ein.

Maik fällt es schwer zu verzeihen. Der Druck war einfach zu groß. Fast wäre er daran zerbrochen.

Zu Hause bauen ihn seine Familie und die Kumpels von der Feuerwehr ganz behutsam wieder auf. Am meisten bewirkt Liz, seine gute Fee. Er entdeckt sie auf Facebook. Unter einem dunklen

Pony strahlen ihn kesse blaue Augen an. Vor ihr hat er sich mit anderen Mädels getroffen. Allen hat er beim ersten Date seinen Frankenstein-Arm gezeigt. »Mich gibt's nur so«, hat er gesagt. Damit sie gleich Bescheid wissen. Keine wollte ein zweites Mal mit ihm ausgehen. Liz ist anders, sie schockt der Anblick nicht. »Na und?«, lacht sie. »Ist doch nicht schlimm.« Da weiß er, dass sie die Richtige ist.

Mit ihr kommt die Fröhlichkeit in sein Leben zurück. Auch wenn nicht alles gut ist und auch nie wieder sein wird. Denn die Narben bleiben. Durch die vielen Operationen sind die Sehnen und Muskeln in seinem linken Arm verklebt und verkürzt. Drei Finger kann er nicht mehr strecken, jede Bewegung tut höllisch weh. In der Firma versucht der Chef es noch einmal mit ihm. Aber schnell ist klar, dass Maik der schweren Arbeit nicht länger gewachsen ist. Nach der Probezeit folgt prompt die Kündigung.

Dutzende Male muss er den Arm in den nächsten drei Jahren operieren lassen, so oft, dass er irgendwann aufhört zu zählen. Die plastischen Chirurgen geben ihr Bestes, um das verklebte Gewebe zu lösen. Aber es wird nicht besser. Im Gegenteil, er entwickelt eine Wundheilungsstörung, die Narben wollen sich einfach nicht mehr schließen.

Mit Ende zwanzig ist Maik Kätelhön berufsunfähig. Er lebt von Erwerbsminderungsrente und einem Minijob im Sicherheitsdienst. Natürlich hatte er sich sein Leben anders ausgemalt. Aber er hat von seinen Mecklenburger Eltern einen guten Schuss Pragmatismus geerbt und kann das Beste daraus machen.

Er hat Liz, seine große Liebe. Und er hat Milan, den gemeinsamen Sohn.

Ein Jahr nach dessen Geburt findet Maiks allerletzter Eingriff statt. Als er aus der Narkose erwacht, ist sein linker Unterarm fort. Amputiert. Er war einfach zu stark entzündet.

»Es ist, wie es ist«, sagt er entschieden. »Wofür gibt es denn heutzutage Prothesen?«

Im Grunde ist es eine Erlösung.

Hauptsache, nie wieder Schmerzen.

Nie wieder Operationen.

DIE AUFGABE

Volker Arend

Unsichtbares Gas zischt aus der Maske. Erst sträubt sich der kleine Körper gegen den Angriff. Doch dann weicht alle Kraft aus ihm. Jetzt muss es schnell gehen. Die Ärztin nimmt die Narkosemaske vom Gesicht des Babys. Dann schlüpft sie in den Kontrollraum und schließt die Tür. Sofort setzt lautes Brummen ein. Das MRT ist bereit. Als die Ärztin dem Techniker zunickt, klickt der mit der Computermaus auf den Auslöser. Augenblicklich fährt die Liege mit dem bewegungslosen Kind in die Untersuchungsröhre. Kurz darauf tauchen die ersten Bilder auf den Monitoren auf. Ein Wahnsinn, schießt es der Ärztin durch den Kopf. Der Schädelknochen des Kindes hat über dreißig Löcher. Auf der linken Seite hat er sich zu einer riesigen Beule aufgewölbt. Als sie vom Monitor aufblickt, schaut sie in die vor Schreck geweiteten Augen der Mutter. Hätte sie doch nur nicht nachgegeben, als Ivonne Möller sie angefleht hat, bei der Untersuchung dabei sein zu dürfen.

»Was ist das denn?«, ruft die nun laut.

»Einen Moment noch«, antwortet die Ärztin und lässt den dreidimensionalen Knochenkopf auf dem Bildschirm rotieren. »Die Schädelnähte sind alle schon zusammengewachsen, obwohl das eigentlich erst nach der Pubertät passiert«, sagt sie und räuspert sich. »Das Gehirn ihrer Tochter hat im Kopf keinen Platz mehr, um zu wachsen. Daher die Löcher und die Beule. Wir müssen operieren.«

»Hast du schon bei der Krankenkasse angerufen und nach dem Helm für Ann-Christin gefragt?«, erkundigt sich ihr Mann, als er aus der Diele kommt und in seine braune Lederjacke schlüpft.

»Ja, das läuft. Wir sollen den Helm besorgen und die Rechnungen dann einreichen«, antwortet Ivonne Möller. Das Organisatorische war schon immer ihr Ding. Carsten ist der Techniker. Er repariert im Außendienst komplizierte Pumpanlagen. Da kennt er sich aus. Behördengänge, Lohnsteueranträge oder Versicherungsabschlüsse übernimmt sie lieber selbst. Als Rechtspflegerin hat sie für solche Sachen ein Händchen.

»Schau mal, wie traurig sie guckt«, sagt Carsten als er Ann-Christin aus dem Laufstall im Wohnzimmer hebt. »Als ob sie wüsste, was wir mit ihr vorhaben.« Bei der OP werden die Chirurgen die verknöcherten Schädelnähte der Kleinen lösen. Dadurch bekommt ihr Gehirn wieder genug Platz zum Wachsen. Anschließend muss Ann-Christin drei Jahre lang einen Spezialhelm tragen, damit der Schädel seine normale Form zurückbekommt.

»Hoffentlich geht das gut«, seufzt Carsten.

»Das wird schon klappen. Wir fahren jetzt noch einmal nach Münster zu den Voruntersuchungen, und dann haben wir noch ein ganzes Wochenende mit ihr, bevor es losgeht«, sagt Ivonne Möller und drückt ihrer Tochter einen Kuss auf die Wange. Dann stopft sie frische Windeln in die Babytasche. Sie werden wahrscheinlich den ganzen Tag unterwegs sein. Von Bad Oeynhausen nach Münster ist es über eine Stunde Fahrt, und in der Uniklinik dauert sowieso alles lange.

Als sie die Dose mit den Keksen in die Tasche stecken will, zögert sie. Sie nimmt sie noch einmal heraus und schüttelt, sodass die Kekse gegen die Plastikwand poltern. Normalerweise quittiert Ann-Christin das Geräusch mit lautem Freudengeschrei. Doch heute tut sich gar nichts. Eigenartig. Ivonne tritt näher heran und raschelt noch mal. Keine Reaktion. Als ob sie es gar nicht hören würde. Nicht mal den Kopf dreht die Kleine ihr zu. Bevor Carsten merkt, was los ist, öffnet sie schnell die Dose und drückt ihrer Tochter einen Keks in die Hand.

Als der Neurologe Ann-Christin das Netz über den Kopf zieht, muss Ivonne Möller schmunzeln. Ihr Baby sieht aus wie ein Alien. Schätzungsweise fünfzig bunte Elektroden sind nun über ihren Schädel verteilt. Sie sitzen auf der Kopfhaut und sind über dünne Kabel verbunden. Auf der Rückseite des Netzes vereinen sich die Kabel zu zwei daumendicken Strängen, die in einen Computerturm münden. Das Ganze erinnert sie an einen Science-Fiction-Film. »Versuchen Sie doch bitte mal, Ihre Tochter ruhig zu halten«, meckert der Neurologe. »Sie darf nicht so an dem Netz herumzerren, wenn wir messen.«

»Verstehe. Ich geb ihr was zum Spielen in die Hand«, beruhigt Carsten den Arzt. Er zieht den Schmusehasen aus der Babytasche und gibt ihn seiner Tochter. Die sitzt bei Ivonne Möller auf dem Schoß und hört augenblicklich auf zu zappeln.

»Geht doch«, murmelt der Neurologe.

Sie befinden sich in einem tristen Untersuchungsraum der Uniklinik. Bis auf die Elektroden auf Ann-Christins Kopf ist hier alles weiß – die Wände, die Liege, der Computer und der Tisch, auf dem der Rechner steht. Nicht einmal ein Bild hängt an der Wand. Nachdem sie bereits bei der Kinderärztin, dem Chirurgen und dem Anästhesisten waren, sind sie hier gelandet. Im EEG-Raum der Kinderneurologie.

»Wir machen das nur der Vollständigkeit halber. Es gibt ein paar Hirnleiden, die eine Kopf-OP bei Kindern unmöglich machen«, erklärt ihnen der Neurologe. Dann startet er die Aufzeichnung von Ann-Christins Hirnströmen.

Augenblicklich wird es still in dem Raum. Selbst das Baby gibt keinen Mucks von sich, während der Doktor näher an den Monitor rückt und sich am Kopf kratzt. Als der Arzt sich dann wieder zu ihnen wendet, können sie den Schock in seinen Augen sehen. »Schauen sie hier, im Gehirn ihrer Tochter herrscht totales Chaos«, meint der Neurologe. Der Monitor füllt sich mit einer Art nervösem Gekrakel. Selbst als Laie erkennt Ivonne Möller, dass diese Kurven nicht in Ordnung sind.

»Mein Gott, was ist das denn?«, hört sie Carsten neben sich fragen und spürt, wie er mit seinem Stuhl etwas näher an sie heranrückt.

»Ann-Christin steht womöglich kurz vor einem epileptischen Anfall. Wir müssen sie stationär aufnehmen und genau untersuchen. Solange wir nicht wissen, was das ist, können wir nicht operieren.«

Sein Magen knurrt, als er über den Flur der Kinderneurologie läuft. Die bunten Schmetterlinge an den Wänden sieht er schon gar nicht mehr. Auch für den Jungen mit dem Spezialhelm im Spielzimmer hat er keine Augen. Es ist Mittagszeit, und Carsten Möller steuert mit gesenktem Blick auf Ann-Christins Zimmer zu. Vor der Tür bleibt er stehen und räuspert sich. Dann atmet er durch, klopft und geht hinein.

»Komm rein, heute war es eigentlich ganz gut«, empfängt ihn seine Frau. Sie fehlt ihm. Ann-Christin liegt nun schon drei Wochen hier. Und ebenso lange schläft auch Ivonne in der Uniklinik, im Elternbett direkt neben dem Baby.

Schon in der ersten Nacht hat sich der Verdacht aus dem EEG bestätigt. Sie waren gerade auf dem Stationszimmer angekommen, da wurde Ann-Christine steif wie ein Brett. Es war nicht dieses heftige Schlagen mit den Extremitäten. Sie hatte auch keinen Schaum vor dem Mund. Sein Mädchen lag bewegungslos im Hohlkreuz, so sehr, dass der Hinterkopf die Fersen berührte. Wie verrückt hat er da auf den roten Rufknopf an der Wand gehämmert. Als die Ärzte endlich kamen, haben sie ihr ein Antiepileptikum gespritzt, und wenig später war alles wieder vorbei.

»Heute hat sie noch keinen Anfall gehabt. Vielleicht hilft das neue Mittel ja«, sagt Ivonne zu ihm. Sie stehen an dem blau-gelben Gitterbett und schauen ihrer Tochter beim Schlafen zu. »Das wär ja schon mal ein Fortschritt«, seufzt Carsten Möller leise. Seit dem ersten Anfall ist es, als ob ein Schalter umgelegt worden wäre. Seitdem hat sein Baby immer wieder diese Kurzschlüsse im Gehirn. Manchmal sind es fünf an einem Tag.

Am liebsten würde er seine Tochter aus dem Gitterbett heben und sie fest an sich drücken. Doch das geht nicht. Nicht nur wegen der ganzen Kabel, die die Ärzte an ihr befestigt haben. Der Stationsarzt hat ihnen auch jede Berührung verboten. Zu groß sei das Risiko, dass dadurch ein neuer Anfall ausgelöst wird.

Carsten Möller wendet sich abrupt ab, greift in seine Manteltasche und zieht einen Beutel Salzlakritz heraus. Den hat er vorhin auf dem Münsteraner Wochenmarkt gekauft. »Hier, ein bisschen was für die Seele«, sagt er und reicht Ivonne den Beutel. Als die das

Lakritz sieht, versucht sie ein Lächeln. Doch das friert plötzlich ein. Die Überwachungseinheit hinter dem Babybett schlägt Alarm. Das Gerät misst ständig Ann-Christins Vitalwerte. O2-Gehalt < 1% – blinkt da in roter Digitalschrift auf dem Monitor. Sein Baby krampft wieder. Und diesmal ist sie auch noch blau am ganzen Körper. Als er sich zu Ann-Christin herunterbeugt, merkt er, dass sein Kind nicht mehr atmet.

Zwei Monate ist das nun schon her. Zwei Monate, in denen die Neurologen nicht herausgefunden haben, was dem Baby fehlt. Die Anfälle sind jetzt so heftig, dass Ann-Christin bei fast jeder Attacke einen Atemstillstand hat. Die Ärzte geben ihr dann ein extra starkes Epilepsiemittel und beatmen sie mit einer Maske. Bislang hat das zum Glück immer geklappt.

Aber da ist noch mehr. Bei den unzähligen Untersuchungen haben sie festgestellt, dass das Mädchen inzwischen weder sehen noch hören kann. Als die Ärzte Ivonne Möller das gesagt haben, hat sie sich dicht an das Gitterbett ihrer Tochter gesetzt und eine Nacht lang probiert, ob sie nicht doch auf etwas reagiert. Auf irgendetwas. Das Lied der Spieluhr im Bauch ihres Kuschelhasen. Grelles Pfeifen auf den Fingern. Klatschende Hände direkt vor ihrem Gesicht. Aber da kam gar nichts. Die Kleine hat nur dagelegen und laut geschrien.

»Gehen Sie ruhig durch, der Doktor wartet schon«, sagt die Sekretärin in dem blauen Hosenanzug und zeigt auf die schallgedämmte Tür neben ihrem Schreibtisch.

»Da bin ich mal gespannt«, antwortet Ivonne Möller und drückt auf die Klinke. Sie solle im Laufe des Tages bei ihm vorbeikommen, hat der Chef der Neurologie bei der Morgenvisite gesagt. Als sie den Raum betritt, kommt ihr der Professor gleich entgegen. »Hallo, Frau Möller, wie geht es Ihnen?« Lächelnd gibt er ihr die Hand.

»Wie es mir geht? Den Umständen entsprechend«, murmelt sie und setzt sich auf den Stuhl am Schreibtisch des Neurologen. Als sie das farbige Gehirnmodell auf dem Tisch sieht, seufzt sie.

»Ich will gleich zur Sache kommen«, sagt der Arzt, während er sich auch setzt. »Wir wissen beide, wie es um Ann-Christin steht. Jeder Anfall könnte ihr letzter sein. Deshalb wollte ich ihnen vorschlagen, mit ihr auf eine andere Station zu ziehen.« Ivonne Möller muss schlucken, doch ihre Kehle ist viel zu trocken. »Eine andere Station?«

»Ich möchte Ihnen empfehlen mit Ann-Christin auf die Kinder-Palliativ-Station zu gehen. Dort bekommen Sie professionelle Hilfe beim Abschied von Ihrer Tochter.« Der Professor beugt sich vor, stützt die Ellbogen auf die Tischplatte und legt das Kinn in seine Hände.

»Auf die Sterbestation? Sie geben mein Kind auf? Mehr haben Sie nicht zu bieten? Ich dachte, das ist eine Uniklinik hier«, stößt Ivonne Möller hervor. Dann spürt sie die Kraft der Verzweiflung. »Das werden wir ja sehen. Ich finde jemand, der meine Tochter rettet, verlassen sie sich darauf!«

Sie schlägt mit der Faust auf den Tisch und stürmt aus dem Zimmer.

»Herr Professor, warten Sie mal kurz?«, ruft die Frau im weißen Kittel, als Thorsten Marquardt schon an der Stahltür mit dem Bullauge steht. »Schauen Sie sich das doch mal bitte an«, sagt sie und drückt ihm einen Analysebogen mit bunten Kurven in die Hand.

Um ihn herum herrscht konzentrierte Geschäftigkeit. Unter den Abzugshauben pipettieren Studenten farbige Lösungen in Reagenzgläser. Daneben positioniert jemand ein winziges Glasröhrchen im Hochdruckchromatografen. Hinter ihm summen die Zentrifugen. Und die magnetischen Rührfische klackern in ihren Gläsern.

Thorsten Marquardt ist Professor für angeborene Stoffwechselerkrankungen, und denen kommt er in der Regel hier auf die Spur: in seinem Labor. »Das ist ja Wahnsinn. Wo haben Sie das denn her?«, fragt er die große Frau mit dem Kurzhaarschnitt. Er beschäftigt sich schon seit fast dreißig Jahren mit seltenen Stoffwechselleiden. Die Kurven auf dem Analysebogen liest er wie andere Leute die Zeitung.

»Das ist reiner Zufall. Wir kennen die Patientin gar nicht. Sie heißt Ann-Christin und liegt in der Kinderneuro. Da hat eine Schwester aus Versehen auf dem Untersuchungsbogen das CDG-Profil angekreuzt«, erklärt ihm seine Laborleiterin. »Hm«, Thorsten Marquardt reibt sich den Schnurrbart. In der Blutprobe des Mädchens wimmelt es von kaputten Eiweißmolekülen. Die meisten Eiweiße im Körper tragen zwei gleich lange Schwänze aus Zuckern. Doch diese hier nicht. Mal ist nur eine Zuckerkette angehängt, mal nur eine halbe. Manche der Eiweiße haben sogar gar keinen Zuckerschwanz. Das spricht für eine CDG-Erkrankung – eine Congenital Disorder of Glycosylation.

Sein Steckenpferd.

»Da müssen wir ran. Das Mädchen ist sicher sehr krank«, sagt er. Dann hebt er die Hand zum Abschied, steckt das Blatt mit den auffälligen Kurven in seine Kitteltasche und wendet sich erneut der Tür mit dem Bullauge zu.

Als er aus dem Labor auf den langen Flur mit den Dekontaminationsduschen tritt, weiß er, was er nun tun muss. Als Erstes wird er sich bei dem Kollegen aus der Neurologie melden und ihm sagen, dass er den Fall gern übernehmen würde. Und dann wird er sich mit Julien Park in Verbindung setzen.

Heute ist sein erster Tag hier. Angeborene Stoffwechselerkrankungen, steht auf dem Schild an der Glastür zur Station. Julien Park ist fünfundzwanzig Jahre alt und fast fertig mit dem Medizinstudium. Ihm fehlt nur noch der Doktortitel. Und den will er in dieser Abteilung machen. Bei Professor Thorsten Marquardt, einem Freigeist und Querdenker. Jeder Doktorand bekommt hier zwei Fälle zugeordnet. Zwei Kinder, bei denen unklar ist, woran sie erkrankt sind. Wer einen Fall entschlüsselt, erhält den Doktortitel.

»Na, dann lassen Sie uns mal hineingehen«, sagt der Professor und klopft ihm aufmunternd auf die Schulter. Sie stehen vor einer Zimmertür auf dem Stationsflur. Jeden Moment wird er seine erste Patientin kennenlernen. »Ich stelle Sie nur kurz vor und verschwinde dann wieder.«

»Alles klar. Vielen Dank, Herr Professor«, antwortet er und drückt langsam auf die Klinke. Das schrille Gebrüll des Babys beißt sich augenblicklich in seinen Gehörgang. Entweder das Kind krampft und liegt stumm da. Oder es schreit. Er kann sich noch gut an die handgeschriebene Notiz in der Krankenakte erinnern. Als er die heute Morgen durchgearbeitet hat, war er nicht mehr sicher, ob er sich richtig entschieden hat. Er wusste, dass es bei diesem Professor schwierig wird. Aber mit so einer Aufgabe hat er nicht gerechnet.

»Hallo, Frau Möller. Das ist Julien Park, der ist ab jetzt für Ann-Christin verantwortlich«, begrüßt der Professor die Mutter des Babys. Jogginganzug, ein herausgewachsener Kurzhaarschnitt und tiefe Ringe unter den Augen. Die Frau auf dem Elternbett ist höchstens Mitte dreißig, wirkt aber viel älter.

»Hallo, Frau Möller«, sagt Julien und schluckt, als die ihm kraftlos die Hand reicht. »Ich bin ab jetzt immer für Sie da.«

»Hm, schön!« Als er die Falten auf der Stirn der Frau sieht, kann er ihre Gedanken lesen. Dem Professor geht es offenbar genauso: »Keine Sorge. Er ist zwar noch jung, aber er hat eine Menge auf dem Kasten«, beruhigt er die Mutter.

Als er die scharfe Schneide der Lanzette ansetzt, hofft Julien Park, dass er jetzt keinen Anfall provoziert. Der Professor ist gerade gegangen, und er steht vornübergebeugt an Ann-Christins Bett. In einer Hand hält er einen Fuß des Babys, in der anderen das Miniaturskalpell. Ivonne Möller sitzt daneben auf dem Besucherstuhl und beobachtet ihn argwöhnisch.

»Das muss sein, sonst kommen wir nicht weiter«, erklärt er der Mutter. Dann zieht er die Lanzette über Ann-Christins Ferse. Sofort bildet sich an dem Schnitt ein tiefroter Blutstropfen. Den fängt er mit einem Kapillarröhrchen ein und gibt beides in ein Plastikgefäß. Den Vorgang wiederholt er einige Male, bis die winzige Wunde von selbst aufhört zu bluten. Dann schraubt er den Deckel auf den Behälter, zieht einen Block mit Aufklebern aus der Kitteltasche und schreibt Ann-Christins Namen darauf.

Bislang weiß er nur, dass das Kind vermutlich am CDG-Syndrom leidet. Aber das ist ein Sammelname für rund hundert verschiedene Erkrankungen, die alle durch Fehler in den Zuckerketten verursacht werden. Wenn er dem Baby helfen will, muss er wissen, um welchen Fehler es sich genau handelt. Deshalb wird er das Blut des Kindes in eine Styroporbox packen und nach Japan schicken. Dort gibt es einen Experten, der den Aufbau der winzigen Zuckerschwänze exakt analysieren kann. Wenn alles gut geht, wird er in zwei Wochen ein Ergebnis haben.

Der Professor will schnell nach Hause. Morgen geht es früh los, um sechs muss er in Düsseldorf am Flughafen sein. Um acht startet seine Maschine Richtung Rom. Dort wird er auf dem Kongress für perinatale Medizin einen Vortrag über CDG-Erkrankungen halten. Als Thorsten Marquardt aus dem Seiteneingang der Kinderklinik stürmt, rennt er seinen Doktoranden beinah über den Haufen. Julien Park steht am Fahrradständer und schiebt gerade den Schlüssel in das Speichenschloss seines Hollandrades. »Oh, Herr Park. Haben Sie schon was Neues?«, fragt er den jungen Mann mit den asiatischen Gesichtszügen.

»In der Tat. Ich wollte morgen gleich zu Ihnen. Die Ergebnisse aus Japan sind vorhin gekommen«, antwortet der.

»Morgen bin ich nicht da. Also, schießen Sie mal los«, erwidert er.

»In allen Zuckerketten des Babys fehlt ein bestimmter Baustein – die Galaktose«, erklärt Julien Park.

»Hm, und was schließen Sie daraus?«, fragt Marquardt seinen Doktoranden. Er ist gespannt, was der aus diesem Ergebnis kombinieren wird. Bevor der junge Arzt antwortet, nimmt er seine beschlagene Brille von der Nase, putzt sie mit einem Tempotaschentuch und setzt sie wieder auf: »Bei der Produktion der Zuckerketten in der Zelle läuft etwas schief. Immer wenn die Galaktose-Bausteine in die Ketten eingebaut werden müssten, bricht die ganze Produktion zusammen. Das erklärt die unvollständigen Zuckerschwänze und dass keine Galaktose in den Ketten vorkommt.« Messerscharf analysiert. Das hätte er selbst kaum besser machen können.

»Aber warum das passiert und ob wir dem Mädchen nun helfen können, ist mir nicht klar. Eine bekannte CDG-Erkrankung ist das jedenfalls nicht«, seufzt Julien Park.

»Stimmt«, sagt der Professor und überlegt kurz. »Ich finde aber trotzdem, dass Sie da schon eine ganze Menge haben. Wir sollten so schnell wie möglich einen Therapieversuch wagen.« Als Thorsten Marquardt in die fragenden Augen seines Studenten schaut, hat er den Vortrag in Rom in Gedanken schon gecancelt.

»Stellen Sie sich ein Fließband in der Autofabrik vor. Da stehen viele Arbeiter hintereinander«, erklärt der Professor und lächelt durch seine rahmenlose Brille. »Der erste Arbeiter schraubt den ersten Zucker an die Kette, der zweite den zweiten und so weiter.«

Sie stehen zusammen mit den Ärzten auf dem Stationsflur vor Ann-Christins Zimmer. Selbst durch die geschlossene Tür kann Carsten Möller sein Baby schreien hören.

»Aber was hat das mit meiner Tochter zu tun«, fragt seine Frau und runzelt die Stirn.

»Immer wenn die Galaktose in die Kette geschraubt werden soll, bricht bei ihr die Fließbandproduktion ab. So viel wissen wir. Wir glauben nun, dass mit dem Arbeiter, der diesen Baustein anschrauben soll, etwas nicht stimmt«, sagt der Professor und schaut zu seinem Doktoranden.

»Deshalb würden wir gern einen Heilversuch starten und Ihrer Tochter über den Tropf hochkonzentrierte Galaktose geben«, setzt Park fort.

Carsten Möller räuspert sich. Das ist doch nicht logisch! »Aber was soll das bringen? Wenn der Arbeiter streikt, hilft das doch auch nicht. Da können Sie ihm noch so viel Galaktose geben«, wendet er ein. Der Professor macht einen Schritt auf ihn zu und legt ihm eine Hand auf die Schulter: »Schau'n Sie Herr Möller – wenn der Arbeiter schwächelt, könnte es helfen, wenn wir ganz viel Galaktose um ihn herumlegen. Auch wenn er nicht gut arbeitet, kann er dann schneller mal einen Baustein greifen und ihn einschrauben.«

Als Carsten Möller skeptisch zu seiner Frau schaut, sieht er, wie sie sich am Handlauf an der Wand des Stationsflures festklammert. Tränen rollen über ihre Wangen. »Ich bin Ihnen so dankbar, Herr Professor«, schluchzt sie. »Endlich will jemand was tun.« Carsten Möller schluckt. Dann nickt er.

»Gut, lassen Sie uns das versuchen. Sofort!«, sagt er mit fester Stimme zu den Ärzten.

»Willkommen daheim!«, freut sich Carsten und strahlt sie an. Sie stehen an der Heckklappe ihres VW-Passat, und ihr Mann hat gerade den Koffer aus dem Auto gewuchtet.

»Los, kommt schon«, ruft er über die Schulter, während er das schwere Ding über den Pflasterweg von der Garage zum Haus schleppt. Als sie das rote Willkommensherz an der Tür bemerkt, drückt Ivonne Möller ihre Tochter fest an sich. Sie trägt ihr Baby auf dem Arm. Kuscheln ist wieder erlaubt. Nach zwei Wochen Infusionstherapie haben sich die Galaktosewerte in Ann-Christins Blut normalisiert. Parallel dazu haben die Krämpfe nachgelassen. Es ist wie ein Wunder. Die Anfälle sind jetzt nicht mehr lebensbedrohlich und kommen viel seltener. An manchen Tagen hat ihr Baby überhaupt keine Attacke.

Als Carsten die Tür aufschließt und Yvonne zum ersten Mal seit Wochen wieder den vertrauten Geruch ihres Hauses wahrnimmt, muss sie weinen. So kennt sie sich eigentlich gar nicht. Normalerweise ist sie nicht so nah am Wasser gebaut. Aber was ist im Moment schon normal?

Ann-Christin schläft ruhig in ihrem Arm, als sie das Esszimmer betritt. Auf dem Kieferntisch steht ein großer Strauß roter Rosen. »Oh, die sind aber schön«, ruft sie in die Diele, wo Carsten gerade seine Jacke auszieht. Sie riecht an den Blumen und setzt sich mit ihrer Tochter im Arm auf einen der Holzstühle. Als Carsten hereinkommt und lächelt, bemerkt sie die Ringe unter seinen Augen. Er ist blass und hat abgenommen. »Hier, hab ich in der Apotheke besorgt«, sagt er und stellt ein Plastikdöschen mit rotem Deckel auf den Tisch. Galaktosepulver, steht in Handschrift auf dem Aufkleber an der Seite. Davon sollen sie ihrer Tochter jetzt dreimal am Tag zwei Teelöffel ins Essen mischen. Dann würde sich früher oder später alles normalisieren. Die Krämpfe würden komplett verschwinden. Eventuell würden sogar die Löcher im Schädel ihres Babys zuwachsen, haben die Ärzte bei der Entlassung gesagt.

Das Läuten der Türglocke reißt Ivonne Möller aus ihren Gedanken. »Das wird er sein«, sagt Carsten und geht zur Tür. Für die erste Zeit hat der Professor einen Pflegedienst organisiert. Ein Krankenpfleger wird ihnen jede Nacht helfen, auf ihr Baby aufzupassen – falls Ann-Christin doch noch mal einen schweren Anfall haben sollte.

»Hallo, Frau Möller, mein Name ist Roy Wuttke. Wir werden uns jetzt wohl öfter sehen«, sagt der junge Mann zur Begrüßung. Als sie den Pfleger mit seinem Vollbart und dem Basecap anschaut, ist sie beruhigt. Er wirkt sicher und entspannt auf sie. Roy Wuttke wird ihrer Tochter im Fall der Fälle helfen können.

»Gute Nacht dann. Bis morgen«, sagt Carsten Möller zu dem Pfleger, als er mit einer Flasche Wasser aus der Küche kommt. Roy Wuttke sitzt auf dem schwarzen Ledersofa im Wohnzimmer und schaut einen Krimi im Fernsehen. Auf dem dunklen Beistelltisch vor ihm steht ein Laptop. Carsten Möller tritt etwas näher heran und wirft einen Blick auf den Monitor. Gut. Seine Tochter schläft ruhig und fest. Über das WLAN-Netz des Hauses ist der Computer mit einer Kamera und Messinstrumenten im Kinderzimmer verbunden. Ein paar aufgeklebte Elektroden prüfen ständig Ann-Christins Vitalwerte und senden sie über die Geräte in ihrem Zimmer auf den Laptop hier unten. Falls sie einen Anfall hat, schlägt das Programm auf dem Rechner im Wohnzimmer Alarm.

»Ja, bis morgen dann, ich setz um sechs schon mal den Kaffee auf«, sagt der Pfleger und winkt kurz.

»Perfekt, wenn wir dich nicht hätten!«, murmelt Carsten Möller. Er schlüpft aus dem Wohnzimmer und schließt leise die Tür hinter sich. Jetzt muss er nur noch die Holztreppe hoch, dann kann er sich endlich in sein Bett fallen lassen. Das Elternschlafzimmer der Möllers liegt im ersten Stock, gleich neben dem Zimmer ihrer Tochter.

Gerade als er den Fuß auf die erste Stufe setzen will, hört er plötzlich lautes Hupen aus dem Wohnzimmer. Der Alarm! Augenblicklich kommt Roy Wuttke an ihm vorbeigestürmt. In der Hand hält er eine aufgezogene Spritze mit einem Notfall-Antiepileptikum. Die muss er in Windeseile aus dem Kühlschrank in der Küche geholt haben. Er lässt dem Pfleger den Vortritt. Dann rennt er selbst die Treppe hoch.

Als er in Ann-Christins Zimmer kommt, injiziert Roy Wuttke bereits das Mittel in den Bauch seiner Tochter. Die liegt still da, vom Krampf ins Hohlkreuz gezwungen, und atmet nicht mehr. Ivonne steht im Nachthemd zitternd daneben. Als der Pfleger die Sauerstoffflasche aufdreht und dem Baby die Atemmaske auf den Mund drückt, merkt Carsten Möller erst, wie sein Herz rast.

»Frau Möller, glauben Sie mir. Noch ist es viel zu früh, um aufzugeben. Wir finden heraus, was dahintersteckt, das verspreche ich Ihnen«, sagt der Professor, als er zu ihr an den Tisch kommt.

»Ich dachte, das hätten Sie bereits«, seufzt Ivonne Möller. Sie sitzen auf den Schwingstühlen in der Besprechungsecke von Thorsten Marquardts Arztzimmer. Neben ihr steht der Kinderwagen, aus dem ihre Tochter wie verrückt schreit.

Seit dem ersten Atemstillstand zu Hause ist eine Woche vergangen. Und seitdem ist es immer wieder passiert – mehrmals am Tag nehmen die Anfälle ihrem Baby nun wieder die Luft zum Atmen. Allein gestern hatte Ann-Christin drei Attacken. Eigentlich wollte sie mit ihr gar nicht wieder hierherkommen. Doch Carsten und der Pfleger haben keine Ruhe gegeben.

»Ich bleibe mal bei dem Fließbandbeispiel«, setzt der Professor an. »Bisher wissen wir ja nur, wie wir den faulen Arbeiter dazu bringen können, ab und zu Galaktose in die Kette einzuschrauben.« Ivonne Möller nickt. So weit hat sie alles verstanden. »Aber wir haben immer noch keine Ahnung, warum der Arbeiter überhaupt schwächelt, was mit ihm nicht stimmt. Das müssen wir nun herausfinden. Verstehen Sie?«

Sie schüttelt langsam den Kopf. »Nee, kapier ich nicht«, stößt sie hervor.

»Wenn wir wissen, was der Arbeiter für ein Problem hat, können wir das ganz gezielt reparieren, sodass er seinen Job wieder richtig machen kann.«

»Hm, und was heißt das jetzt für uns? Ich bleib mit Ann-Christin auf keinen Fall wieder hier«, sagt sie etwas lauter, als ihr lieb ist. Das hält sie nicht noch einmal aus. Die schlaflosen Nächte im Elternbett, die mitleidigen Blicke der Schwestern, wenn sie morgens ins Zimmer kommen, und die Ärzte, die ihr Kind am liebsten auf der Sterbestation sehen würden. Pfleger Wuttke kann im Ernstfall genauso viel für ihr Baby tun wie die Schwestern und Doktoren im Krankenhaus. Und wenn wirklich einmal Schluss sein sollte, dann passiert es zu Hause und nicht in der anonymen Uniklinik.

»Natürlich können Sie Ihre Tochter wieder mitnehmen. Zu Hause ist sie ja bestens versorgt«, beruhigt der Professor und versucht ein

Lächeln. »Wir werden uns als Nächstes den Bauplan des faulen Arbeiters genauer ansehen. Und der steckt in Ann-Christins Genen.« Als Ivonne Möller das hört, lässt sie den Kopf hängen.

Thorsten Marquardt hat schon damit gerechnet, dass das Mädchen einen Rückfall bekommen könnte. Auch wenn der Heilversuch mit der Galaktose geklappt hat, blieben noch zu viele Fragen. Deshalb hat er schon vor Wochen eine Blutprobe des Kindes an ein Labor in der Schweiz geschickt. Dort hat er das komplette Genom der Kleinen auslesen lassen, alle fünfundzwanzigtausend Gene. Darum muss sich jetzt jemand kümmern. Mutter und Kind sind gerade gegangen, und der Professor sitzt an seinem Schreibtisch am Computer. Er öffnet eine neue E-Mail und tippt drei Worte in die Betreffzeile: Es gibt Arbeit!

Kurz darauf ploppt auf dem Bildschirm von Julien Parks Laptop eine Mail von seinem Doktorvater auf.

ACC-GTT-ACG-TGG-CAC-GGA – Der Monitor von Julien Parks Laptop ist voller Buchstaben. Manche davon hat er grün markiert. Andere leuchten weiter weiß auf schwarzem Grund. Wenn er mit der Pfeiltaste nach unten scrollt, tauchen sofort neue Buchstabenfolgen auf. Es kommt ihm vor, als würde das nie enden. Fast ein Terabyte Daten sind auf der mobilen Festplatte, die Professor Marquardt ihm vor ein paar Tagen in die Hand gedrückt hat. »Finden Sie heraus, was mit den Galaktoseenzymen von Ann-Christin nicht stimmt«, hat er gesagt und ihn schief angelächelt. Seitdem nutzt Julien Park jede freie Minute, um in den Genen des Mädchens eine Antwort zu entdecken.

Es ist beinahe Mitternacht, und er sitzt am Schreibtisch in seinem Zimmer im Studentenwohnheim. Es gibt hier nicht viel, was ihn ablenken könnte. Höchstens die Kalligrafie an der Wand hinter dem Schreibtisch. Die hat ihm seine Oma aus Korea zum achtzehnten Geburtstag geschickt. Ansonsten herrscht Nüchternheit. Schrank, Tisch, Bett und ein Bücherregal. Nicht mal einen Fernseher hat er.

Aber Julien Park hat sowieso nur Augen für die Buchstabenfolgen auf seinem Bildschirm. Sie sind der universelle Code des Lebens. Die Abfolge der Buchstaben bestimmt die Baupläne der Moleküle im Körper. Und da muss bei Ann-Christin irgendwo der Fehler stecken. Deshalb liegt auf dem Schreibtisch ein dicker Ordner mit den Bauplänen der gesunden Arbeiter, den Sequenzen der intakten Galaktoseenzyme. Julien Park vergleicht diese mit Ann-Christins Sequenzen auf dem Monitor und sucht nach Abweichungen. Allerdings gibt es im Körper nicht nur einen Arbeiter, der Galaktose in Zuckerketten einschraubt. Es sind über fünfzig verschiedene. Und der Bauplan jedes einzelnen dieser Galaktoseenzyme besteht aus Tausenden von Buchstabenfolgen.

Als Julien Park sich die letzte Prüfsequenz aus dem Ordner vornimmt und mit dem entsprechenden Bauplan von Ann-Christin auf dem Monitor vergleicht, seufzt er laut. Auch diese Sequenz muss er grün markieren. Als er damit fertig ist, setzt er seine Brille ab und reibt sich die Augen. Dann steht er auf, geht drei Schritte bis zum Fenster und schaut in die schwarze Nacht hinaus. Ihre Theorie kann nicht stimmen. Die Baupläne der Galaktoseenzyme des Kindes sind alle völlig in Ordnung.

Obwohl die Arbeiter okay sind, schrauben sie keine Galaktose an die Zuckerketten. Streik kann er wohl ausschließen. So ein Körper ist schließlich kein gewerkschaftlich kontrollierter Großbetrieb. Auch pure Faulheit kommt nicht infrage. Aber was ist es dann? Schon den ganzen Morgen versucht Julien Park, dieses Rätsel zu lösen. Der gerissene Bremszug an seinem Fahrrad ist ihm da gerade recht gekommen. Er ist auf dem Weg in die Klinik gewesen, als er vor einer roten Ampel plötzlich nicht mehr hat bremsen können. Schlitternd hat er sein Rad mit den Schuhsohlen zum Stehen gebracht. Weiterfahren unmöglich. Der gerissene Zug baumelte nutzlos aus dem Griff am Lenker. Sei's drum. Er ist abgestiegen, hat das Fahrrad geschoben und die Zeit genutzt, um weiter über den Fall nachzudenken.

»Soll ich den Zug auf der anderen Seite auch gleich erneuern?«, fragt ihn der Mechaniker und zeigt mit dem Schraubenschlüssel in seiner Hand auf die vergammelte Vorderradbremse.

»Ja, sicher, das macht Sinn«, antwortet er dem etwa fünfzigjährigen Afrikaner mit den Dreadlocks. Die funktioniert schon eine ganze Weile nicht mehr.

Julien Park steht in der Werkstatt eines Fahrradladens und lässt den Schaden reparieren. Das Geschäft liegt auf dem Weg zur Klinik, und wenn er Glück hat, kommt er noch pünktlich zur Morgenbesprechung. »Das ist ja alles festgerostet hier. Kannst du mir mal die Zange geben, die liegt da vorne auf der Werkbank«, bittet der Mechaniker ihn, während er versucht den Bremszug aus dem Griff zu ziehen.

»Zange, alles klar«, antwortet Julien Park leise und geht gedankenverloren zu dem verölten Holztisch mit dem Schraubstock.

Als er die Wasserpumpenzange vom Tisch nehmen will, zögert er. Wieso ist er da nicht gleich drauf gekommen? Es könnte doch sein, dass den Galaktose-Arbeitern nur das Werkzeug fehlt. Dass sie deshalb nichts in die Kette einschrauben können!

Als er dem Rastafari die Zange reicht, rattert es in seinem Kopf. Möglich wäre das. Wie alle anderen Enzyme im Körper, brauchen auch die Galaktoseenzyme Co-Faktoren, um zu funktionieren. Ohne diese elektrisch geladenen Metallteilchen treiben sie nur nutzlos herum.

»Sechzehn Euro«, sagt der Mechaniker und streckt ihm seine ölige Hand entgegen.

»Stimmt so«, murmelt Julien Park und reicht dem Mann einen Zwanziger. Dann schiebt er sein Rad aus der Werkstatt und rast, so schnell er kann, zur Klinik. Er hat eine heiße Spur.

»Nun mach schon!«, fleht sie Carsten an. Ivonne Möller sitzt auf der Rückbank des Passat und beobachtet ihre Tochter. Die hockt neben ihr im Kindersitz und rollt mit den Augen. Kein gutes Zeichen! Wenn sie das tut, droht ein neuer Anfall. Hoffentlich schaffen sie es rechtzeitig nach Hause. Inzwischen kann Ivonne Möller ihrem Baby selbst das Antiepileptikum spritzen und die Atemmaske anlegen. »Gib Gas, ich glaub, wir haben nicht mehr viel Zeit«, drängt sie ihren Mann.

Der sitzt am Steuer des Wagens und gibt sein Bestes, um sie so schnell wie möglich durch den dichten Verkehr zu bringen. Gerade passieren sie das Ortseingangsschild von Bad Oeynhausen. Jetzt sind es nur noch vier Kilometer bis zur Haustür. Da tutet plötzlich das Telefon in den Boxen des Autos. Ohne zu überlegen, drückt Carsten auf den Schalter am Lenkrad und nimmt das Gespräch an. »Hallo, Herr Möller, hier ist Julien Park. Ist Ihre Frau zufällig auch in der Nähe?« Im Rückspiegel kann Ivonne Carstens kraus gezogene Stirn erkennen.

»Ja, wir sitzen im Wagen und fahren gerade nach Hause«, sagt sie in Richtung des Mikrofons der Freisprecheinrichtung. »Allerdings passt es jetzt nicht so gut.«

»Ich will auch gar nicht lange stören«, lässt der junge Arzt nicht locker. »Nur eine Frage. Sie hatten doch in der Schwangerschaft einen behandlungsbedürftigen Zinkmangel, oder?«

»Ja, den hatte ich wohl. Aber was soll das jetzt?«, fragt sie.

»Besorgen Sie sich bitte heute noch Zinktabletten. Die lösen Sie auf und geben sie Ann-Christin in ihren Brei. Alles Weitere erkläre ich Ihnen, wenn sie am Montag vorbeikommen.« Die Stimme des Doktoranden überschlägt sich fast. Er scheint aufgeregt, geradezu euphorisch.

Da hört sie ein lautes Räuspern vom Fahrersitz: »Und das ist das Ergebnis von den x Wochen Ihrer Genforschung? Zinktabletten aus dem Supermarkt? Ich kann mir kaum vorstellen, dass die was bringen«, bellt Carsten mit rotem Kopf. Er betätigt den Schalter am Lenkrad erneut und würgt das Gespräch ab. In diesem Augenblick rollen sie auf die Einfahrt ihres Hauses. Jetzt muss es schnell gehen; Ann-Christin ist schon steif.

»Tun Sie was – bitte«, fleht ihn Ivonne Möller an, während sie den Kinderwagen mit ihrer krakeelenden Tochter in sein Ambulanzzimmer schiebt.

»Kopf hoch, Frau Möller. Wir finden den Grund«, versucht Julien Park der Mutter Mut zu machen und führt sie zu dem Stuhl vor seinem Schreibtisch. Er war so sicher, dass er mit der Zinktheorie richtigliegt. Es kommen zwar über hundert verschiedene Metalle als Co-Faktoren der Galaktoseenzyme infrage, aber Zink ist einer der wichtigsten. Und Frau Möller hatte während der Schwangerschaft einen Zinkmangel. Deshalb war er davon überzeugt, dass die Mutter das Problem an die Tochter vererbt hat. Doch das hat sie nicht. Obwohl die Möllers Ann-Christin das Metall nun schon seit zwei Wochen in den Brei mischen, hat sich nichts gebessert. »Wie geht es denn heute?«, fragt er, als er sich zum Kinderwagen hinunterbeugt und das wimmernde Mädchen anschaut.

»Sie sehen es ja selbst, keine Besserung. Eher im Gegenteil«, murmelt die Mutter.

»Was heißt das?«, fragt er stirnrunzelnd und setzt sich zu den beiden auf die Kante seines Schreibtisches.

»Sie hat immer öfter diese Endlosanfälle. Die kriegen wir mit unserem Medikament kaum noch gestoppt«, erwidert Ivonne Möller.

Julien Park kratzt sich am Kopf. Die Lang-Anfälle sind besonders übel. Jedes Mal sterben dabei Gehirnzellen ab. Lange kann das nicht mehr gut gehen.

»Frau Möller, ich schreib Ihnen ein stärkeres Medikament auf. Das holen Sie sich gleich hier in der Krankenhausapotheke. Damit müssten Sie die Anfälle eigentlich wieder in den Griff kriegen.« Als er das sagt, merkt er, wie zittrig seine Stimme klingt. Und die Mutter merkt das auch. Sie hebt den Blick und schaut ihm direkt in die Augen: »Herr Park, bitte, seien Sie ehrlich zu mir. Haben wir überhaupt noch eine Chance?«

»Frau Möller, ich weiß es nicht, aber ich gebe nicht auf. Darauf können Sie sich verlassen.« In dem Moment kommt es ihm so vor, als wäre sein gestärkter Arztkittel ein paar Nummern zu groß für ihn.

Neonröhren tauchen den Raum in kaltes Licht. Es riecht nach Linoleum und bedrucktem Papier. Julien Park sitzt an einem Lesetisch in der kleinen Abteilungsbibliothek der Kindermedizin. Auf der grauen Tischplatte stapeln sich Lehrbücher und aktuelle Fachzeitschriften. Irgendwo dazwischen brummt sein Laptop. Der Monitor seines Computers ist wieder voll mit den Buchstaben-Codes von Ann-Christins Genen.

23:45 Uhr. Als er sich die Augen reibt und auf die Digitaluhr über dem Eingang schaut, weiß er, warum er so müde ist. Seit sechs

Stunden sitzt er nun schon hier. Seitdem sucht er nach etwas, was ihm helfen könnte, das Baby doch noch zu retten. Aber bis jetzt hat er nichts gefunden. Als er aufsteht und zu dem Regal mit den Heften des »New England Journal of Medicine« geht, tutet plötzlich sein Laptop in die Stille. Ein Skype-Anruf. Ein bisschen Ablenkung kommt gerade richtig.

Er macht auf dem Absatz kehrt und geht neugierig zu seinem Rechner. In dem kleinen Fenster auf dem Monitor erkennt er das Gesicht des Professors. Er sitzt offenbar in einem Hotelzimmer und trinkt Rotwein. Was der wohl so spät noch von ihm will?

»Hallo, Herr Professor. Wie geht's? Wie ist es auf dem Kongress?«, fragt er seinen Chef. Thorsten Marquardt ist mal wieder zu einem Stoffwechselkongress gefahren, diesmal zu einer Expertentagung in Lyon. Im Hintergrund erkennt man ein großes Hotelbett, übersät mit Papieren. Julien glaubt sogar Kurven und chemische Gleichungen auf den Blättern ausmachen zu können.

»Bonjour, Herr Park«, prostet Thorsten Marquardt ihm mit seinem Weinglas zu. Offenbar hat er gute Laune. »Die anderen sind in der Stadt und feiern. Aber mich hat unser Fall einfach nicht in Ruhe gelassen.« Julien Park rutscht näher an den Monitor und rückt seine Brille zurecht. Sollte der alte Fuchs etwas ausgegraben haben? »Ich hab den ganzen Abend über einer Arbeit eines Kollegen aus Kanada gebrütet. Die hat er heute hier vorgestellt. Er hat Mäuse untersucht, die ebenfalls keine Galaktose in ihre Zuckerketten einbauen können.« Klingt interessant. Nach genau so was sucht er die ganze Zeit.

»Und was hat er herausbekommen?«, drängt Julien den Professor.

»Das Spannende ist, dass er zunächst auch dachte, es wäre ein Zinkproblem. Aber die Zinkwerte der Mäuse waren alle okay.«

Julien Park rutscht unruhig auf seinem Stuhl herum.

»Dafür waren die Manganwerte der Tiere kaum nachweisbar«, fährt der Professor fort.

»Das könnte passen. Mangan ist auch ein Co-Faktor der Galaktoseenzyme. Und das ist bei dem Mädchen noch nie bestimmt worden«, platzt Julien Park heraus. »Bis Sie wieder da sind, könnte ich die Werte schon mal überprüfen lassen.«

»Perfekt, so machen wir das. Dann gehen Sie jetzt mal nach Hause und schlafen sich aus.« Als der Professor mit einem Ploppen vom Monitor verschwindet, greift Julien Park zu seinem Handy und schreibt Ivonne Möller eine Nachricht. Sie soll gleich morgen vorbeikommen. Er braucht Blut und Urin von ihrer Tochter.

Die Türen des Klinikaufzuges schließen sich mit leisem Surren, da zwängt sich der Doktorand noch durch den schmalen Spalt. »Guten Morgen, Herr Professor. Ich hab Sie gerade einsteigen sehen«, sagt Julien Park zu Thorsten Marquardt. Es ist acht Uhr morgens, und Marquardt ist heute zum ersten Mal nach dem Kongress wieder in der Klinik. »Was gibt es denn so Dringendes?«, grinst er den jungen Arzt an.

»Ich hab heute Morgen die Ergebnisse von Ann-Christin bekommen. Die Manganwerte.«

»Und?«

»Der Urin des Kindes ist voller Mangan, und im Blut ist fast nichts nachweisbar. Wir liegen also richtig mit unserem Verdacht. Ann-Christin scheidet das Mangan, das sie über die Nahrung bekommt, mit dem Urin gleich wieder aus. In den Körper gelangt so gut wie nichts davon.«

»Das ist allerdings spannend. Kein Wunder, dass die Galaktoseenzyme da nicht funktionieren«, sagt der Professor zu seinem Schützling. Als er in Julien Parks Gesicht blickt, schauen ihn zwei müde Augen an. »Gut gemacht, Herr Park. Jetzt haben wir die Nuss fast geknackt. Eine Sache müssen Sie aber noch klären, bevor wir den Eltern Bescheid sagen. Diesmal möchte ich, dass alles wasserdicht ist.«

Julien Park fährt sich mit den Fingern durch die Haare, während er ihm zuhört. Dann nickt er.

»Alles klar, ich mach mich gleich an die Arbeit«, sagt er. Als die Fahrstuhltüren sich nach der kurzen Fahrt wieder öffnen, stürmt der Doktorand in Richtung Bibliothek davon.

Zwei Tage und zwei Nächte hat es gedauert, bis er das Rätsel gelöst hat. Es war klar, dass Ann-Christin kaum Mangan in ihren Körper bekommt. Aber warum? Er hat wissenschaftliche Arbeiten gewälzt und Kollegen auf der ganzen Welt befragt. Doch niemand hatte eine Idee. Schließlich ist er selbst draufgekommen. In einer Fachzeitschrift für Genetik hat er einen Artikel entdeckt, in dem US-Wissenschaftler den Bauplan eines Mangan-Transportermoleküls veröffentlicht haben. Als er das gelesen hat, hat er tatsächlich eine Gänsehaut bekommen. Ein Mangan-Transportermolekül! Der Rest war nur noch Fleißarbeit.

Er hat sich hinter seinen Laptop geklemmt und noch einmal die Liste von Ann-Christins Buchstabensequenzen durchgearbeitet. Bis er den Bauplan für ihren Mangan-Transporter entdeckt hat. Als er den Plan dann mit dem des Referenztransporters aus dem Artikel verglichen hat, war alles klar: Die Sequenz des Mädchens ist defekt. Ein genetischer Fehler im Bauplan des Transporters – deshalb gelangt kaum etwas von dem Spurenelement in ihren Körper.

Als der Professor in das enge Behandlungszimmer kommt, schüttelt er gerade die Infusionsflasche, um das Manganpulver in der Kochsalzlösung zu verteilen. »Gut, Sie sind schon so weit. Wie viel Mangan haben Sie denn reingetan?«, fragt Thorsten Marquardt ihn.

»Für den Anfang hab ich zwei Milligramm genommen. Das ist sicher nicht zu viel«, antwortet der Doktorand seinem Chef. Reparieren können Sie das defekte Gen nicht. Deshalb haben sie beschlossen, Ann-Christin das Mangan über den Tropf zu geben. Nach einem ähnlichen Prinzip, wie sie es schon mit der Galaktose getan haben. Viel hilft viel! Doch im Gegensatz zur Galaktose ist Mangan in hohen Konzentrationen giftig.

»Ich bin gespannt«, lächelt der Professor, als er sich in den Infusionsstuhl setzt und Julien Park ihm die Nadel in die Armvene schiebt. Thorsten Marquardt hat sich als Versuchskaninchen zur Verfügung gestellt. Bevor sie das Mädchen behandeln, müssen sie wissen, wie viel Mangan sie ihr geben können, ohne sie in Gefahr zu bringen. Und das wollen sie jetzt im Selbstversuch herausfinden, denn in der Literatur gibt es keine Grenzwerte dazu. Als Julien Park den Plastikhahn am Tropf aufdreht und die trübe Flüssigkeit durch den Schlauch in den Arm des Professors läuft, kann er kaum glauben, was er da tut.

»Wir wissen jetzt wirklich genau, was Ihre Tochter hat, und wir können ihr wahrscheinlich helfen.« Als Professor Marquardt das sagt, glänzen seine Augen vor Stolz, und Julien Park lächelt zum ersten Mal, seitdem sie ihn kennt. Trotzdem fragt Ivonne Möller nach: »Sind Sie auch wirklich sicher?«

»Das sind wir, Frau Möller. Wir haben zwar lange gebraucht, bis wir das Rätsel gelöst haben, aber es gab auch keine Referenz. Ihre Tochter ist die erste Patientin mit dieser Krankheit. Sie ist, so wenig Ihnen das hilft, eine medizinische Sensation.«

Als Ann-Christin sich mit lautem Geschrei in Erinnerung bringt, steht Ivonne Möller auf, beugt sich über den Kinderwagen und gibt ihr mit zittriger Hand das Fläschchen aus der Babytasche. Dann geht sie zurück zu den anderen. Einmal mehr sitzt sie mit ihrem Mann und den beiden Ärzten in der Sofaecke von Professor Marquardts Arbeitszimmer. Aber diesmal ist es anders als sonst. Die Ärzte sind sich ihrer Sache heute sicher. Es gibt eine neue Chance für ihr Baby, das spürt sie.

Nur Carsten ist noch nicht überzeugt. »Ja, aber was hat sie denn nun? Und warum sollen wir ihr jetzt plötzlich Mangan geben?«, fragt er die Ärzte. Carsten ist schwer zu verstehen. Inzwischen räuspert er sich nach fast jedem Wort.

»Bleiben wir bei dem Fließband-Beispiel«, setzt der Professor an. »Wir wussten, dass der Arbeiter, der die Galaktose in die Zuckerketten schrauben soll, schwächelt. Zuerst haben wir gedacht, dass er nur faul ist. Deshalb haben wir viel Galaktose um ihn herumgelegt, damit er leichter mal zupacken kann. Das hat aber nur ein bisschen geholfen.« Der Professor schaut zu seinem Doktoranden.

Der nickt und fährt fort: »Genau. Da haben wir dann vermutet, dass der Arbeiter nicht nur faul ist, sondern dass er nicht richtig funktioniert. Deshalb hab ich in Ann-Christins Genen nach Fehlern in den Bauplänen für den Arbeiter gesucht. Aber die waren völlig in Ordnung.«

»Es war geradezu paradox. Der Arbeiter ist gesund, schraubt aber trotzdem keine Galaktose in die Kette. Herr Park ist dann auf die geniale Idee gekommen, dass dem Arbeiter ja vielleicht sein Werkzeug fehlen könnte«, erklärt der Professor weiter.

»Und im Falle der Galaktose-Arbeiter sind diese Werkzeuge winzige Metallteichen wie das Zink.« Als Julien Park das sagt, schaut er zu Ivonne Möller und zieht entschuldigend die Schultern hoch.

»Und als das Zink dann auch nicht geholfen hat, hab ich durch Zufall auf einem Kongress mit einem Kollegen sprechen können. Der hat Mäuse untersucht, die ein ganz ähnliches Problem haben wie ihre Tochter. Bei denen lag aber kein Zink-, sondern ein Manganmangel vor.«

»Daraufhin hab ich Ann-Christins Urin und Blut untersucht und festgestellt, dass auch sie kein Mangan im Körper hat. Damit war klar, dass wir das fehlende Werkzeug gefunden haben. Mangan«, ergänzt Julien Park.

»Blieb nur noch die Frage, warum? Warum hat Ann-Christin kein Mangan im Körper? Da hat sich der junge Kollege hier noch ein paar Nächte um die Ohren geschlagen, bis er die Lösung schließlich gefunden hat«, strahlt der Professor. Julien Park richtet sich auf und rückt ganz nach vorn an die Kante des Ledersessels: »Ann-Christin fehlt im Prinzip der Lkw, der das Werkzeug zu den Arbeitern in die Fabrik bringt. Ihr Gen für den wichtigsten Mangan-Transporter im Körper ist defekt. Sie leidet an der bisher noch völlig unbekannten Mangan-Transporter-Krankheit.«

»Aber wieso sollte es dann helfen, wenn wir ihr viel Mangan geben? Das kommt doch trotzdem nicht in den Körper, wenn der Lkw dafür fehlt. Oder hab ich da was falsch verstanden?«, fragt Carsten, auf einmal wieder ganz Techniker, und schüttelt den Kopf. Da beugt der Professor sich vor und schaut ihm mit festem Blick in die Augen: »Wir wissen nicht hundertprozentig, ob es klappt. Aber wir wissen, dass es im Organismus noch ein paar andere Mangan-Transporter gibt. So was wie Back-up-Versionen. Und die scheinen bei ihrer Tochter in Ordnung zu sein. Sie könnten in die Bresche springen, wenn wir nur genug Mangan anbieten.«

Ein Jahr ist das nun her. Ivonne Möller lächelt, als sie zwei Spatelspitzen weißes Pulver aus dem Mangandöschen zur Milch in das Babyfläschchen gibt. In der Küche riecht es nach Kaffee und frischen Brötchen. Es ist Samstagmorgen, und sie sitzen zu Hause am

Frühstückstisch. Zu dritt. Pfleger Roy Wuttke brauchen sie schon lange nicht mehr. Seit sechs Monaten hat Ann-Christin keinen Anfall mehr gehabt. Es hat etwas gedauert, bis sich das Mangan in ihrem Körper angereichert hatte. Als der Spiegel in ihrem Blut dann aber endlich gestiegen ist, wurden die Anfälle immer seltener. Bis sie schließlich ganz verschwunden sind.

Am Anfang konnte sie das noch nicht glauben. Nächtelang hat sie wach gelegen, weil sie sicher war, dass es jeden Moment wieder passieren würde. Doch es ist nicht passiert.

Als sie das Fläschchen schüttelt und es darin laut gluckert, dreht ihre Tochter den Kopf. Dann schaut Ann-Christin sie aus ihrem Babysitz an und lacht laut.

»Hast du das gesehen?«, fragt sie Carsten.

»Ja, du hast recht. Das hat sie offensichtlich gehört«, antwortet er, ohne sich zu räuspern. Schon seit ein paar Wochen kann ihr Baby wieder etwas sehen. Wenn sie der Kleinen den braunen Kuschelhasen hinhält, greift sie zielsicher danach. Und nun das.

»Ich hab ja gesagt, heute Morgen hat sie den Hahn vom Nachbarn gehört. Sie hat sich zum Fenster gedreht und gejuchzt, als der gekräht hat«, freut Ivonne Möller sich.

Dann prüft sie mit dem Handgelenk die Temperatur der Milch im Fläschchen und rückt näher an den Stuhl ihrer Tochter. Während sie ihr mit einer Hand das Fläschchen gibt, streichelt sie mit der anderen über den Kopf ihres Babys. Auch die Beule ist kleiner geworden. Ann-Christin hat zwar immer noch einen riesigen Kopf für ihren Körper, aber die Proportionen schieben sich allmählich zusammen. Wenn sie sich weiter so entwickelt, wird der Professor am Ende womöglich recht behalten. Er hofft, dass ihr Baby eines Tages sogar laufen und sprechen wird.

Aber so weit will Ivonne gar nicht denken. Als Carsten zu ihnen kommt und sie beide in den Arm nimmt, spürt sie warme Tränen über ihre Wangen rollen. »Es ist wie ein Wunder«, schluchzt sie.

»Und zum Schluss noch ein plakativer Vergleich, damit Sie sehen, was der Manganmangel anrichten kann. Das ist eine Aufnahme vom Kopf der Kleinen vor der Therapie.« Als der Beamer das Bild von dem durchlöcherten Schädel auf die Leinwand im Tagungssaal wirft, geht ein Raunen durch das Publikum. Der große Saal im Maritim-Hotel von Fulda ist rappelvoll mit Ärzten. Hier findet heute der Höhepunkt der Tagung der Arbeitsgemeinschaft für Pädiatrische Stoffwechselstörungen statt: die Verleihung der Preise für herausragende Forschungen. Vorn auf der Bühne hält gerade einer der Ausgezeichneten seinen Vortrag. Es ist ein junger Arzt aus Münster. »Dr. Julien Park« steht auf dem großen Namensschild am Rednerpult.

»Und so sieht der Schädel heute aus, nach gut einem Jahr Therapie«, sagt der frischgebackene Preisträger und wirft das aktuelle Bild von Ann-Christins Kopf auf die Leinwand. »Die Löcher sind verschwunden. Nicht die kleinste Delle erinnert noch daran.« Als Julien Park unter Applaus das Podium verlässt, ist er dankbar, dass er bei der Lösung dieses Falls dabei sein durfte. Sie konnten dem Mädchen helfen, und sie haben eine neue Krankheit entdeckt. So was passiert in einem Arztleben vermutlich nur ein einziges Mal.

PSYCHOSCHWESTER

Volker Präkelt

Sie joggt nicht gern auf dunklen Wegen. Heute muss es einfach sein. Drei Operationen hintereinander, kaum Durchschnaufen, mit Müh und Not hat sie sich auf ihre Geräte konzentrieren können. Als ihr am Nachmittag die Katheterklemme aus der Hand gerutscht ist, hat keiner mehr schief geguckt. Vor vier Wochen ist sie im OP umgekippt und auf der Intensivstation aufgewacht.

Der eigenen.

Das hat sich herumgesprochen, und seitdem behandeln die OP-Teams sie wie ein rohes Ei.

Als die Werte ihrer Patienten stabil waren und konzentrierte Ruhe im Operationssaal einkehrte, hat sie versucht, die Gedanken ihrer Kollegen zu lesen. Doch die Augen haben nichts verraten. Wer weiß, was sie sich unter dem Mundschutz zugeflüstert haben? Bestimmt haben sie über sie geredet, über Caro.

Konntest du sehen, ob sie sich ins Bein gekniffen hat?

Warum?

Damit sie nicht so oft blinzelt! Ha!

Sie denkt, wir merken das nicht.

Haltet die Klappe. Ihr wisst nichts.

Denkst du, Caro. Denkst du.

Vorbei an der Friedhofseiche schlägt sie den Hohlweg zum Überlaufbecken ein. Ab hier schweigen die Stimmen. Normalerweise. Heute machen sie Überstunden.

Wenn die das rauskriegen, schicken die dich in Rente.

Britta kann dir da auch nicht helfen.

Ich höre nicht mehr zu. Ihr seid nicht mehr da!

Wir sind immer da. Übrigens – durch den Wald würde ich heute nicht laufen.

Aber sie muss da durch, den Rundkurs um das Heidedorf zu Ende bringen. Britta wartet zu Hause.

Ihre Frau.

Bemooste Holzstapel markieren den Eingang zu dem Stückchen Forst, das die alten Leute Hohes Holz nennen. Sie fliegt nur so dahin, und der Boden unter den Laufschuhen fühlt sich gut an.

Zweihundert Meter bis zur Kreuzung mit der Holzbank, auf der sonst die Wanderer die Thermoskanne aufschrauben. Hier geht es zum Waldgasthof. Sie hat die Bank fast erreicht, als die Stimmen durchdrehen. Geradezu überschnappen.

Schau bloß nicht hin, Caro.

Das ist nichts für Augenzappler.

Wirft dich um Monate zurück. Um Jahre!

Was habt ihr denn schon wieder?

Sie übersieht eine Baumwurzel und schlägt lang hin. Vor Schmerz wird ihr übel. Plötzlich umhüllt sie ein ekliger, fauliger Geruch. Sie blickt auf und stößt einen Schrei aus.

Ein Bild wie aus einem brutalen Krimi, gut hundert Meter vor ihr. Ein Mensch hängt kopfüber von einem Pfahl herunter.

Ein schwarzer Mensch.

Sein weißes Hemd blutüberströmt.

Hat er beim Gasthof in der Küche gearbeitet? Handelt es sich um einen Flüchtling, der von rechten Gewalttätern gelyncht wurde?

Sie tastet nach dem Handy.

Na klar, hast du wieder mal vergessen.

Und jetzt?

Musstest ja unbedingt in den Wald rennen wie eine Blöde.

Hört endlich auf! Ich muss sofort …

Sie muss sofort nach Hause, von dort die Polizei anrufen. Aber sie traut sich nicht, an dem toten Mann vorbeizulaufen. Macht kehrt.

Wischt sich beim Laufen die Tränen aus dem Gesicht, kracht fast gegen einen Baum, der krumm gewachsen in den Weg ragt.

Als sie zu Hause angekommen ist, schwer atmend auf den Küchenstuhl fällt und Britta sie fragt, was mit ihr los ist, sagt sie: »Du musst die Polizei rufen, an der Kreuzung im Wald ist jemand ermordet worden.«

1982. Caro Wichelmann ist acht, als es losgeht. Zu jung, um beschreiben zu können, was mit ihr passiert.

Erst der Fieberkrampf bei Omas Geburtstag und dann das Gefühl, eine Faust würde aus ihrem Magen nach oben ragen, durch die Kehle nach oben drücken, von innen unter das Gehirn.

Die Eltern – die Mutter streng, der Vater Lokalpolitiker – rufen den Notarzt. In der Provinz mit den hohen Wäldern und den samtenen Tälern regt man sich nicht übermäßig auf. »Was man nicht haben kann, das hat man auch nicht«, sagt die Großmutter mit dem festen Haarknoten, rührt Honig in den Tee, und alle nicken.

Im Krankenhaus sind sie nett zu ihr. Ihre Blicke sagen: Das hochgewachsene Mädchen mit den dunklen Haaren und den großen braunen Augen spinnt.

Als hätte jemand einen Schalter umgelegt, kommen die Anfälle nun häufiger. Wie Regenwolken ziehen die Kopfschmerzen auf, einmal in der Woche. Dann verkriecht sie sich in ihrem Zimmer, zieht die Vorhänge zu und presst die Finger vor die Augen.

Ihr kleiner Bruder bekommt das mit. Er ist zwei Jahre jünger, und wenn das selbst gemalte Verbotsschild vor Caros Tür hängt, hält man sich besser daran.

Zum Familienproblem wird es, als es mit den Augen losgeht. Ständig die Sache mit dem Zwinkern, sagt die Mutter den Nachbarn, den Verwandten. Als wollte das Kind mich ärgern. Mich blamieren, mich bestrafen, allen vorführen, dass ich sie schlecht erzogen habe. Dabei hat die Mutter sich so viel Mühe gegeben. Dann dekoriert sie wieder die Hummel-Figuren um, auf die sie so stolz ist – Keramiknachbildungen von perfekten Kindern mit großen Augen.

Caro will nicht ungezogen sein. Sie kämpft gegen das, was sie Macke nennen.

Oder Marotte.

Am Essenstisch, in der Schule und in der Kirche.

Als Mutter und Tochter Wichelmann am Sonntag der Predigt lauschen, überfällt Caro das nervöse Zwinkern. Vor den Augen des Pfarrers. Zur Strafe gibt es Kniffe unter der Bank. So kräftig, dass sie wochenlang blaue Flecken hat.

Trotz der Anfälle ist sie eine gute Schülerin. Doch von Jahr zu Jahr wird die Sache mit dem krampfhaften Blinzeln schlimmer.

Inzwischen ist sie vierzehn.

»Im Kopf stimmt was nicht«, raunt der Kinderarzt mit der Eulenbrille und schaut die Mutter an, als wäre Caro gar nicht im Sprechzimmer. Er stellt eine Überweisung zur Neurologin aus.

Die hört sich das erst mal an, in aller Seelenruhe. Stellt Fragen. Meist antwortet die Mutter. »Zwangserkrankung« und »Tic«, diese Worte schnappt Caro beim Rausgehen auf. Sie soll ein Medikament nehmen, das unwillkürliche Bewegungen der Gesichtsmuskulatur verhindert. Davon bekommt sie Schwindel und Übelkeit.

Das Blinzeln bleibt.

Dreißig- bis fünfzigmal am Tag. Wenn es geht, betäubt sie die Augen mit kaltem Wasser und schließt sich in einem Klo ein, bis es besser wird. Sport hilft – Aerobic, Trampolinspringen und Laufen. Vor allem Schwimmen. Wenn sie im Städtischen Hallenbad ihre Bahnen zieht, fühlt sie sich wohl. Im Wasser ist sie vor den Anfällen sicher.

Doch die werden von Monat zu Monat stärker. Wenn der Kopf wieder schmerzt, kommt es ihr vor, als wollte das Gehirn herausflutschen.

Durch die Augen.

Bevor es losgeht, schwitzt sie stark und bekommt einen roten Kopf. Dann sagen die Freundinnen »Osram« zu ihr und lachen.

Sie lacht mit.

Am Klingelschild stehen zwei Namen: Britta & Caro. Caro klingelt Sturm. Sie ist eine große Frau mit kurzen braunen Haaren und einem durchtrainierten Körper. Sie hat sich an Wasserfällen abgeseilt, ist mit dem Kanu durch wilde Flüsse gepaddelt und mit dem Mountainbike steile Hügel hinuntergedüst. Alles für den Kick.

»Total bekloppt«, nennt Britta das.

Doch das, was sie eben im Wald gesehen hat, hat Caros Adrenalin wirklich in Wallung gebracht.

»Wo ist das verdammte Telefon?«, fragt sie. Sie tigert durch die Wohnküche und ist kaum zu beruhigen. Draußen ist es dunkel. Die Solarleuchten am Teich sind weiße Kugeln, die ihren Augen wehtun. Sie zieht die Vorhänge zu.

Britta – blond, kurze Haare, eher der mütterliche Typ – atmet tief durch. Sie unterrichtet an einer Sonderschule und kann mit Stress umgehen. »Bist du dir ganz sicher, was du gesehen hast, Liebes?«

Sie stellt die Kochplatte aus und setzt den Topf auf den Untersetzer. Der Tisch ist gedeckt. Eigentlich wollten sie heute Abend über ihren gemeinsamen Kinderwunsch sprechen.

»Na logo habe ich das gesehen! Alles voller Blut.« Caro klammert sich am Küchenstuhl fest. »Ich hab doch keinen an der Waffel!«

»Sagt ja auch keiner«, beruhigt Britta. Sie kennt Caros Macken. Ihre Angst, einen Fahrstuhl zu betreten. Die Panikschübe und die Stimmen, die aus dem Nichts kommen.

Es ist noch nicht lange her, da sind sie zu viert auf dem Hamburger Dom gewesen und haben ewig in der Schlange gestanden. Vor dem Airwolf, der kreischende Besucher im Fünf-Minuten-Takt in den Nachthimmel schleudert. Als endlich eine Gondel frei ist, macht Caro eine Szene und will sofort nach Hause. Auf dem Rückweg lamentiert sie, dass es auf dem Heiligengeistfeld keine Fluchtwege gibt. Wenn wirklich mal was passiert, kommt doch da kein Rettungswagen durch!

Natürlich hat Caro keinen an der Waffel, findet Britta. Aber wenn die Seelenklempner recht haben? Vor einigen Wochen erst hat Britta ihre Frau aus einer Psychoklinik abgeholt. Das war der absolute Tiefpunkt.

»Weißt du was?«, fragt Britta. »Wir essen schnell etwas, und dann fahren wir noch mal los. Mit dem Auto. Schauen uns die Stelle an, wo es passiert ist.«

Caro sackt auf dem Stuhl zusammen und drückt die Handballen in die Augenhöhlen.

»Ist gut«, antwortet sie. Sie steht ruckartig auf. »Wollen wir gleich los? Essen können wir später.«

Wir sind gespannt, was wir da zu sehen bekommen.

Vielleicht hat sie ja selbst etwas mit dem Mord zu tun?

Wäre schon möglich, als Psychoschwester.

Ihr bleibt hier und schweigt, verdammt noch mal!

Arztbericht Krankenhaus Mara, Bielefeld (2013)

> Die Patientin berichtete, dass sie seit dem 8./9. Lebensjahr nach einem hochfieberhaften Infekt erstmalig ein vom Bauch aufsteigendes komisches Erregungsgefühl verspürt habe, das in einen starken Kopfdruck überging. Dabei hat sie mit den Augen gezwinkert, damit sie die starke Kopfspannung unterbrechen konnte. Diese Zustände haben 2 Minuten angedauert. Im 11. Lebensjahr kam es erstmals zu einer neurologischen ambulanten Abklärung. Es wurde als Augen-Tics gewertet. Nach Einnahme von Tiapridex für sechs Wochen zeigte die anfallsartige Symptomatik keine Besserung.
>
> Frau W. berichtete, dass ihre Zustände nicht ernst genommen worden seien, besonders von ihrer sehr strengen Mutter nicht, und dass solche Zustände bis zu 20-30mal am Tag auftreten könnten, besonders in Aufregungssituationen. Manchmal habe sie auch Parästhesien (Ameisenlaufen) auf der linken Körperhälfte gespürt. Selten habe sie auch akustische Halluzinationen mit Stimmen gehört, die meistens von der rechten Seite kommen.

Ein reines Wunder, dass aus dem Kind etwas geworden ist. Dass Caro trotz allem ein astreines Abitur hingelegt hat. Nun will sie auch noch Medizin studieren. Mit ihrem komischen Augenzappeln.

Ist die nicht selbst ständig beim Arzt?

Doch.

Und irgendwie auch fasziniert davon. Als Teenager verpasst Caro im Fernsehen keine Folge vom »Krankenhaus am Rande der Stadt«, fiebert mit bei Herzmassage und Notoperation, sieht sich mit

Arztkittel und Stethoskop um den Hals. Aus der Stadtbücherei besorgt sie sich Bücher über berühmte Ärzte.

Ärztin oder Stewardess, sagt sie ihrer Mutter.

Dann lieber Medizin.

Den Numerus clausus überspringt sie locker, auch wenn die ZVS (Zentrale Vergabe der Studienplätze) sie nach Halle an der Saale schickt. So weit war sie noch nie von zu Hause weg. Sie lernt gut. Gleichzeitig verbessert sie ihre Kunst, das Blinzeln zu überspielen.

Zwinkern, Hüsteln, die Zähne aufeinanderbeißen, Gesicht und Augen reiben, sich selbst kneifen, die Schultern anspannen und die Zehen verkrampfen. Bei Lehrveranstaltungen und besonders bei Prüfungen krallt sie die Fingernägel in die Handflächen.

Ärzte lernt sie natürlich auch kennen. Sie traut sich sogar, einigen von dem zwanghaften Blinzeln zu erzählen. Und von den grässlichen Kopfschmerzen.

»Ach, Frau Wichelmann«, sagt einer. »Sie sind eine junge Medizinerin – und da wir nun gerade Neurochirurgie als Fach haben, ist es doch klar, dass Sie Ihre eigenen Probleme in diesem Licht sehen. Als Nächstes kommen Sie mir noch mit einem Hirnstamminfarkt.«

Sie fühlt sich nicht ernst genommen. Einer glaubt an eine psychosomatische Erkrankung. »Da haben Sie wohl was im Gepäck!« Die strengen Eltern vielleicht, die immer so genau hinschauen und selbst von eiserner Gesundheit sind?

Ein anderer vermutet eine Tic-Störung – eine Hirnerkrankung, bei der unwillkürlich immer wieder motorische Bewegungen auftreten. Wie Zuckungen.

Sie beginnt eine Therapie. Schluckt Antidepressiva. Sucht andere Ärzte auf. Auf die Idee, mal ihren Kopf zu untersuchen, ist bisher niemand gekommen. Wieso hört ihr eigentlich keiner zu?

Stattdessen weitere Medikamente. »Ich war die wandelnde Rote Liste«, sagt sie später.

Nach einer Zwischenprüfung muss sie erst mal wieder runterkommen. Das ist schwer, wenn die Kommilitonen ausgelassen um sie herumspringen und Pläne für das Wochenende schmieden. »He Caro, was ist mit deinen Augen los? Sind die Kontaktlinsen zu trocken?«

Sie ist froh über die lässig hingeworfene Vermutung und nickt eifrig. »Ich muss nur noch mal aufs Klo, die Dinger neu einsetzen. Geht schon mal vor.«

Einen Moment innehalten.

Um nicht aufzufallen, studiert sie die Plakate am Aushang. Zimmer gesucht, kaputtes Fahrrad zu verschenken, das Übliche. Und dann dieser Zettel:

Wichelmann – in zehn Minuten werden wir dich grillen!

Dann bist du wohl tot!

Eine Kommilitonin klopft ihr auf die Schulter. »Und, kommst du jetzt mit zum Paddeln?«

»Wie bitte?«

»Na, du starrst doch auf den Flyer.«

Sie schaut noch einmal genau hin.

Wahlparty – zehn Minuten wählen, dann grillen!

Dein Kreuz für Liste rot!

»Nein«, sagt Caro und verkrampft die Zehen dermaßen, dass es wehtut. »Ich muss am Wochenende nach Hause. Meine Mutter, weißt du …«

Du musst die Sache selbst in die Hand nehmen, hat eine Freundin gesagt. Endlich ein MRT. Bei einer Neurologin hat sie darauf bestanden. Auch wenn sie große Angst hat. Sie traut sich ja nicht mal in einen Fahrstuhl. Und jetzt in die Röhre?

Caro ist zwanzig, hat Halle an der Saale den Rücken gekehrt und studiert in Lübeck. Die Hansestadt gefällt ihr gut, und ihr Heimatdorf ist zu weit entfernt, um jedes Wochenende nach Hause zu fahren. Obwohl ihre Mitbewohnerin bei jeder Gelegenheit sagt, dass man seine Heimat immer mit sich herumträgt.

Stimmt ja auch.

Gestern hat die Mutter angerufen: Caros Bruder will jetzt auch Medizin studieren. In ihren Fußstapfen, na so was!

Jeden Tag fällt es ihr schwerer, die Anfälle zu überspielen – mittlerweile vierzig bis sechzig pro Tag. Ihr Leben ist minutiös getaktet. Nur nichts Unvorhergesehenes, es ist schwer genug, die Uni-Termine zu überstehen.

An manchen Abenden hat sie Wunden in den Handinnenflächen, so fest hat sie die Fingernägel ins Fleisch gedrückt. Aber das hilft. Die Kommilitonen sprechen sie kaum noch auf die Zwinkermacke an. Und wenn, hat sie ihren bunten Strauß an Ausreden parat: Kontaktlinsen, Migräne, Party – »mein lieber Schwan, war das eine lange Nacht«.

Dabei geht sie nur selten auf Partys.

Jetzt sitzt sie im Wartezimmer des Lübecker Radiologen, starrt auf ein Wandbild mit weißen Säulen, roten Bougainvillea und azurblauem Meer und betet zum lieben Gott: »Bitte, lass mich was Schlimmes haben.« Einen Gehirntumor zum Beispiel, der noch nicht gestreut hat. Den man operieren kann. Dann wäre es einfach mal vorbei, und sie hätte es schriftlich:

Ich – bin – doch – nicht – verrückt.

Oder?

Wart's ab, Caro.

Die Autoscheinwerfer hängen den Tannen lange Schatten an. Von irgendwoher, tatsächlich, kommt der Ruf eines Käuzchens. Fehlt nur noch der Nebel.

»Nun lass den Kopf nicht so hängen«, sagt Britta. »Ist doch gut, dass nichts passiert ist.« Sie sitzt am Steuer des gemeinsamen Kombis und schaltet das Fernlicht ein.

Vor dem Auto hockt Caro wie eine Spurenermittlerin ohne Leiche. Sie starrt ein verrostetes Vorfahrtsschild an und sagt kein Wort.

Psychoschwester!

Wir haben dich gewarnt.

Lauf nicht durch den Wald, haben wir gesagt.

Ja, vielleicht hätte ich auf euch hören sollen.

Dass du das mal endlich zugibst, Caro.

»Beschreib mir einfach, was du siehst«, sagt Britta, ganz die Sonderpädagogin. Caro fährt sich mit den Händen durch die Haare. »Na ja, da ist dieses Stoppschild. Und darunter steht ein schwarzer Motorroller, weiß der Henker …«

»… wer den da abgestellt hat«, ergänzt Britta. »Ich würde sagen, die Farben Rot und Schwarz … und dazu die zunehmende Dämmerung. Nach dem Laufen viel Adrenalin im Blut – da kann man schon mal …«

»… aus einem kaputten Motorrad eine Leiche machen.« Caro steht auf. »Danke, dass du mitgekommen bist, Britta. Lass uns fahren.« Ihre starke Körperspannung ist wie verflogen, sie steigt ein wie eine alte Frau.

Fünf Minuten sind es bis nach Hause. Auf dem Weg sprechen die beiden kein Wort.

Das MRT ist die reinste Qual gewesen, ein Sarg ist gemütlicher, das hat schon die Oma gesagt. Caro muss alle inneren Dämonen bekämpfen, um nicht schon nach fünf Minuten den Notknopf zu drücken. Aber dann würde alles noch mal von vorn losgehen. Und kämpfen, verflucht noch mal, das kann sie.

Sie macht Konzentrationsübungen.

Mag-net-re-so-nanz-to-mo-graf.

Sie denkt ans Schwimmen, lässt sich ins Wasser gleiten, und nach zehn Bahnen atmet sie wieder ruhig.

Der Befund ist eine Enttäuschung.

Kein Gehirntumor.

Stattdessen eine kleine Vernarbung in der linken Gehirnhälfte.

Sie fragt nach. »Das hat man schon mal«, sagt die Ärztin. »Ein Zufallsbefund, kein Grund zur Sorge.« Caro wartet auf eine Erklärung. Eine Vermutung zum Beispiel, dass sie als Kind so etwas wie eine Hirnhautentzündung hatte. Doch da kommt nichts. Wie auch. Davon wüsste sie ja, wenn da was dran sein sollte, wäre sie doch damals ins Krankenhaus gekommen.

Natürlich geht sie der Sache nach. Befragt einen ihrer Dozenten, den Neurochirurgen. »Ich hab da eine gute Freundin, bei der man beim MRT eine leichte Vernarbung festgestellt …«

Der Experte hört sich das an und lächelt weise. Hat er eine Ahnung, von wem Caro spricht? »Wissen Sie, junge Frau«, sagt er und tippt sich mit dem Finger an die Nasenspitze. »In der Neurochirurgie gehören Narben am Gehirn zum Alltag. Bei vielen Menschen haben sie keinen Krankheitswert. In der Regel besteht diesbezüglich kein Handlungsbedarf.«

Verdammt, ausgerechnet jetzt muss sie blinzeln. Sie schaut auf den Boden, rammt die Fingernägel in die Handballen. Dem Spezialisten entgeht das nicht.

»Wenn ich Sie wäre«, sagt er, »würde ich es mal mit einer Botox-Therapie versuchen. Das könnte helfen, die Lidmuskeln zu entkrampfen.«

Jetzt wird sie auch noch rot.

Osram!

Feuerwehr, Landfrauen, Schützen – wer in der beschaulichen Gemeinde westlich von Lüneburg lebt, tut gut daran, die lokalen Institutionen zu respektieren. Rund um die Heimat von Neandertalern und Heideköniginnen gibt es reetgedeckte Ausflugslokale und ein Hügelgrab aus dem 3. Jahrtausend vor Christi. Im Zentrum erinnert ein Findling an die Dorferneuerung.

Zur einzigen Hausarztpraxis fährt man ortsauswärts, lässt Netto-Markt und Friseursalon links liegen. Patienten parken an der »Gyrospfanne«, dem Lokal des Griechen. Von dort aus sind es nur ein paar Schritte zur Gemeinschaftspraxis Karimi und Doobe.

Dr. Christian Doobe ist 2010 in das Heidedorf gezogen. Die Patientin, die gerade zum ersten Mal vor seinem Schreibtisch sitzt und eine lange Geschichte erzählt, ist auch keine Einheimische.

Caro ist inzwischen fünfunddreißig Jahre alt und arbeitet als Anästhesistin in der Kreisstadt. Zur Arbeit fährt sie mit dem Pkw, an manchen Tagen auch mit den öffentlichen Verkehrsmitteln.

Das sind die Tage mit den Panikattacken.

Mit Bus und Bahn braucht sie gut eine Stunde ins Krankenhaus. Wenn sie nach vielen Stunden im OP zurückkehrt, ist das Dörflein in der Heide eine Oase für sie. Hier lebt sie mit Britta in einem Haus mit Blick auf die Felder.

Im Keller steht ein rotes Schlagzeug. Wenn alles mal wieder zu viel wird, ist eine Stunde trommeln das Beste, um Druck abzulassen.

Caro fühlt sich von Christian Doobe auf Anhieb verstanden. Endlich einer, der ihr zuhört. Sein Kuli flitzt über den Block, hin und wieder rückt er die Brille zurecht, kann gar nicht so schnell schreiben, wie sie erzählt. Er kritzelt und staunt, welche Krankengeschichte sich da entfaltet.

Mit verblüffenden Therapieansätzen.

Sie hat noch in Lübeck gelebt, als sie sich zu einer Botox-Therapie überreden ließ. Nach inzwischen achtzig Blinzelattacken pro Tag.

»Botulinumtoxin in den Musculus orbicularis oculi«, notiert der Hausarzt und fragt, ob das zu einer Verbesserung geführt habe. »Prinzipiell ist es eher schlimmer geworden«, antwortet Caro und kneift die Augen zusammen. »Ich konnte ja nicht mehr zwinkern, wenn ich wollte.«

Das ist neun Jahre her und nur eine von vielen Episoden auf der langen Suche nach einer Diagnose.

Christian Doobe macht sich noch mehr Stichpunkte: Blutzuckertagesprofil, Tiapridex, Johanniskraut, Valium, Psychotherapie, Antidepressiva gegen Verstimmung, Neuroleptika gegen Wahnvorstellungen. Ein MRT ohne mit Befund, aber ohne Folgen, immer wieder Verdacht auf Tic-Störung …

Moment.

Er setzt die Brille ab und schaut seine neue Patientin an. »Die Tic-Störung, Frau Wichelmann, ist doch eigentlich eine Erkrankung des Kindes- und Jugendalters.«

»Ich weiß«, antwortet Caro auf akademischer Augenhöhe.

»Geht oft im Grundschulalter los, und dann verliert es sich.«

»Bei mir nicht.«

Dr. Christian Doobe schaut sie an. »Wollen wir den Fall noch einmal aufrollen?«

»Und was heißt das?«

Der Hausarzt zögert einen Moment, als würde er plötzlich darüber nachdenken, dass er über tausend Patienten in seiner Kartei stehen hat. Dann sagt er: »Neustart.«

Als er nach Hause radelt, denkt er über die neue Patientin nach. Er könnte sich das Röntgenbild kommen lassen, mit der vermeintlichen Vernarbung an der linken Gehirnhälfte. Oder war es die rechte? Aber das ist schon über zehn Jahre alt, mittlerweile hat sich viel getan, die Geräte arbeiten mit ganz anderen Auflösungen.

Also ein neues MRT. Möglicherweise lässt sich jetzt etwas Konkreteres erkennen, eine Raumforderung, die auf bestimmte Teile des Gehirns drückt.

Und das zwanghafte Blinzeln? Was soll er davon halten? Sind das wirklich Tics? Christian Doobe hat während seines Studiums auf einer Station mit Tic-Patienten gearbeitet.

Die waren alle noch nicht volljährig.

Und wenn es sich um ein Tourette-Syndrom handelt? Salopp gesagt, die Steigerung von Tic. Mehrere Tics, meist verbunden mit vokalen Ausrastern, die das Bild dieser Patienten in der Öffentlichkeit geprägt haben.

Vielleicht hat Caro Wichelmann ihm ja nicht alles erzählt.

Er radelt an einem Kinoplakat vorbei: »Vincent will Meer«. Ein Film über einen Tourette-kranken jungen Mann, der mit der Asche seiner verstorbenen Mutter durch Europa reist. Ein Kollege hat ihm davon erzählt und gleich mal fachliche Kritik geübt: Das kann ja wohl nicht wahr sein, dass dieser Siebenundzwanzigjährige vor dem Tod seiner Mutter noch nie medizinisch untersucht wurde! Dass man seine Krankheit jahrelang nicht diagnostiziert hat!

Wie bei Caro.

Hallo Psychoschwester, wieder schön eng in der Röhre?

Wir denken, das hättest du dir sparen können.

Immerhin ein neues MRT. Und jetzt Ruhe.

Tic, tic, tic – sagt der Neurologe.

Tack. Tack. Tack.

Caro bearbeitet ihr rotes Schlagzeug. Sie lässt Becken und Hi-Hat zischen und wirbelt auf den Tom-Toms. Irgendwann vereinen sich Schläge und Tritte zu einem knallharten Beat.

Dum. Dum, Dum.

Die Bass Drum immer auf zwei und vier. Lauter und lauter; wenn sie noch fester zutritt, braucht sie bald eine neue Fußmaschine.

Es ist aber auch zum Haareausraufen.

Der Neustart hat ihr so viel Hoffnung gemacht, und jetzt scheint alles wieder von vorn loszugehen. Immer die gleiche Leier. Der Neurologe zum Beispiel, zu dem sie Dr. Doobe geschickt hat – es ist nicht zu fassen, auch der glaubt an eine Tic-Störung.

Okay, an dem Tag, an dem sie sich bei ihm vorgestellt hat, war sie extrem schlecht drauf. Auch wenn Britta an ihrer Seite war. Unsicher hat Caro gewirkt, hat nervös wie bei einer Prüfung gegen das Blinzeln angekämpft und die Hände nicht still halten können.

»Soso.« Der Neurologe hat sich das in aller Seelenruhe angeschaut. »Wie sie jetzt vor mir sitzen und mit den Händen nesteln und unruhig sind und zwinkern und so, kann es sich auch um ein Tourette-Syndrom handeln.« Er lehnt sich zurück, mit dem Anflug eines kollegialen Grinsens. »Nur ohne obszöne Worte.«

Arschloch.

Am liebsten hätte sie gleich ein paar wirklich schlimme Worte herausgekramt und stereotyp wiederholt, um ihn aus seiner bräsigen Ruhe zu bringen.

Arschloch. Arschloch.

Oft genug hat sie Tourette-Patienten erlebt. Wie die herumzappeln, Hooligans ähnlich, die der gegnerischen Mannschaft die immer gleichen Sprüche entgegenschleudern. Fiese Worte, die ihnen ihre kranken Köpfe eingeben.

Aber diese Menschen haben doch nichts mit ihr zu tun!

Glaubst du, Caro.

Und wenn wir gerade von kranken Köpfen sprechen …

Haltet die Klappe!

Caro hämmert so heftig auf die Snare Drum, dass der Stock Dellen im Fell macht. Jede Delle ist ungefähr so lang wie das Ding, das sie beim MRT entdeckt haben. Eine kleine, knapp einen Zentimeter große Veränderung im rechten Schläfenlappen.

Pustekuchen.

Der Befund ist wieder nicht eindeutig, sagt Dr. Doobe.

Ist es die alte Narbe? Oder eine andere?

Ein Hämatom? Aber woher soll das kommen?

Nach Krebs sieht es nicht aus.

Aber nach einer Raumforderung, die etwas auslösen kann – zum Beispiel Epilepsie?

Mitten im Takt lässt sie die Stöcke sinken. Steht auf und wirft den Beckenständer um.

Britta hat recht.

Caro sollte zu ihrem Bruder nach Süddeutschland fahren. Der arbeitet als Chirurg in einer Uniklinik und hat schon mit einem Radiologen gesprochen. Er kennt die Unterlagen, weiß alles über die Krankheit seiner Schwester.

Fast alles, Caro. Fast alles.

Oder hast du ihm etwa von uns erzählt?

Caros Bruder sieht aus wie die Taschenbuchausgabe seiner Schwester. Die gleichen Augen, das energische Kinn. Nur schmaler, ohne Schwimmerkreuz und Kummerspeck, den sich Caro in den letzten Jahren zugelegt hat. Trotz Laufen und Extremsport. Nett und unauffällig wirkt er im weißen Arztkittel, ein ruhiger Typ, der seinen Weg im Windschatten der wilden Schwester gegangen ist.

Zwei Semester Jura studiert, nach einigen Praktika im Krankenhaus dann umgesattelt. Nebenher macht er eine Weiterbildung zum Gefäßchirurgen.

Als Kind hat er ihr Blinzeln für eine wunderliche Macke gehalten. Oder für schlechtes Benehmen, kein Wunder, wenn Caro ständig eins überbekam von der strengen Mutter. Erst im Medizinstudium hat er verstanden, dass eine Erkrankung dahinterstecken muss, möglicherweise ein schweres Kaliber.

Bruder und Schwester haben sich aus den Augen verloren, sehen sich eher bei Familienfeiern als bei gegenseitigen Besuchen. Aber im Krisenjahr seiner Schwester, 2011, ist der Chirurg bestens informiert, hat abends oft am Telefon gesessen und sich von Caro alles haarklein erzählen lassen.

Und manchmal sogar von Britta.

Jetzt hocken die drei – der kleine Bruder, die große Schwester und ihre Ehefrau – vor dem Bildschirm des Neuroradiologen. In

Unterfranken geht währenddessen die Welt unter; Gewitterregen prasselt wie Trommelfeuer auf das flache Gebäude.

Der Facharzt zeigt mit dem Filzstift auf eine kleine, verschwommene Stelle, für einen Laien kaum sichtbar. »Diese Läsion könnte Epilepsiepotenzial haben.«

»Das heißt, sie löst Epilepsie aus?« Caro schaut ihren Bruder an. »Also ist das Blinzeln …« Sie ist so aufgeregt, dass sie den Gedanken nicht zu Ende führt und gleich zum nächsten springt. »Wenn man die wegoperiert, dann …«

Der Experte hüstelt. Vielleicht glaubt er, er hat sich zu weit aus dem Fenster gelehnt. »Was ich sagen will, werte Kollegin – das hier auf dem Bildschirm ist zunächst nicht mehr als ein Vorhandensein, ein organisches Korrelat …«

»Ein was?«, fragt Britta.

»Ein Anzeichen für die geäußerten Beschwerdesymptomatiken. Einfach gesagt, dass es sich bei den Beschwerden Ihrer Frau vermutlich nicht um eine Tic-Störung handelt.« Er steht auf. »Aber da ist noch etwas.«

Caro kneift die Augen zusammen. Selbst Britta wird nervös. »Nun machen Sie es nicht so spannend.«

Der Neuroradiologe scheint den Moment auszukosten. »Der suspekte Tumor sitzt im Mandelkern.«

»Amygdala«, ergänzt Caros Bruder.

Britta schaut verständnislos von einem zum anderen.

»Angstzentrum«, übersetzt Caro.

»Genau«, sagt der Radiologe. »Jetzt sind die Neurologen gefragt.«

»Wie weit ist das von uns aus?«

Caro zeigt auf den Fernseher. In einer Gesundheitssendung geht es um die Behandlung von Epilepsiepatienten in einer ostdeutschen Klinik. Um Gehirnoperationen. Ein Chirurg sagt etwas in die Kamera, preist eine Methode an, und er macht das sehr vertrauenerweckend.

Britta schnappt sich ihren Laptop und checkt die Entfernung. »Drei Stunden mit dem Auto?« Sie ist sich nicht sicher. »Wollen wir da hin?«

»Die Kollegen an der Uniklinik da haben einen guten Ruf. Haben die gesagt.«

In diesem Moment scheint der letzte Sonnenstrahl durch das kleine Fenster. Ein Sommertag geht zu Ende, und irgendwie fühlt sich das gut an.

Genau.

Caro wird einen Termin vereinbaren, die Spezialisten werden Spezialuntersuchungen machen und eine Spezialdiagnose stellen. Und dann wird das Dings da oben von Mr. Superchirurg wegoperiert.

Klingt nach einem Plan.

Bevor es losgeht, die Reisetasche steht schon gepackt im Spind, schmeißt sie eine Runde Kaffee und Kuchen. Die Kollegen mit den grünen Kitteln wünschen Glück, sie haben viel mitbekommen. Caros Gesundheitsprobleme, den langen Schatten ihrer Familiengeschichte. Sie haben nicht gepetzt, als sie mit dem Mofa in den Graben gefahren ist, und sich ohne Getöse um sie gekümmert, als sie im OP umgekippt ist. Haben dafür gesorgt, dass sie an der Partnerklinik gründlich durchgecheckt wurde.

Ohne Befund.

Jetzt sollen es die Experten richten. Und das werden sie auch. »Rechnet nicht so schnell mit mir«, sagt Caro. »Ich werde garantiert operiert, wir haben jetzt den Grund gefunden.«

Wirklich, Caro?

Wer's glaubt, wird selig.

Mit zunehmendem Glauben werden die Stimmen wieder laut. Steigern sich zu einem Chor wie in einem Theaterstück von Sophokles, als sie mit dem Pkw auf der Autobahn unterwegs ist.

Hast du das Schild gesehen? Fünf Kilometer bis zur Raste.

Direkt davor ist die Brücke.

In fünf Minuten bist du tot.

Geht ganz schnell, Gaspedal und Augen zu.

Gebt ihr dann endlich Ruhe?

Noch tausend Meter.

Fällst du in den Graben, fressen dich die Raben …
Fährst du vor die Brück', gibt es kein Zu…
Nein!

Sie bremst ab, setzt die Warnblinker und fährt auf den Seitenstreifen. Die Brücke ist in Sichtweite, ein Graffiti-Kopf bleckt die Zähne und grinst sie an.

Sie ruft Britta an.

»Was ist los, Liebes?«

»Nichts weiter. Ich wollte nur deine Stimme hören.«

Mediziner, die Kollegen behandeln, lassen sich in zwei Gruppen einteilen. Die einen sehen ihr krankes Gegenüber als akademischen Sparringspartner, ziehen deren Verdachtsdiagnosen ernsthaft in Erwägung.

Gruppe zwei zieht eine Schublade auf, etikettiert mit der Aufschrift Medizinstudenten-Syndrom. Nosophobie, die kleine Schwester von Hypochondrie, klingt noch besser: in diesem Fall die Angst von Medizinern, intensiv studierte Krankheiten selbst zu haben. Die davon Betroffenen deuten natürlich alle Symptome falsch, klarer Fall, die armen Irren.

Caro hat beide Arten von Ärzten getroffen.

Noch nicht erlebt hat sie, dass eine MTA, eine Kollegin gewissermaßen, sie so schlecht behandelt.

Sie befindet sich in einem Behandlungsraum, vor lauter Weiß und Chrom und greller Beleuchtung so hell, dass es in den Augen schmerzt. Überall Monitore und Tastenfelder, kleine Lämpchen mit grellen Farben. Die dünnen Drähte vor ihrer Nase sollen ins Gehirn gesteckt werden, invasive Diagnostik, fünf Zentimeter unter die Haut unterhalb des Jochbeins. Das tut schon vom Hinsehen weh. »Wie wäre es denn mit einer Betäubung?«, fragt Caro.

»Nicht nötig«, sagt die EEG-Schwester. Sie wirkt zufrieden mit ihrer Arbeit und zeigt Caro einen der dünnen, biegsamen Stäbe. »Die werden durch die beiden Kieferäste gelegt und enden in der Nähe der Schädelbasis. Mithilfe von Führungsstäben kommen wir in die Nähe des …«

»Tumors?«

»Des vermeintlichen Tumors.«

Caro bricht der Schweiß aus. »Ist das nicht eine Technik von gestern? Ich meine, macht man das überhaupt noch? Sie könnten doch auch Elektrodenplatten …«

»Sorry, da führt leider kein Weg daran vorbei. Vor allem, wenn das MRT keine eindeutigen Ergebnisse geliefert hat. So, jetzt einfach mal die Zähne zusammenbeißen.«

Caro beißt die Zähne zusammen. Das MRT hat sie auch überstanden. Immer schön konzentrieren.

E-E-G-Mo-ni-to-ring mit Sphe-noi-dal-elek-tro-den.

Als Belohnung gibt es hoffentlich die Antwort, ob die verdammte Stelle da oben nun Epilepsiepotenzial hat oder nicht.

E-pi-lep-sie-po-ten-zi-al.

Betäubung nicht nötig – ein schlechter Witz. Die Untersuchung tut höllisch weh, keine Ahnung, woran es liegt. An der MTA oder an ihr selbst. Hinterher schmerzt der Kiefer tagelang, die blauen Flecke sind nicht zu übersehen. Gebracht hat es nichts: keine Ausschläge, kein Krampfpotenzial.

Die Woche in der Spezialklinik ist gespickt mit Terminen. Von Tag zu Tag schwindet die Hoffnung.

Schlafentzugs-EEG.

Wieder nichts.

Ein EEG mit Videokamera.

Auch nichts.

Eine Woche leidet sie nun vor sich hin, die Laune ist im Keller, und der Kiefer schmerzt. Sie ärgert sich über die eine oder andere Fachkraft und sagt das auch.

Die Koryphäe aus dem Fernsehen hat sie noch nicht zu Gesicht bekommen.

Britta ist gerade zu Besuch, als der Oberarzt vorbeischaut und mit Fragen gelöchert wird. »Kann man nicht eine Epilepsie haben, auch wenn das EEG keinen Krampf aufgezeichnet hat?«

»Möglicherweise ja.« Er blättert in der Krankenakte. »Aber Sie und ich, wir sind doch Ärzte. Halten uns an Fakten. Solange wir nichts haben, können wir auch nicht handeln.«

Er klebt einen Post-it auf ihren Nachttisch. Mit einem Termin. »Wollen wir uns morgen mal in Ruhe unterhalten? Über eine Alternative?«

»Welche Alternative?«, fragt Britta.

Caro blinzelt. Ballt die Hände zu Fäusten, so fest, dass man die Knöchel weiß durchscheinen sieht. Gleich wird es wieder losgehen. Das kribbelnde Gefühl aus dem Magen ist der Vorbote. Gleich wird sie auftauchen, die Welle, die den Kehlkopf überschwemmt und deren Gischt unters Gehirn klatscht.

Unter Wasser, allein in einem rauen Meer, und alle Systeme spielen verrückt. Und keine Elektroden, die den Anfall aufzeichnen können.

Britta umschließt Caros Faust mit ihrer Hand.

Gar nicht so übel hier. Schönes Spätsommerwetter. Wenn sie die lachsfarbenen Vorhänge aufzieht, hat sie einen spiegelglatten See vor Augen.

Absolute Ruhe.

Supervision.

Entspannung.

Alles weit weg.

Fehlt nur, dass der Geist vorbeischaut. Der von Malente. Als Sportbegeisterte weiß Caro, dass sich die deutschen Nationalkicker früher nicht weit von hier auf ihre Turniere vorbereitet haben. Da war sie noch ein Kind und versuchte, das Magma aus dem Innern niederzukämpfen, indem sie die Löcher in Spitzendeckchen zählte.

Termine, Termine. Eben ist eine Therapiesitzung zu Ende gegangen. Im Ohrensessel hat sie von ihrer Kindheit erzählt, ausgiebig, es hat gutgetan. Die Psychologin ist kompetent, nicht so wie die Esoterik-Tante in der Studienzeit, die Phrasen fürs Poesiealbum gedroschen hat: »Dein Zwinkern und das Druckgefühl hinter den Augen sind zurückgehaltene Tränen, weil du dich unverstanden fühlst.«

Viele waren überrascht, dass sie sich nach dem EEG-Desaster darauf eingelassen hat. Psychotherapie in der Holsteinischen Schweiz, statt Diagnose und Gehirn-OP.

Den Entlassungsbrief aus der Uniklinik liest sie immer wieder.

Keine Hinweise auf Epilepsie.

Psychogene Anfälle.

Keine Anfallsäquivalente.

Setzen, Fünf.

Wenigstens kommen die Stimmen seltener, Halluzinationen hat sie zur Zeit auch keine. Das Schwimmbad ist ein wenig kurz geraten, aber besser als nichts. Die sechs Wochen kommen ihr vor wie eine Ewigkeit. Dann bekommt sie es auch hier schwarz auf weiß:

Depressive Episoden.

Nicht näher bezeichnete Tic-Störung.

Spezifische isolierte Phobie.

Spannungskopfschmerz.

Nichts Neues also.

Überraschenderweise hat ihr das Leben unter der Käseglocke gutgetan, das hat auch Britta festgestellt.

Dr. Christian Doobe ist da skeptischer. Der Effekt kann schnell wieder nachlassen, sagt der Hausarzt.

Also volle Pulle Sport.

Schwimmen und Laufen.

Gut, dass sie das Handy nicht dabeihatte. Die Polizisten im alten Rathaus hätten sich schlappgelacht. Von wegen Leichenfund im Hohen Holz.

Caro sitzt im Garten, raucht für heute die letzte Zigarette. Die Solarleuchten sind schon am Ende, nur noch der Laptop auf dem Gartentisch spendet bläuliches Licht.

Britta ist schlafen gegangen.

Eben haben sie noch Musik gehört. Kate Bush, Running Up That Hill.

Britta weiß, wie sie ihre Frau aufbauen kann. Nicht wutschnaubend den Hügel hinunterrasen – aufwärts soll es gehen, das Ziel vor Augen. Irgendwann muss es doch mal klappen mit der Diagnose! Nach fünfundzwanzig Jahren – juchhe, das Blinzeln und Caro feiern Silberhochzeit.

Britta hat eine Website markiert, die in einem Forum erwähnt wurde. Die Frau auf dem Foto sieht nett aus: fein geschnittenes

Gesicht, jede Menge Lachfalten um die Augen. Sie arbeitet und forscht an der Medizinischen Hochschule Hannover, hat wahnsinnig viel veröffentlicht und leitet eine Arbeitsgruppe.

»Schwerpunkt unserer Arbeit«, steht auf der Website, »ist die Tourette-Spezialsprechstunde, in der in den vergangenen 20 Jahren etwa 2000 Kinder und Erwachsene mit Tic-Erkrankungen betreut wurden. Unsere Sprechstunde ist damit die größte Sprechstunde dieser Art in Deutschland.«

Natürlich glaubt Caro nicht wirklich, dass sie am Tourette-Syndrom leidet. Es kann aber nicht schaden, sich das von einer Expertin schwarz auf weiß geben zu lassen.

Hannover ist ja nicht weit.

Morgen wird Caro versuchen, einen Termin bei Prof. Dr. Kirsten Müller-Vahl zu bekommen.

Es gibt Momente, die verändern alles, ein ganzes Leben. Caro weiß nicht mehr, wie lange das Gespräch in Hannover gedauert hat – zehn, fünfzehn oder zwanzig Minuten? So aufgeregt war sie zu Beginn und so euphorisch bei der Verabschiedung.

Als sie wieder im Zug sitzt, sieht sie sich draußen mitrennen, die Bahnstrecke entlang, die Trampelpfade an den langen Feldern, die Waldwege unter den bunten Dächern. Und über die Hügel dahinten.

Dabei hatte sie kurz vorher noch Panik bekommen.

Du weißt, wo wir uns verstecken, Caro?

Ich will es gar nicht wissen.

Der Neuroradiologe hat's dir doch gesagt.

In deinem Angstzentrum. A-myg-da-la.

Du musst dir aber keine Sorgen machen.

Mache ich auch nicht. Übrigens, ihr könnt einpacken.

Hey, was ist das für ein Ton, Psychoschwester?

Du glaubst wohl, Frau Professor löst den Knoten?

Für die bist du doch nur eine von tausend Patientinnen.

Die wird sich hinterher nicht mal an dich erinnern.

In der Tat hat Kirsten Müller-Vahl – die kurze Begegnung der beiden ist inzwischen Monate her – kein Bild mehr von Caro

Wichelmann-Peters. Keine Frage, der Fall war spektakulär. Aber sorry, sie sieht in der Woche fünfzehn bis zwanzig Patienten mit Tourette-Syndrom. Wie soll man sich die alle merken! Wenn sie mal jemanden wiedererkennt, dann an seinem Vokal-Tic. So ein Tic ist fast immer dabei.

Da ist noch etwas, das ihre Patienten charakterisiert: Tic-Störungen verändern sich, ziehen vorbei wie Jahreszeiten: Augenblinzeln, Räuspern, Hüsteln, Kopfschütteln, Grimassenziehen. Die Symptome nehmen ab, je älter die Patienten sind.

All das trifft so gar nicht zu auf die Frau, die um einen Termin gebeten hat.

Caro erinnert sich umso besser. »Ich bin mit hängenden Ohren in diese Sprechstunde geschlichen und dachte, so, ich stell mich dem jetzt einfach. Dass es psychisch ist und dass in meinem Kopf etwas nicht stimmt, was aber nicht vom Tumor ausgelöst wird, sondern einfach so da ist.«

Kurze und nette Begrüßung.

»Tach, Frau Kollegin.«

»Danke, dass ich kommen durfte.«

»Dann erzählen Sie mal.«

Kirsten Müller-Vahl hört zu, blättert dabei in den Unterlagen, die Caro mitgebracht hat.

Aber nicht lange.

»Wissen Sie was?«, sagt sie. »Schön, dass Sie hier sind, Frau Wichelmann. Aber Sie sind definitiv falsch bei mir. Sie haben keine Tic-Störung. Auch keine psychogene. Was Ihre Psyche betrifft, die ist völlig in Ordnung.«

Caro stutzt. »Was glauben Sie denn, was ich habe?«

Die Antwort, kurz und bündig. »Ich denke, Sie haben eine Schläfenlappen-Epilepsie. Sie brauchen dringend eine zweite Meinung. Und ich weiß auch schon, wer Ihnen da helfen kann.«

Caro fühlt sich endlich verstanden, befreit, auf den Weg gebracht. Das Gefühl ist so stark, dass ihr die Hände zittern, als sie hinausgeht. Gut, dass sie Brittas Nummer in ihr Handy eingespeichert hat, sonst hätte sie sich vertippt.

»Britta, hör zu …«

»Mach ich doch. Was ist denn los? Hat die Professorin …«

»Halt dich fest. Ich habe doch eine Epilepsie. Und ich soll nach Bielefeld. Die Müller-Vahl schreibt heute noch einen Brief.«

Immer wieder schaut sie nach draußen.

Zwei Schiffe auf einem Kanal.

Autos, die an Schranken warten.

Provinzbahnhöfe, wie aus der Zeit gefallen.

Im Spiegel des Zugfensters sieht sie sich lächeln.

Lässt die Gedanken fliegen. Großmutters Wohnstube, wo sie hingefallen ist und sich an den dunklen Möbeln gestoßen hat. Ihre Ausreden, als die Freundinnen sie mit ins Schwimmbad mitnehmen wollten. Wegen des Chlors, das würde die Sache mit dem Blinzeln doch noch schlimmer machen. Prüfungen, Untersuchungen, die beiden Sportstudenten, die sie verspotteten und Psychoschwester nannten. Die wunden Stellen in den Handinnenflächen, die Qualen beim EEG.

Auf einer Wiese äsen Rehe, das macht ihre Laune noch besser. Wenn alles gut geht, werden sie bald Eltern sein. Britta will eine künstliche Befruchtung machen lassen. Im nächsten Frühjahr soll das Kind zur Welt kommen.

Bis dahin ist sie das Ding da oben los, das ist so sicher wie das Amen in der Kirche.

Zu Hause fragt Britta, wieso die Professorin die Nuss in einer Viertelstunde geknackt hat. »Sie hat sofort gemerkt, dass ich das Blinzeln willkürlich mache«, sagt Caro. »Damit der Druck im Kopf weggeht. Es ist eben kein Tic, sondern ein Gegenmanöver, kurz vor einem epileptischen Anfall.«

Was zu beweisen wäre.

Zum Schluss hat Kirsten Müller-Vahl das MRT an die Wand projiziert und auf die Stelle gedeutet: »Wir beide müssen keine Radiologen sein, um zu wissen, dass das nicht da hingehört.«

Caro trägt einen modischen Undercut. Der Haarschnitt sieht männlich aus, aber darum geht es nicht. Auch wenn die Operation jetzt zwei Jahre her ist – wichtig ist, dass die Narbe an der rasierten Schläfe zu sehen ist. »Immer, wenn ich jetzt denke, hoffentlich bekommst du keinen Anfall, stelle ich mich vor den Spiegel. Es ist eindeutig. Da ist die Narbe, das Ding ist weg, da kann nichts mehr passieren«.

Silvester 2014.

Das Heidedorf ist knallerfreie Zone wegen der vielen Reetdächer. Gut für die Touristen, die Ruhe suchen und das Geböller hassen. Um Mitternacht stoßen Britta und Caro an, mit alkoholfreiem Sekt. Die eine wegen der Schwangerschaft, die andere fährt am Neujahrsmorgen nach Bielefeld.

Nadja und Beke sind so nett und werden sie mit dem Auto dahin bringen. Epilepsie-Zentrum Bethel, Krankenhaus Mara. Das Navi ist programmiert. Caro ist nervös.

Auf der Autobahn nach Ostwestfalen. Die Begleiterinnen sorgen für Stimmung. »Bielefeld – gibt es das überhaupt?«

»Hört doch auf, ihr spinnt ja.«

Christian Bien ist groß wie ein Basketballer. Lächelt sie sympathisch an. Wieder so ein Glücksfall?

»Was Sie mir da berichten, Frau Wichelmann«, sagt er, »ist ein ganzer Blumenstrauß voller anfallsartiger Beschwerden, wie wir sie von der Schläfenlappenepilepsie kennen.«

Caro nickt. Vom Medizinstudium weiß sie, dass man das Gehirn in vier große Hirnlappen unterteilt: Stirnlappen, Scheitellappen, Hinterhauptlappen und Schläfenlappen. Letzteren bezeichnet man auch als Teil des Reptiliengehirns; diesen Lappen hatten wohl schon die Dinos.

»Der rechte Schläfenlappen«, erklärt Christian Bien, »trägt bei uns Menschen keine Funktionen, die nicht auch von anderen Hirnregionen übernommen werden können.«

Weswegen man hier ohne Weiteres ein Stück Gehirn entfernen kann.

Das ist die gute Nachricht.

Die schlechte ist, dass der Professor sie noch einmal untersuchen lassen will. MRT, EEG mit und ohne Schlaf, mit und ohne Videokamera. »Obwohl der Fall eigentlich klar ist. Ihr Blinzeln ist eine Vorausverteidigung, um der Aura etwas entgegenzusetzen.«

Aura, das klingt so esoterisch. Ist aber ein medizinischer Fachausdruck, für den Christian Bien ein sehr einfaches Bild hat. »Das Wort kommt aus dem Lateinischen und heißt Hauch. Ein kurzer Windhauch, der den Patienten anweht. So haben die alten Ärzte sich das vorgestellt.«

Lange Bärte, Gehrock und Monokel – Caro sieht sie im Hörsaal auf und ab wandern und schmunzelt.

»Heute wissen wir«, sagt Christian Bien, »dass das Vorboten von kleinen epileptischen Anfällen sind, die von außen nicht zu beobachten sind, die der Patient also nur selber spürt.«

Kleine Anfälle? Von wegen.

Fast dreißig Jahre Terror im Kopf.

Am nächsten Tag Untersuchungen.

Aber keine Ergebnisse.

War ja klar.

Geht schon wieder los, Caro.

Die Stimmen sind wieder da.

Was man nicht haben kann, das hat man auch nicht …

Sagte Oma schon, denkt euch was Besseres aus!

Kannst ja schon mal Malente buchen.

Vielleicht ist dein Zimmer noch frei, Psychoschwester.

Ruhig bleiben, sagt der Professor. Möglicherweise sitzt der Tumor so tief, dass es kaum möglich ist, davon an der Oberfläche des Gehirns elektrische Veränderungen abzuleiten.

»Wir operieren«, sagt Professor Bien und stützt sich auf das Krankenbett.

»Wieso auf einmal?«

»Sehen Sie das Ganze mal wie eine kriminalistische Untersuchung.«

»Aha?« Krimis sind nicht so ihr Ding.

»Man sucht nach Indizien, eines fehlt, aber die anderen sind ausreichend stark, um den Ursachenzusammenhang aufzudecken.« Er listet die Indizien auf:

Anfälle.

Aufsteigendes Übelkeitsgefühl.

Kopfschmerzen.

Geruchswahrnehmungen.

Stimmen.

Halluzinationen.

Release-Phänomene.

Das heißt: Freisetzung von Erinnerungen.

Caro spricht mit ihrer Mutter. Die atmet laut am Telefon und seufzt auf, wie Mütter seufzen, die es schwer mit ihren Kindern haben. »Wer weiß«, sagt sie, »vielleicht ändert die Operation ja alles.«

»Alles – wie meinst du das, Mama?«

»Na ja, du weißt schon …«

»Du meinst, hinterher bin ich hetero?«

»Ach, Quatsch, war nur so ein Gedanke.«

Im Einfamilienhaus ist was los. Britta hat Zwillinge zur Welt gebracht, die krähen zweistimmig. Das Leben hat sich verdoppelt. Mit Konsequenzen.

Das Schlagzeug ist abgebaut.

Stattdessen ein Fitnessraum im Keller.

Ein größeres Auto muss her. Vier Personen und ein Hund, wenn die mal in den Urlaub fahren wollen, braucht man Platz.

Caro ist gesund.

Geht zur Arbeit, schwimmt und läuft.

Nimmt brav ihr Antiepileptikum.

Keine Stimmen mehr, keine Leichen im Wald.

Sie fährt wieder Aufzug. Will wieder auf den Hamburger Dom, Airwolf fahren. Britta ist begeistert.

Auch ihr Bruder, der sie am Operationsabend angerufen und sich seither immer wieder erkundigt hat.

Der Tumor war nicht bösartig.

Vermutlich eine Missbildung aus der Embryonalzeit. Ein halbes Leben lang hat sie ihn da oben mit sich herumgeschleppt. Eine Anomalie, bei der Zellen entstehen, die weder richtige Nervenzellen noch sonst was sind.

So einfach ist das.

Und so kompliziert zugleich.

Nach der OP ist das Blinzeln zurückgegangen. Ganz verschwunden ist es nicht. Vielleicht ist das ein Schatten, ein Überbleibsel von damals, hat Professor Bien gesagt.

Auf der Arbeit haben sie ihre Rückkehr gefeiert. Auch wenn Caro jetzt geregelte Arbeitszeiten hat.

Keine Schichtdienste mehr.

Autofahren erst wieder, wenn sie komplett anfallsfrei ist.

Manchmal sitzt sie auf der Holzbank im Wald und schaut das Vorfahrtsschild an. Das kaputte Motorrad hat die Polizei längst entsorgt. So schnell wie vor der OP läuft sie nicht mehr. Sie muss wieder mehr trainieren.

Oder?

Wenn man auf die Mitte vierzig zugeht, muss man manchmal eine Pause einlegen, hat Britta gesagt.

Und das ist gut so.

AUF MESSERS SCHNEIDE

Volker Arend

Ihm brummt der Schädel. Seine Glieder sind schwer wie Blei, und er friert. Als Andreas Meyer das Stativ und die Kamera mit dem roten Blitzlicht ins Regal schiebt, ist er froh, dass er diesen Tag überstanden hat. Er ist fünfzig Jahre alt, Hauptkommissar bei der Autobahnpolizei und hat die letzten zehn Stunden Temposünder gejagt.

»Hey, Andreas, du sahst auch schon mal besser aus«, begrüßt ihn Alex von der Nachtschicht. Sie stehen im Hinterzimmer der Autobahnwache Bissendorf. In zwei großen Regalen lagern sie hier ihre Ausrüstung: Die Tempomessgeräte, Scheinwerfer, Stau-Schilder, Akkus, Funkgeräte und was sie sonst noch brauchen. An der Wand gegenüber stehen ein paar graue Spinde.

»Nicht, dass du uns hier noch die Schweinegrippe anschleppst«, scherzt der blonde Kollege und wirft seine Tageszeitung auf die Holzbank vor den Metallschränken.

»WANN KOMMT DIE SEUCHE AUCH ZU UNS?«, steht da in Großbuchstaben auf der Titelseite. Es ist September 2009, und in Deutschland grassiert die Angst vor der Schweinegrippe.

»Von wegen! Wenn ich mir die Grippe geholt hab, dann nur wegen dir. Und dann kannst du dich warm anziehen«, erwidert Andreas Meyer, während er seine Mütze in den Spind legt.

»Nur weil ich dich ein paarmal reingeschmissen hab?«, lacht Alex. »Du bist doch nicht aus Zucker.«

Vor genau einer Woche war ihr Betriebsausflug. Einmal im Jahr fahren sie ins Grüne und lassen es sich gut gehen. Diesmal waren sie paddeln, auf der Hase im Osnabrücker Land.

»Du weißt schon, dass es arschkalt war, oder?«, mault Andreas. 14 Grad Lufttemperatur, im Wasser waren es höchstens elf. Andreas Meyer erinnert sich noch genau, wie er gezittert hat, als er zurück in das schmale Kanu geklettert ist. Aus Zucker! Er musste den Rest des Tages in den nassen Klamotten durchhalten. Inklusive Grillen und Umtrunk am Abend.

Als er endlich in seinem BMW sitzt und über die Autobahn nach Hause fährt, ist er todmüde. Es ist stockfinster, und er muss immer wieder blinzeln. Um sich wach zu halten, schaltet er schließlich das Radio an. Gerade laufen die Spätnachrichten: »Vierunddreißig Infizierte in zwei Tagen, allein in den USA. Und jetzt der erste Fall in Deutschland«, sagt der Sprecher mit tiefer Stimme. Als er das hört, glüht sein Kopf bereits vom Fieber.

»Du gehst morgen früh gleich zum Arzt und lässt dich krankschreiben«, hat sie gestern Abend zu Andreas gesagt. Da stand er mit hängendem Kopf in der Wohnzimmertür und konnte sich kaum auf den Beinen halten. Heute Morgen hat Martina Meyer ihren Mann dann schlafen lassen. Er soll sich ruhig noch ein bisschen ausruhen, bevor er zu dem Doktor geht. Sie ist ins Bad gehuscht und hat sich fertig gemacht. Dann ist sie leise in die Küche gegangen und hat ihm das Frühstück hingestellt. Anschließend hat sie sich einen Espresso aus der Kaffeemaschine gezapft und ist zur Arbeit gefahren. Seit fünfzehn Jahren sitzt Martina Meyer halbtags hinter dem Geldschalter der Sparkasse von Bad Iburg.

Als sie gegen Mittag wieder nach Hause kommt, steht das Frühstück immer noch da. Die Gouda- und Schinkenscheiben liegen unberührt unter der Frischhaltefolie auf der Porzellanplatte. Sie macht auf dem Absatz kehrt, verlässt die Küche und geht durch das Esszimmer in den kleinen Flur. Der führt zu den Schlafräumen. Keine Treppen, keine langen Wege. Dafür liebt sie ihren Bungalow aus den Sechzigerjahren.

Als sie die Schlafzimmertür öffnet, hört sie Andreas im Dunkeln stöhnen. Sie schaltet das Licht an und geht hinein. Die starken Halogenbirnen der Wandfluter wecken ihn augenblicklich. Einen

Moment schaut er sie verwirrt an, dann sagt er leise: »Martina, ich hab Durst.«

»Warum bist du heute Morgen nicht zum Arzt gegangen«, fragt sie lauter, als sie eigentlich will, und setzt sich zu ihm aufs Bett. Als sie die Hand auf seine Stirn legt, erschrickt sie. Er ist glühend heißt, das sind bestimmt 40 Grad. Sie zieht ihre Hand zurück und schiebt sie unter die Bettdecke. Alles nass. »Ich konnte nicht«, murmelt Andreas kaum verständlich. Dann schließt er die Augen und dämmert wieder weg.

Eine Stunde später klingelt es an der Tür. Das wird er sein. Martina Meyer hat den Hausarzt angerufen. Der hat versprochen, gleich bei ihnen vorbeizuschauen. Er habe sowieso Besuche zu erledigen, und ihr Bungalow liege auf dem Weg. Als sie die Tür aufzieht und den Doktor begrüßen will, bleibt ihr Mund offen stehen. Vor ihr steht eine vermummte Gestalt. Gelber Overall mit Kapuze, blaue Stiefel und blaue Handschuhe, alles aus Gummi. Ein Mundschutz und eine Art Taucherbrille verdecken das Gesicht. Nur der lederne Arztkoffer verrät ihren Hausarzt.

»Hallo, Frau Meyer. Kriegen Sie bitte keinen Schreck. Das ist eine Vorsichtsmaßnahme. Schweinegrippe, Sie verstehen schon. Heute Morgen haben sie im Krankenhaus von Osnabrück einen Patienten mit Verdacht auf H1N1-Infektion aufgenommen«, brummt der Doktor unter seinem Mundschutz.

»Oh, alles klar. Kaffee kann ich ihnen dann wohl nicht anbieten«, sagt sie zu dem Arzt und schmunzelt, als sie ihn hereinbittet. Sicher, Andreas ist krank. Aber die Schweinegrippe? Er hat stundenlang mit nassen Klamotten am Lagerfeuer gesessen. Da holt man sich doch keine Schweinegrippe! Erkältet ist der Mann!

»Ich mach jetzt noch einen Abstrich bei Ihnen. Und diese beiden Röhrchen lass ich für Ihre Kinder da«, sagt der Doktor, als er mit Andreas fertig ist. »Wann kommen die denn nach Hause?«

»Eigentlich müssten sie schon da sein.«

»Gut, sobald sie hier sind, machen Sie die Abstriche selbst. Anschließend fahren Sie in die Apotheke. Dort holen Sie Ihrem Mann das Medikament, was ich Ihnen aufgeschrieben hab. Die Röhrchen der Kinder geben Sie bei der Gelegenheit nebenan in meiner Praxis ab«, sagt der Arzt. Er hat Andreas nur kurz angesehen, ihm ein fiebersenkendes Mittel gespritzt und einen Abstrich von der Mundschleimhaut genommen.

Nun steht er vor ihr im Esszimmer und zieht einen Wattetupfer aus einem Proberöhrchen. »Ich kann noch nicht sagen, ob es wirklich die Schweinegrippe ist. Dafür mache ich ja den Abstrich. Das Medikament ergibt aber so oder so Sinn, denn es bekämpft alle Viren im Körper«, erklärt er. Dann beugt er sich vor. »So, jetzt den Mund aufmachen!«

Als sie die Watte des übergroßen Ohrstäbchens an der Innenseite ihrer Wange spürt, brodelt es in ihr. »Meinen Sie nicht, dass das alles ein bisschen übertrieben ist, Herr Doktor?«, fragt sie den Arzt, während der den Tupfer zurück ins Röhrchen schiebt.

»Heute Mittag ist in den USA der erste Patient an H1N1 gestorben. Ich glaube, da sollten wir schon vorsichtig sein«, antwortet er, schreibt ihren Namen auf das Röhrchen und steckt es in einen Styroporbehälter zu einer Reihe anderer Abstriche.

»Du musst Marc sein. Sind deine Eltern da?«, fragt der Hausarzt den Teenager an der Haustür. »Ja, kommen Sie ruhig rein, Herr Doktor, wir frühstücken gerade«, antwortet der Junge in der Kapuzenjacke und gähnt. Verblüffend, die gleichen dunklen Haare, dieselben blauen Augen und die großen Ohren. Er ist seinem Vater wie aus dem Gesicht geschnitten.

»Wo haben Sie denn Ihren Gummianzug gelassen«, erkundigt sich Meyer junior, als Sie in der Diele stehen.

»Den hättest du wohl auch gern gesehen. Aber den brauch ich heute nicht«, antwortet er. Das Labor war schnell. Vor nicht einmal zwei Tagen hat er die Abstriche der Meyers dorthin geschickt. Heute hat er bereits das Ergebnis.

»Guten Morgen! Ich hab gute Nachrichten. Die Abstriche sind negativ, bei der ganzen Familie«, sagt der Hausarzt, als er die Küche betritt. Martina Meyer wischt gerade die Arbeitsplatte. Marc setzt sich wieder an den Frühstückstisch und schaufelt sein Müsli in sich hinein, während das Mädchen neben ihm einen Artikel im »Geolino« liest. Das muss die elfjährige Anne sein. Von Andreas Meyer ist weit und breit nichts zu sehen.

»Oh, hallo, Herr Doktor, das ist ja schon mal was. Allerdings geht es meinem Mann immer noch nicht besser. Kommen Sie, wir gehen zu ihm. Oder mögen Sie heute einen Kaffee?«, fragt Martina Meyer und zeigt auf die halb volle Kanne unter der Kaffeemaschine.

»Nee, danke, ich muss gleich in die Praxis«, antwortet er und wundert sich. Eigentlich müsste das Medikament längst wirken.

Als sie das Schlafzimmer betreten, schlägt ihm feuchter Schweißgeruch entgegen. Andreas Meyer sitzt im Bett und mümmelt an einem Zwieback. »Hallo, Herr Doktor, Sie sehen ja selbst. Mit mir ist immer noch nichts los«, murmelt der Polizist zitternd.

»Das Fieber ist zwar nicht mehr ganz so hoch, aber jetzt hat er Schüttelfrost und Magen-Darm-Probleme. Heute Nacht hat er fünf Mal gebrochen«, erklärt ihm Martina Meyer und hockt sich zu ihrem Mann auf die Bettkante. Der Hausarzt reibt über die Bartstoppeln an seinem Kinn. Vermutlich ist es nur eine besonders hartnäckige Grippe. Trotzdem.

»Das müssen wir beobachten. Ich würde gerne noch das Wochenende abwarten. Aber wenn das Mittel dann immer noch nicht wirkt, müssen wir Ihren Mann in der Klinik untersuchen lassen.«

Für Sekundenbruchteile taucht der Blitz die Welt in grelles Rot. Hundert, wo sechzig erlaubt ist. Na, da werden die Kollegen sich sicher amüsieren.

Es ist Samstagmorgen. Martina Meyer sitzt am Steuer ihres BMW und rast über die B51 von Bad Iburg Richtung Osnabrück. Andreas döst neben ihr auf dem Beifahrersitz, eingepackt wie eine Mumie. Um die Beine die dicke Decke aus dem Wohnzimmer und obenrum die kanadische Daunenjacke, bis zum Hals geschlossen. Trotzdem zittert er immer noch wie Espenlaub. Aber das ist nicht das Schlimmste.

Heute Morgen ist sie leise zu ihm ins Schlafzimmer gegangen und hat die Lampe auf seinem Nachttisch angeknipst. Sie schläft zurzeit im Gästezimmer, weil sie sich nicht anstecken will. Es hat ein wenig gedauert, bis er aufgewacht ist, sich zu ihr gedreht und sie angesehen hat – mit quittegelben Augen!

»Andreas, du musst sofort in die Klinik«, hat sie gerufen. »Du siehst ja aus wie ein Außerirdischer! Deine Pupillen leuchten ganz gelb.« Dann hat sie ihm in den Jogginganzug geholfen und anschließend ihren Sohn geweckt. Mit vereinten Kräften haben sie Andreas warm eingepackt und auf den Beifahrersitz des BMW bugsiert. Als er endlich im Wagen saß, ist er sofort wieder eingeschlafen.

Nur noch drei Kilometer bis zur Klinik. Sie sind schon auf dem Osnabrücker Innenstadtring, als er sich neben ihr plötzlich bewegt. »Wo sind wir? Warum bin ich nicht im Bett?«, fragt er gähnend. Als sie sich zu ihm dreht und ihn ansieht, bekommt sie eine Gänsehaut. Sein Kopf, die Augen, ja sogar die Zunge und das Zahnfleisch – der ganze Mann leuchtet nun quittegelb.

»Einen Moment bitte, gehen Sie am besten gleich mal hier hinein«, sagt der junge Arzt. Martina Meyer wollte sich mit Andreas gerade zu den anderen Patienten in die Wartezone der Notaufnahme setzen.

»Gut, aber nicht, dass mir nachher Klagen kommen. Wir sind Kassenpatienten«, versucht sie einen Scherz.

Der Doktor sieht sie nur an und zieht die Stirn kraus. »Ich bin gleich wieder bei Ihnen. Nehmen Sie schon mal Platz«, sagt er. Dann verlässt er das Behandlungszimmer und schließt die Tür.

Als er wieder hereinkommt, trägt er Latexhandschuhe und einen Mundschutz. »Ich werd Ihnen jetzt Blut abnehmen. Dann wissen wir mehr«, sagt er und legt Andreas den Stauschlauch an. Der liegt auf der harten Untersuchungsliege und atmet schwer. »Ich vermute, dass etwas mit der Leber oder den Nieren nicht in Ordnung ist«, sagt der Arzt.

Leber oder Nieren! Als der Mediziner das Zimmer mit den Blutröhrchen verlässt und die Tür hinter sich zuknallt, spürt Martina Meyer die eiserne Faust der Angst in ihrem Magen.

Kurz darauf öffnet sich die Tür erneut. Diesmal ist der Doktor nicht allein, er hat Verstärkung mitgebracht. Eine Schwester und einen Kollegen. Alle tragen Handschuhe und Mundschutz. »Wir brauchen mehr Blut«, erklärt ihr der junge Arzt durch seine Maske. »Wir müssen Ihrem Mann einen Zugang legen.« In dem Moment riecht sie schon das Desinfektionsspray. Als sie zu Andreas schaut, sieht sie, wie der neue Doktor die Braunüle befestigt und die Schwester das erste Blutröhrchen anreicht. Ihr Mann starrt mit seinen gelben Augen abwesend an die Decke. Zehn Minuten später verlassen die drei Weißkittel den Raum mit einem Dutzend voller Röhrchen – ohne etwas zu sagen.

Als die Tür zum dritten Mal aufschwingt, glaubt Martina Meyer sie hätte ein Déjà-vu. Drei Ärzte treten ins Zimmer. Alle in voller Schutzausrüstung. Die Anzüge ähneln dem des Hausarztes. Nur, dass sie eine Art Helm mit Sichtfenster auf dem Kopf tragen. Hinter dem Plexiglas eines der Fenster erkennt sie den ersten Doktor. Die Ärzte nicken ihr kurz zu. Dann stellen sie sich um Andreas' Liege und flüstern. Schließlich verschwinden sie, wieder ohne Kommentar. Als die Tür diesmal ins Schloss fällt, gräbt sich die eiserne Faust so heftig in ihre Eingeweide, dass sie nach Luft schnappen muss.

Es ist viel los heute Morgen. Der Flur seiner Station platzt aus allen Nähten. Auf jedem freien Stuhl hockt jemand mit gepackter Tasche, und vor dem Schwesternzimmer hat sich eine Schlange gebildet. Samstag ist der Hauptentlassungstag in der Klinik. Internist Frank Behrend kommt mit dem Unterschreiben der Papiere kaum hinterher. Er sitzt im Schwesternzimmer und hofft, dass der Vormittag bald vorüber ist. Da klingelt das Telefon auf dem Schreibtisch. »Behrend«, knurrt er in den Apparat. »Was gibt's denn?«

»Sie müssen sofort in die Notaufnahme kommen. Wir haben hier einen suspekten Patienten. Womöglich der Beginn einer Pandemie«, drängt die Stimme am anderen Ende.

»Okay, ich komme!«, antwortet er und knallt den Hörer auf die Gabel. Frank Behrend ist der dienstälteste Internist der Klinik und hat fünf Jahre in Afrika gearbeitet. Seuchen und Infektionskrankheiten hat er zur Genüge gesehen.

Als er im Aufzug steht und der Lift sich in Bewegung setzt, ärgert er sich. Sicher wieder nur ein Fehlalarm. Im Moment liegen die

Nerven der jungen Kollegen blank. Auch unter ihnen grassiert die Angst vor H1N1.

»Erdgeschoss: Notaufnahme und Ambulanzen«, reißt ihn die elektronische Frauenstimme aus seinen Gedanken. Er tritt aus dem Lift, biegt rechts ab und wundert sich. Flur und Wartebereich der Notaufnahme sind wie ausgestorben. Als er durch die Glasscheibe der Anmeldung schaut, gestikuliert die Schwester dahinter hektisch. Sie zeigt auf das Arztzimmer gegenüber.

»Die Dinger ziehen Sie gleich mal wieder aus«, sagt er in die Runde der drei Ärzte in den Gummianzügen. »Sie haben die Frau doch jetzt fast eine Stunde befragt. Und es gibt nicht den kleinsten Hinweis auf ein kontagiöses Geschehen. Weder auf H1N1 noch auf sonst eine ansteckende Infektion. Mit diesen Symptomen ist Andreas Meyer der einzige Patient weit und breit.«

Die drei Nachwuchsärzte schauen auf den Boden und nicken beflissen. »Dann können wir Frau Meyer ja jetzt auch nach Hause fahren lassen. Sie wollte für ihren Mann unbedingt ein paar Sachen holen. Ich geh gleich rüber und sag ihr Bescheid«, setzt der dunkelhaarige Assistenzarzt an, während er sich aus dem Gummi pellt.

»Das übernehme ich selbst. Kümmern Sie sich mal lieber um die anderen Notfälle«, sagt Behrend. »Wo haben Sie die überhaupt untergebracht?«

»Als wir die gelbe Haut von Herrn Meyer gesehen haben, haben wir die Leute gleich auf die andere Seite des Hauses in die Ambulanz geschickt«, sagt der Kollege und zieht die Schultern hoch.

»Dann gehen Sie da mal hin und machen Ihren Job«, brummt Frank Behrend. Dann lässt er die jungen Kollegen stehen und verlässt den Raum.

Als er das Behandlungszimmer von Andreas Meyer betritt, schaut ihn eine blonde Frau an. Sie ist Mitte vierzig und hat vom Weinen gerötete Augen.

»Nanu, ganz ohne Anzug? Haben Sie denn gar keine Angst?«, schluchzt Martina Meyer. Sie sitzt auf dem Arzthocker neben der Liege ihres Mannes. Der scheint zu dösen.

»Hallo, Frau Meyer, ich bin Dr. Behrend. Es tut mir leid, aber bei den Symptomen, die ihr Mann hat, hätte gut eine infektiöse Erkrankung dahinterstecken können. Doch das ist nicht der Fall, da bin ich jetzt hundertprozentig sicher«, beruhigt er.

Dann schaut er sich Andreas Meyer an. Die Kollegen haben ihn über alle Befunde informiert. Entzündungszeichen im Blut leicht erhöht, Leber- und Nierenwerte total im Keller.

»Hallo, Herr Meyer!« Keine Reaktion. Er fast ihn sanft an die Schulter. »Herr Meyer, ich bin Dr. Behrend, Ihr Arzt.« Der Polizist schlägt die Augen auf, stöhnt und dämmert wieder weg.

»Was ist denn mit meinem Mann?«, ruft Martina Meyer. Er räuspert sich, dreht sich zu ihr und schaut ihr fest in die Augen. »Frau Meyer, es ist ernst. Leber und Nieren arbeiten kaum noch. Ihr Mann schwebt in Lebensgefahr. Und wir wissen nicht, warum.«

»Wenn Anne gleich vom Reiten kommt, schaust du bitte, dass sie ihr Abendbrot isst!«, sagt Martina Meyer, als sie mit der gepackten Reisetasche ins Wohnzimmer kommt. Marc scheint sie nicht gehört zu haben. Der Junge starrt mit offenem Mund den Fernseher an. In den Händen hält er einen Controller, auf dem seine Finger tanzen. »Alles klar?«, fragt sie laut und stellt sich direkt vor die Mattscheibe.

»Mensch, geh da weg, so ham sie mich doch gleich«, flucht ihr Sohn. Die Playstation hätten sie ihm besser nicht geschenkt. Seit er die hat, gibt es nur noch Computer-Fußball für ihn.

»Ob das klar ist, will ich wissen«, fragt sie nun lauter. Da hört sie Applaus aus den Lautsprechern des Fernsehers. Die gegnerische Mannschaft hat wohl getroffen.

»O Mann, musste das sein?«, mault Marc. »Wann kommst du denn wieder?«, will er wissen.

Da vibriert das Handy in ihrer Jackentasche. Eine Osnabrücker Nummer erscheint im Display. »Moment, ich geh mal eben ran«, sagt sie. Während sie auf die Taste mit dem grünen Telefonhörer drückt, verlässt sie das Wohnzimmer und geht in die Küche.

Dort bleibt sie wie angewurzelt stehen.

»Hallo, Frau Meyer, Behrend hier. Es gibt schlechte Nachrichten«, quäkt der Arzt aus dem Handy. Er habe Andreas in die

Uniklinik Münster verlegen müssen. Vollständiges Leber- und Nierenversagen. So einem Notfall wären sie in ihrem kleinen Krankenhaus nicht gewachsen. Martina Meyers Magen krampft so sehr, dass sie sich am Küchentisch festklammern muss.

»Wo liegt er denn da genau? Ich muss da sofort hin. Münster ist ja auch keine Weltreise von hier«, keucht sie ins Telefon.

Für einen Moment herrscht Stille. Dann sagt der Arzt mit ruhiger Stimme: »Nein, Frau Meyer, das tun Sie nicht. Was jetzt kommt, wird hart. Sie werden sich Ihre Kräfte von Anfang an gut einteilen müssen, wenn Sie das durchstehen wollen. Tun Sie mir einen Gefallen und fahren Sie erst morgen früh, vorher nicht.«

Als sie aufgelegt hat, sinkt sie auf einen der Küchenstühle. Was soll sie nur tun? Sie versucht einen klaren Gedanken zu fassen, doch da klingelt das Mobiltelefon schon wieder. Mit krauser Stirn schaut sie auf das Display. Diesmal ist es eine Nummer, die sie gut kennt. Fred – der Nachbar.

»Ich wollte hören, wie es gelaufen ist«, sagt die vertraute Stimme, als sie abgehoben hat. Kurz bevor sie nach Osnabrück in die Klinik gefahren ist, hat sie ihm noch auf den Anrufbeantworter gesprochen und erzählt, was los ist. Sie kennen sich schon seit fünfzehn Jahren. Fred heißt eigentlich Manfred Schlegel und ist pensionierter Hautarzt.

»Komm bitte sofort rüber. Ich brauch dich hier«, schluchzt sie ins Telefon.

»Ich bin gleich da«, verspricht der alte Doktor und legt auf.

»Sie müssen sich vorher umziehen. Bitte da hinein«, sagt die rothaarige Schwester zu ihr. Martina Meyer steht vor dem Tresen am Eingang zur Intensivstation der Uniklinik Münster. »Wenn Sie fertig sind, kommen Sie wieder zu mir. Ich sag drinnen schon mal Bescheid«, erklärt die Schwester weiter und deutet auf die Milchglastür hinter ihr. »ITS – Eingang für Besucher & Personal« steht dort in roten Klebelettern. Martina Meyer hat eine schlaflose Nacht hinter sich. Nachdem auch Nachbar Fred ihr geraten hat, die Profis in Münster erst mal in Ruhe arbeiten zu lassen, hat sie klein beigegeben, sich ins Bett gelegt und die ganze Nacht ins Dunkel gestarrt. Nun ist es halb neun am Sonntagmorgen, und sie ist vollkommen gerädert.

»Äh gut, alles klar. Bis gleich dann«, sagt sie und drückt die Tür zu der Umkleidekammer auf. Zehn blaue Spinde. Manche gefüllt mit Straßenkleidung, andere leer. An der gegenüberliegenden Wand ein Regal mit grünen Baumwollumhängen in unterschiedlichen Größen. Daneben Pakete mit Handschuhen und Mundschutzen. Als sie vermummt wieder auf den Flut tritt, weiß sie, was Dr. Behrend gemeint hat. Es wird hart.

Neben der Empfangsschwester steht nun eine Ärztin. Kurzhaarschnitt, rote Wangen und grüne Augen. »Hallo, ich bin Dr. Hillebrand«, stellt die Frau sich vor und gibt ihr die Hand. »Bekommen Sie bitte keinen Schreck. Wir mussten Ihren Mann gestern Nacht noch an die Dialyse anschließen. Sonst hätte er es nicht geschafft«, sagt die Ärztin und legt ihr eine Hand auf die Schulter.

Martina Meyer bringt kein Wort heraus.

Als sich die Milchglastür mit leisem Summen hinter ihr schließt, fühlt sie sich wie in einem Raumschiff. Die Wände des Flurs glänzen alufarben. Sie laufen über einen dunkelblauen Linoleumboden, vorbei an weiteren Glastüren, hinter denen es brummt und piept. Vermummte Gestalten in grünen Kasacks huschen über den langen Gang. Manche tragen Beutel mit farbigen Flüssigkeiten. Andere schieben große Kästen mit Monitoren vor sich her.

»Hier ist es«, sagt die Ärztin und drückt auf einen schwarzen Knopf neben einer der Türen. Beinahe lautlos gleitet die Glasscheibe zur Seite. Als Martina in dem Zimmer steht, erkennt sie ihren Mann erst gar nicht zwischen all den lärmenden Apparaten. Rechts von Andreas brummt eine Dialysemaschine. Daraus ziehen sich blutgefüllte Schläuche zu zwei Anschlüssen an seinem Hals. Über ihm piept ein großer Monitor. Darauf erkennt sie EKG-Kurven. Und auf der linken Seite steht ein Infusionsautomat mit zwölf blinkenden Einheiten. Die Perfusoren spülen computergesteuert Medikamente in ihren Mann.

»Gehen Sie ruhig zu ihm, er ist wach«, fordert die Ärztin sie auf. Als sie an sein Bett tritt und sich zu Andreas herunterbeugt, sieht er sie einen Moment stumm an. Dann fragt er: »Wer sind Sie denn?«

»Andreas, ich bin's doch, Martina!« Die Stimme klingt vertraut.

Will die Frau mir vielleicht helfen?

Quatsch. Bisher waren sie alle gleich. Sie tragen Masken, damit er sie nicht erkennt. Und sie wollen ihm ans Leder. Sie haben Löcher in seinen Hals gebohrt und ihn an Apparate gehängt, die sein Hirn weich kochen.

»Komm schon, du weißt doch noch, wer ich bin!«

Ein bekannter Geruch. Der Kopf der Frau ist plötzlich ganz dicht vor ihm. Ihre stahlblauen Augen fressen sich in seinen Verstand.

Verdammt, die will meine Gedanken lesen. Aber ich verrate nichts.

Als er sich mit einem Ruck abwendet und zum Fenster schaut, fällt ihm ein Stein vom Herzen. Zwei leuchtende Krieger fliegen dort in luftiger Höhe. Sie winken ihm zu.

Ein Glück, Hilfe ist unterwegs!

Zwei Stunden später steht Uta Hillebrand am Fenster ihres Arztzimmers und schaut auf den gegenüberliegenden Klinikturm. Vier Stück gibt es davon. Fast wie bei einer mittelalterlichen Burg ragen die runden Institutstürme vom Grundgebäude des Zentralklinikums in den westfälischen Himmel. Heute kann sie davon allerdings kaum etwas erkennen. Ganz Münster versinkt in dichtem Nebel.

Uta Hillebrand ist Internistin mit Spezialgebiet Nephrologie – Nierenheilkunde. Aber auch die Intensivmedizin hat sie schon immer gereizt. Deshalb arbeitet sie seit einem Jahr als Nierenspezialistin auf der Intensivstation der Uniklinik.

Der Fall des Polizisten wird immer rätselhafter. Vorhin ist auch noch seine Lungenfunktion zusammengebrochen. Er muss nun künstlich beatmet werden. Multiorganversagen nennen sie das. Aber warum?

Die Untersuchungsergebnisse sind eindeutig. Alle Blutwerte sagen, dass sich im Körper des Mannes eine Infektionsquelle verstecken muss. Doch die hat sie bis jetzt nicht entdeckt. Und das Antibiotikum, das sie ihm seit gestern auf Verdacht gibt, schlägt nicht an. Viel Zeit bleibt ihr nicht mehr.

»Hallo, Frau Doktor, Frau Meyer ist jetzt da.« Als sie sich umdreht, steht die Schwester mit der Frau bereits in ihrem Zimmer.

»Hallo, Frau Meyer, schön, dass Sie da sind. Ich hab Sie rufen lassen, weil ich noch ein paar Fragen an Sie habe. Am besten, wir setzen uns dort hin«, sagt sie und deutet auf den hellen Kieferntisch in der Besprechungsecke.

»Überlegen Sie noch mal genau. Irgendwo muss Ihr Mann sich das eingefangen haben. War da was Besonderes? Waren Sie vielleicht im Urlaub in den Tropen?«

Eine halbe Stunde löchert sie Martina Meyer nun schon. Wenn der Fall in einer Sackgasse steckt, hilft es manchmal, einen Schritt zurückzugehen. Zurück zum Erstgespräch, der Anamnese. So hat es Professor Schaefer bestimmt hundertmal gepredigt. Er ist der Chef der Abteilung und eine Art Dr. House von Münster. Über das Wochenende steckt er irgendwo in den USA auf einem Kongress.

»Also, unser Leben ist ehrlich gesagt ziemlich langweilig. Wir fahren selten in Urlaub. In den Tropen waren wir noch nie. Der einzige Luxus, den wir uns gönnen, ist die Reitbeteiligung unserer Tochter Anne«, sagt Martina Meyer und sieht sie mit müden Augen an.

Die Ärztin fragt nach. »Bringt Ihr Mann Ihre Tochter manchmal dorthin? Hilft er im Stall oder so?«

»Nee, für so was hat der keine Zeit. Wenn er freihat, geht er höchstens mal zum Sport oder macht was am Haus.«

Schade. Der Reitstall hat sie auf eine Idee gebracht. Dort leben viele Mäuse.

»Hm, könnte er vielleicht sonst irgendwo mit Mäusekot in Kontakt gekommen sein?«, fragt sie.

Martina Meyer runzelt die Stirn. »Wir sind zwar langweilig, aber dreckig ist es bei uns nicht.«

»Ich frage, weil es ein Virus gibt, das im Mäusekot lauert und bei Menschen eine heftige Erkrankung auslösen kann, ähnlich wie die von Ihrem Mann«, erklärt die Ärztin.

Martina Meyer überlegt. »Na ja, kurz bevor das anfing, hat er den Schuppen aufgeräumt. Da drin sind immer ein paar Mäuse unterwegs«, sagt sie dann.

Uta Hillebrand steht augenblicklich auf und greift zum Telefon.

»Ich glaub nicht, dass das was bringt«, antwortet sie leise. Tag und Nacht hat Martina Meyer darüber schon gebrütet. Sie hat sich den Kopf zermartert, aber ihr ist nichts eingefallen. »Unser Leben ist so unspektakulär, dass sein Paddelausflug auf der Hase die größte Attraktion der letzten Monate war«, murmelt sie.

»Mist«, flucht Uta Hillebrand. Dann haut sie mit der Faust auf den Laborbogen auf ihrem Schreibtisch, steht auf und wandert mit verschränkten Armen durch das Arztzimmer.

»Ich hab schlechte Neuigkeiten. Das HANTA-Virus ist es nicht. Und wir haben immer noch keine Idee, was es sein könnte«, erklärt sie Martina Meyer, als die kurz darauf im Besucherstuhl vor ihrem Schreibtisch Platz nimmt.

»Und was heißt das jetzt?«, fragt Martina mit zittriger Stimme.

Uta Hillebrand zieht die Schultern hoch und schüttelt den Kopf. Wenn sie ehrlich ist, weiß sie das selbst nicht. Sie weiß nur, dass ihr die Zeit davonläuft. Das Antibiotikum zeigt noch immer keine Wirkung. Und einen anderen Behandlungsansatz hat sie nicht. Andreas Meyer bleiben höchstens noch drei Tage. Aber davon will sie der Frau jetzt noch nichts sagen.

»Ich würde Ihnen gern einen Kollegen vorstellen. Professor Schaefer, meinen Chef. Er war über das Wochenende auf einem Kongress in den USA. Jetzt ist er wieder zurück und sieht sich oben Ihren Mann an.«

»Okay. Ich hab heute auch Unterstützung mitgebracht. Unser Nachbar, ein pensionierter Hautarzt. Er wartet draußen«, sagt Martina Meyer und steht langsam auf.

»Muss Papa jetzt sterben?« Als sie mit Fred und der Ärztin im Aufzug steht, rast die Frage ihres Sohnes immer wieder durch ihre Gedanken. Dr. Hillebrand wirkt so hilflos. Sie muss ihr gar nichts sagen. Martina Meyer spürt auch so, dass die Ärztin keine Hoffnung mehr hat. Als sie nach Freds Arm greift, sieht sie, wie sich seine Augenbrauen kräuseln. Dazwischen gräbt sich eine tiefe Falte in seine Stirn.

»Sag mal, als Andreas diesen Paddelausflug gemacht hat, da ist er doch ein paar Mal baden gegangen. Stimmt's?«, fragt er sie.

»Ja, ist er. Alex hat ihn reingeschmissen, aber was soll das jetzt?«, antwortet sie leise und schaut auf den Boden.

»War da nicht was, irgend so ein ekliges Ding im Wasser? Ich meine, Andreas hat so was erzählt«, lässt der alte Doktor nicht locker.

Als sie den Blick wieder hebt, kann sie beinah sehen, wie es in Dr. Hillebrand arbeitet. »War das vielleicht ein totes Tier?«, fragt die Ärztin, während sich die Lift-Türen auseinanderschieben.

»Guten Morgen. Sie müssen Frau Meyer sein. Ich bin Professor Schaefer«, begrüßt er die Frau, die mit seiner Oberärztin und einem älteren Herrn aus dem Aufzug tritt.

»Meyer. Hallo. Und das ist ein guter Freund von uns und ein Kollege von Ihnen. Doktor Schlegel«, stellt Martina Meyer ihre Begleitung vor.

»Bevor wir hineingehen, hab ich ein paar Fragen«, sagt Roland Schaefer und zeigt auf die Wartezone mit den Schwingstühlen. Als alle in der Nische neben dem Tresen der Intensivstation Platz genommen haben, streicht er mit den Fingern über seinen Schnurrbart. »Frau Meyer, hatte Ihr Mann Kontakt mit einem Tierkadaver?«

Martina Meyer starrt ihn an. Dann schaut sie abwechselnd zu Fred und Dr. Hillebrand. Der Nachbar runzelt die Stirn, und die Oberärztin zieht schmunzelnd die Schultern hoch.

»Sind Sie ein Hellseher oder so? Ja, er hatte Kontakt zu einem Kadaver. Aber das können Sie doch unmöglich wissen«, antwortet Martina Meyer schließlich.

»Ich hab einen Verdacht. Und Tierkadaver spielen dabei die Schlüsselrolle«, sagt der Spezialist.

Martina Meyer holt Luft. Dann erzählt sie. »Das war bei einem Betriebsausflug im September. Da ist er beim Paddeln in die Hase gefallen. Erst als er wieder im Boot saß, ist es ihm überhaupt aufgefallen. Es hat heftig nach Verwesung gestunken. Zuerst hat er gedacht, der Geruch käme von der Schafweide am Ufer. Aber dann hat er den Kadaver am Boot vorbeitreiben sehen. Zotteliges, gekräuseltes Fell, so groß wie ein Lamm.«

Als Martina Meyer fertig ist, nickt Roland Schaefer. Dann beugt er sich vor, fährt mit den Fingern durch sein zurückgegeltes Haar und sagt: »Frau Meyer, ich weiß, was ihr Mann hat. Und ich werde ihn retten.«

»Es ist nicht der Kadaver, von dem die Gefahr ausgeht. Es sind Ratten«, erklärt der Professor. Martina Meyer zieht die Augenbrauen hoch. Dann sieht sie zu Fred hinüber, doch der bemerkt das gar nicht. Er hängt wie hypnotisiert an den Lippen des anderen Arztes.

»Die Ratten sind in die Hase gesprungen und haben sich um den Kadaver gebalgt. Dabei haben sie ins Wasser uriniert.«

Plötzlich verstummt der Professor und schaut zu seiner Oberärztin. Für ein paar Sekunden herrscht Stille.

»Ja, und da drin waren die Bakterien, die ihren Mann nun außer Gefecht setzen. Leptospiren«, beginnt Dr. Hillebrand zögernd. Der Professor nickt. »Bakterien, die aussehen wie kleine Korkenzieher. Sie setzen sich an den inneren Organen fest und vermehren sich dort. Das führt zu den heftigen Entzündungen und schließlich zum Versagen der Organe. Ihr Mann leidet am sogenannten Morbus Weil«, sagt Dr. Hillebrand.

»Aber bei dem ganzen Wasser muss die Konzentration der Killer doch äußerst gering sein«, hakt Fred ein.

»Nicht, wenn es genug Ratten sind. Um so einen Kadaver balgen sich leicht mal dreißig bis vierzig Tiere. Und wenn die viele Leptospiren ausscheiden, kommt da schon was zusammen«, erklärt der Professor.

»Und wie hat er sich dann infiziert?«, setzt Fred nach.

»Über eine offene Stelle an der Haut oder über die Schleimhäute. Vielleicht hat er ja etwas von dem Wasser geschluckt.«

Martina Meyer schüttelt es. »Und wie können Sie meinem Mann nun helfen?«, fragt sie.

»Diese Sorte Bakterien lässt sich gut mit einem altbewährten Antibiotikum bekämpfen. Mit Penicillin«, erklärt der Professor. »Und das gibt Dr. Hillebrand Ihrem Mann nun schon seit Samstagabend – quasi auf Verdacht.«

»Aber das hat doch gar nichts gebracht«, stößt sie hervor und schaut fragend zu der Oberärztin.

»Bei so einer heftigen Infektion kann es schon ein paar Tage dauern, bis das Mittel anschlägt. Glauben Sie mir. Damit werden wir Ihren Mann retten«, verspricht der Spezialist.

Unsicher wandert ihr Blick von Arzt zu Arzt, bis er bei dem Professor hängen bleibt. Eigentlich sieht der gar nicht aus wie ein Mediziner. Mit der Gelfrisur, den schwarzen Augenbrauen und dem dünnen Schnurrbart hat er etwas von einem italienischen Mafioso. Trotzdem glaubt sie ihm.

»Okay, dann muss ich wohl noch etwas Geduld haben«, sagt sie und greift nach Freds Hand.

Zehn Tage pumpt ein Spritzenautomat nun Penicillin in seinen Körper. Das Beatmungsgerät braucht Andreas schon nicht mehr. Und die Dialyse will Dr. Hillebrand in ein paar Tagen auch abschalten. Lunge, Leber und Nieren erholen sich. Nur sein Kopf ist immer noch nicht klar.

»Geben Sie ihm noch ein bisschen Zeit«, sagt Dr. Hillebrand zu Martina Meyer. Sie stehen vermummt vor der Tür zu Andreas' Zimmer.

»Ich versuch's ja, glauben Sie mir«, antwortet Martina und wischt sich mit dem Ärmel ihres sterilen Umhangs eine Träne von der Wange.

»Sie werden sehen, in einer Woche liegt er bestimmt schon auf der Normalstation, und der Spuk ist vorbei«, sagt die Ärztin. Dann wendet sie sich zum Gehen. Als sie in einem der Nachbarzimmer verschwunden ist, holt Martina Meyer tief Luft und drückt auf den Türöffner.

Andreas hat die Augen geschlossen und döst vor sich hin. Sie schaut kurz über ihre Schulter, dann reißt sie sich den Mundschutz herunter, richtet ihr Haar und rüttelt an seinem Arm. Als er zu sich kommt, wartet sie einen Moment. Schließlich fragt sie mit einem Zittern in der Stimme: »Hallo, Andreas. Wer bin ich?«

Die Gedankenleserin, ein Zombie, Captain Kirk – sie hat schon die abstrusesten Antworten auf diese Frage bekommen.

Andreas schaut sie an und räuspert sich. Dann sagt er: »Du bist Martina Meyer, meine Frau.«

Es kommt ihm so vor, als wäre es eine Ewigkeit her. Dabei sind es gerade mal drei Monate. Am 4. November haben die Ärzte ihn aus der Uniklinik entlassen – fast auf den Tag genau sechs Wochen nach seinem Bad in der Hase. Anschließend brauchte er noch einmal sechs Wochen, um wieder auf die Beine zu kommen. Und nun steht er hier, an seinem Spind im Hinterzimmer der Autobahnwache Bissendorf.

In Zukunft wird er kürzertreten, das hat er sich geschworen. Vorbei die Zeit der freiwilligen Dienste für einen der Kollegen. Da geht er lieber mit Martina ins Kino oder auf ein Konzert.

Als er nach seiner Tasche greift, um sie in den Schrank zu stellen, muss er schmunzeln. Auf der Bank vor seinem Spind tummelt sich eine Gruppe weißer Schaumnager mit roten Augen. Eigentlich sind es weiße Mäuse aus der Süßigkeitentüte. Aber es könnten ebenso gut kleine Ratten sein.

Von dem Rudel zieht eine Nagerspur über die hölzerne Bank hinunter zum Fußboden und dann quer durch das Hinterzimmer zur Tür in den Hauptraum.

Als er die Klinke herunterdrückt und die Wache betritt, empfängt ihn lautes Gejohle von seinen Kollegen. Dazu rockt sein Lieblingssong aus einem CD-Player.

Stayin' Alive von den Bee Gees.

ENTZUGSERSCHEINUNGEN

Anke Christians

Erst piept es grell, dann wummert ein Presslufthammer, am Ende schlägt ein Stock rhythmisch gegen einen Metalleimer. Anschließend geht das Ganze von vorne los.

Seit zwanzig Minuten liegt sie im Magnetresonanztomografen, lauscht mit zusammengebissenen Zähnen den Geräuschen im Inneren der Röhre. Die Radiologieassistentin hat ihren Körper mit allen Kissen abgestützt, die sie finden konnte. Aber es hilft nicht. Die Knochen ächzen, die Muskeln krampfen, der Schmerz schneidet durch alle Organe. Am liebsten würde sie aufheulen.

Nerven behalten, Antje.

Fast drei Monate schleppt sie sich jetzt schon so herum. Da kommt es auf ein paar Minuten mehr oder weniger auch nicht an.

Sie schielt zur großen Glasscheibe am Raumende. Dahinter lehnt der Radiologe in seinem Bürostuhl, schlürft aus einer Kaffeetasse und studiert in aller Ruhe die Schichtbilder auf dem Monitor.

Geht das nicht schneller?

Es ist fast, als hätte der Arzt ihre Gedanken gehört. Plötzlich greift er aufgeregt zum Telefon. Wenig später stürmt eine Ärztin in den Raum. Zu zweit beugen sie sich über den Monitor. Die Frau reißt erschrocken die Augen auf. Im Licht der Neonröhren glänzen sie wie riesige Murmeln.

Dann geht es Schlag auf Schlag. Ein dritter und vierter Arzt kommen hinzu. Alle drängen sich vor den Computer, schütteln die Köpfe und gestikulieren wild.

Ihr Herz fängt an zu rasen. Was auch immer diese Leute da sehen, es muss schlimm sein. Richtig schlimm.

»Frau Julius, wir starten eine weitere Sequenz«, dringt die angespannte Stimme des Radiologen durch den Lautsprecher.

Der Presslufthammer setzt wieder ein.

Nerven behalten!

Aber das Mantra wirkt nicht mehr.

Denn jetzt hat Antje Julius richtig Angst.

Drei Monate zuvor. Antje Julius liegt wie ein gestrandeter Walfisch im OP-Saal der Ubbo-Emmius-Klinik in Aurich. Zwei Ärzte in Kittel und Mundschutz ziehen und zerren an ihrem riesigen Bauch. Antje ist tiefenentspannt. Endlich eine vernünftige Geburt!

Mit ihrer ersten Tochter Amke lag sie dreizehn Stunden in den Wehen. Am Ende wurde es ein Notkaiserschnitt. Diesmal hat sie sich von vornherein dafür entschieden. Baby Nummer zwei hat einen Dickkopf, der passt nie und nimmer durch ihr schmales Becken.

Die Gynäkologen hinter dem blauen OP-Tuch hantieren ein paar Minuten mit ihren Instrumenten, dann ist es ruckzuck vorbei. Ein Klaps, ein Schrei und die kleine Rieke ist da, zerknautscht, aber hübsch, mit Stupsnase und spärlichen blonden Haaren.

»'ne echte Ostfriesin«, seufzt Vater Meik stolz.

»Ganz die Mama«, bestätigt ihm die Krankenschwester anerkennend und notiert den Zeitpunkt der Geburt: 25. Februar 2014, 12.32 Uhr.

Antje strahlt. Glückshormone überschwemmen ihren Körper und versüßen das Ende der Schwangerschaft. Kaum Übelkeit, keine dicken Beine, alles lief prima. Sogar mit dem Stillen klappt es diesmal. Rieke nuckelt schon beim ersten Anlegen zufrieden an ihrer Brust.

»Mama, hab ich das auch gemacht?«, fragt die dreijährige Amke bei ihrem Antrittsbesuch im Krankenhaus, fasziniert von den Schmatzgeräuschen der kleinen Schwester.

»Nein, bei dir hat das nicht geklappt, du hast das Fläschchen bekommen«, klärt Antje sie auf.

Als die Glückshormone langsam abebben, treten darunter Schmerzen hervor. Die Kaiserschnittnarbe an ihrem Bauch zwiebelt, und auch der Rücken meldet sich zu Wort.

»Als ob mich jemand mit einem Kugelschreiber pikst, da unten an der Wirbelsäule«, erklärt sie Meik und fasst sich an den Lendenbereich.

»Kein Wunder.« Er drückt mit zwei Fingern tief in die Matratze von Antjes Krankenhausbett. »Da schläft man ja in Schweinetrögen besser. Wart mal ab, das gibt sich, wenn du wieder zu Hause bist.«

Zu Hause, das ist die Nordseeinsel Langeoog, ein lang gestreckter Sandhaufen mitten im Wattenmeer. Dünen, Deiche, Salzwiesen, ein dem Festland zugewandter Hafen. Autos fahren keine, dafür eine feuerwehrrote Schmalspurbahn und Pferdekutschen. Knapp zweitausend Menschen leben hier, wind- und wettergegerbte Insulaner, die zu jeder Tageszeit freundlich mit »Moin« grüßen.

Ursprünglich stammen Antje und Meik vom Festland, aus der Nähe von Aurich. Sie hatten gerade gebaut, das erste Kind war unterwegs, da flatterte das Jobangebot von der Insel herein. Mittlerweile leitet Meik seit drei Jahren den Küstenschutz auf Langeoog. Die Familie hat sich gleich neben dem Betriebshof in einem roten Backsteinhäuschen eingerichtet.

»Ich will nicht in den Kindergarten! Ich will lieber mit dem Baby spielen«, beschwert sich Amke morgens lautstark. Sie sitzt auf der Bank im Flur und zappelt so herum, dass Antje Mühe hat, ihr die Winterjacke anzuziehen.

»Das Baby läuft ja nicht weg«, vertröstet sie die Dreijährige. »Wenn du im Kindergarten brav bist, kannst du sie heute Nachmittag mal halten.«

Der Trick funktioniert. Amke hält endlich still.

»So, Prinzessin, ab in den Fahrradanhänger, es geht los!«, kommandiert Meik, während er eine Wollmütze über seine zurückweichenden blonden Haare stülpt.

Zwei Abschiedsküsse später ist Antje allein mit der kleinen Rieke. Sie räumt den Frühstückstisch ab, den Geschirrspüler ein, stillt, wickelt, hängt Wäsche auf, legt das Baby in den Kinderwagen und macht einen Spaziergang, kocht Mittagessen, stillt und wickelt, bringt das Baby ins Bett, spielt auf dem Fußboden mit Amke, räumt die Spülmaschine aus, stillt, wickelt, badet die Kinder, macht Abendbrot, bringt sie zu Bett und belädt die Waschmaschine.

Am Ende dieses Tages fühlt sie sich, als hätte sie ein Lkw überrollt. Ihr Rücken schmerzt. Sie will nur noch ins Bett fallen und ganz schnell einschlafen. In spätestens drei Stunden hat Rieke wieder Hunger. Aber es geht nicht, sie kann nicht flach liegen. Während sie sich mit vorsichtigen Bewegungen zwei zusätzliche Kissen unter die Schulterblätter schiebt, schüttelt sie verwundert den Kopf. Sie hat es doch sonst nie im Kreuz.

»Vielleicht ist beim Kaiserschnitt ja was schiefgegangen«, sagt sie voller Zweifel zu Meik, der das Gesicht bereits unter der Bettdecke vergraben hat. »Vielleicht ist bei der PDA die Nadel im Rücken stecken geblieben.«

»Ach Unsinn, so was passiert nicht«, murmelt er und fängt kurz darauf an zu schnarchen.

Abwarten und Tee trinken, das ist Meiks Devise. Er ist Ostfriese. Er nimmt die Dinge, wie sie kommen, und verschwendet keine großen Worte. Aber natürlich merkt er, dass mit seiner Frau etwas nicht stimmt.

Morgens braucht sie fast eine Viertelstunde, um sich im Bett aufzusetzen. Mühsam angelt sie hinter ihrem Rücken nach dem zweiten Ärmel der Strickjacke.

»Kannst du mir damit mal helfen?«, bittet sie ihn. Dunkle Ringe hängen unter ihren Augen wie Gewitterwolken.

Beim Frühstück, Meik schlürft gerade den letzten Schluck Milch aus der Müslischüssel, steht sie schon wieder vor ihm: »Holst du mir mal eben die Wäsche aus der Maschine?«

Auch das erledigt er pflichtschuldig.

Eine Stunde später, er sitzt mittlerweile im Büro, klingelt sein Handy: »Entschuldige, dass ich störe. Kannst du kurz rüberkommen und mir den Fahrradanhänger ankoppeln?«

Während Meik in seine Windjacke schlüpft und die fünfzig Meter vom Betriebshof zum Haus stiefelt, schürzt er nachdenklich die Lippen. Es sieht seiner Frau gar nicht ähnlich, wegen solcher Kleinigkeiten um Hilfe zu bitten. Normalerweise meistert Antje ihren

Tag mit Bravour, schmeißt den Haushalt, versorgt die Kinder und kümmert sich obendrein um die Ferienwohnung, die das Ehepaar vermietet. Geht nicht gibt's für sie nicht. Sie kann anpacken und ist hart im Nehmen.

Jetzt lehnt sie abgekämpft an der Hauswand. Auf den Gehwegplatten steht der Fahrradanhänger mit den eingebauten Kindersitzen.

»Ich schaff's nicht. Das Bücken tut so weh«, sagt sie unglücklich. Schweigend greift Meik nach der Deichsel und koppelt den Transporter an ihr Hollandrad.

»Inselkoller« – so heißt die Hausarztpraxis im Zentrum von Langeoog. Heinz-Joachim Koller, Allgemeinmediziner, Chirurg und Badearzt, hat Humor. Den braucht der Sechzigjährige auch, vor allem im Sommer, wenn sich die Touristen wie eine Flutwelle in sein Wartezimmer ergießen.

Im März sitzen dort fast nur Insulaner: knorrige Ostfriesen, die erst zum Arzt gehen, wenn sie halb tot vom Trecker fallen. Zu dieser Kategorie gehört auch Antje Julius.

»Ich habe starke Rückenschmerzen«, kommt die Neunundzwanzigjährige ohne Umschweife zur Sache. »Schon ungefähr drei Wochen, seit der Geburt von Rieke.«

»Dann schauen wir mal, ob es an der Karosserie liegt«, scherzt der Hausarzt, und sein ganzes Gesicht legt sich in feine Lachfältchen.

Routiniert beginnt er mit der Inspektion. Letztlich ist der Körper nicht anders als ein Auto, findet er, und er ist ein tüchtiger Mechaniker. Er tastet Muskeln ab, bewegt Knochen, greift zum Hämmerchen und prüft Nervenreflexe. Als er das Instrument weglegt, nickt er zufrieden.

»Die gute Nachricht zuerst: Sie haben keinen Bandscheibenvorfall«, teilt er Antje Julius mit.

»Aber woher kommen dann die Schmerzen?«, will sie wissen, während sie sich vorsichtig von der Liege erhebt.

»Meine Vermutung? Beckenverwringungen. Das ist nicht ungewöhnlich nach einer Schwangerschaft.« Koller beginnt lebhaft zu gestikulieren. »Sie müssen sich das so vorstellen: Während der

Schwangerschaft wird ja relativ viel Östrogen gebildet, das Gewebe wird weicher und das Becken elastischer, damit der Kopf des Babys durch den Geburtskanal passt.« Seine braun gebrannten Hände schweben wie knöcherne Beckenschaufeln in der Luft. »So, und da kann es schon mal sein, dass das Becken sich verkippt.«

»Und das tut dann weh?«

Heinz-Joachim Koller lässt die Hände fallen und lächelt. »Ganz genau. Das kann mal einen Nerv einklemmen. Aber dagegen können wir was unternehmen.«

Er holt eine Spritze und quaddelt Antjes Rücken. Das sollte die Verspannungen lösen.

»Außerdem verschreibe ich Ihnen Physiotherapie«, teilt er ihr mit. »Und ein Schmerzmittel. Paracetamol, das können Sie auch in der Stillzeit nehmen.«

Der Inselarzt strahlt Zuversicht aus. In null Komma nichts, da ist er sich sicher, wird die junge Mutter wieder auf den Beinen sein.

Antje ist auf einem Bauernhof aufgewachsen, mit Ackerbau, Milchvieh und vier Geschwistern. Ihre Eltern hatten Besseres zu tun, als mit Feuchttüchern hinter der Kinderschar herzulaufen. Geschadet hat es ihnen nicht. Alle waren sie kerngesund und robust, echte Landgören. Vom Baum fallen, Schrammen und blaue Flecken kassieren, das gehörte dazu. »Dreck abklopfen und weitermachen«, hieß es dann.

Getreu diesem Motto beißt sie auch jetzt die Zähne zusammen. Die Diagnose des Hausarztes leuchtet ihr ein. Ihr Körper hat in den letzten neun Monaten aus zwei winzigen Zellen einen Menschen geformt. Nach dieser Höchstleistung hat er das Recht auf ein paar Wehwehchen. Also lässt sie sich in den nächsten Wochen weitere Spritzen geben und schleppt sich zur Krankengymnastik.

Aber an den Schmerzen ändert das nichts.

An einem Samstagmorgen Ende April sitzt sie auf dem zerwühlten Ehebett. Hose und Pullover hat sie schon geschafft. Nun hält sie einen Socken in der Hand und schaut ängstlich auf ihren nackten Fuß.

Sie will auf keinen Fall Meik um Hilfe bitten. Sie ist jung und wird sich ja wohl selber anziehen können, Rückenschmerz hin oder her! Langsam beugt sie sich nach vorne. In diesem Moment ist es, als würde sich eine tonnenschwere Abrissbirne auf ihre Wirbelsäule senken. Antje verfällt in Schnappatmung. Sie ist kurz davor, sich wieder aufzurichten, da knackt es laut. Ein Geräusch wie von einem morschen Holzboden, der nachgibt und splitternd einbricht. Dann fegt ein Sturm von Schmerzimpulsen durch ihren Körper. Jede einzelne Nervenzelle in ihrem Rücken feuert Maschinengewehrsalven.

Ein gequältes Stöhnen entsteigt Antjes Kehle. Sie lässt sich zur Seite aufs Bett kippen und fängt an zu weinen.

Drei Stunden später sitzen sie auf Plastikstühlen in der überfüllten Notaufnahme in Aurich und warten auf einen Arzt. Rieke schläft im Maxi Cosi zu ihren Füßen. Zum Glück ist die Kleine pflegeleicht, der Lärm und das Gedränge ringsherum stören sie nicht.

Antje verlagert das Gewicht von einer Seite auf die andere, begleitet von einem leisen Schmerzenslaut. Besorgt mustert Meik das Gesicht seiner Frau. Sie ist weiß wie ein Gespenst.

Seit dem Vorfall hat sie kaum ein Wort geredet. Nicht auf dem Fußweg zur Fähre, nicht während der windigen Überfahrt aufs Festland, nicht im Auto unterwegs zu ihren Eltern. Dort haben sie Amke gelassen.

Antjes Schweigen ist kein gutes Zeichen. Er ist erleichtert, als endlich eine Ärztin kommt und sie mitnimmt. So weit, so gut. Sie wird jetzt untersucht, bekommt eine Diagnose und Schmerzmittel. Wahrscheinlich hat sie sich einfach verhoben. Die Schwangerschaft ist noch nicht lange her, sie muss jetzt zwei kleine Kinder durch die Gegend tragen, da macht schon mal der Rücken schlapp. Oder?

Als Antje zurückkommt, kann er von Weitem sehen, dass etwas nicht stimmt.

»Und?« fragt er.

»Vergiss es!« Sie greift nach ihrer Jacke, dreht sich auf dem Absatz um und humpelt los. Meik springt irritiert auf, greift sich das schlafende Baby und folgt seiner Frau in Richtung Ausgang. Sie macht erst halt, als sie auf dem Parkplatz steht. Aus ihren blauen Augen blitzt unterdrückte Wut.

»Die hat mich behandelt, als wäre ich eine Simulantin«, platzt sie heraus. »Als wollte ich da 'ne Show draus machen.« Meik legt skeptisch die Stirn in Falten. So aufgewühlt kennt er seine Frau gar nicht.

»Hat sie dich denn untersucht?«

»Sie hat mich ein bisschen abgetastet. Und ein Röntgenbild wurde gemacht. Da war aber wohl nichts drauf zu sehen. Der Rücken kann nach einer Schwangerschaft schon mal ein bisschen wehtun, hat sie gesagt.« Antje schnaubt laut. »Ein bisschen? Dass ich nicht lache!«

Inzwischen haben sie das Auto erreicht.

»Hm«, macht Meik, während er den Maxi Cosi auf dem Rücksitz festschnallt. Die Ärzte werden schon wissen, was sie tun, denkt er. Aber das sagt er lieber nicht laut.

In den nächsten Tagen hat sie Angst, sich überhaupt zu bewegen. Ihr Körper ist wie traumatisiert. Die ganze rechte Seite fühlt sich merkwürdig schwach an, den Arm kann sie kaum heben. Es tut weh, wenn sie hustet, wenn sie auf die Toilette geht, eigentlich gibt es keine Haltung, in der sie nicht halb durchdreht vor Schmerz.

Aber Bettruhe ist keine Option, schon wegen der Kinder. Rieke trinkt wie eine Weltmeisterin und wiegt inzwischen über fünf Kilo. Sie auf den Wickeltisch zu heben treibt Antje jedes Mal Tränen in die Augen.

Am Montag muss Amke morgens zum Kindergarten gebracht und mittags wieder abgeholt werden. Meik ist unterwegs, um Deiche zu sichern, also bleibt die Tour an Antje hängen. Sie schwingt sich aufs Fahrrad und fährt mit dem Kinderanhänger quer über die Insel. Drei Kilometer hin, drei Kilometer zurück.

Es ist ein Himmelfahrtskommando. Bei jedem Tritt in die Pedale explodiert ein glühender Feuerball in ihrem Rücken. Jetzt bloß nicht weinen. nicht vor den Mädchen.

Ihr Gesicht wird trotzdem nass. Die dunklen Wolken über der Insel platzen und peitschen waagerechte Regenfäden über die Salzwiesen. Mit letzter Kraft wirft sich Antje in den kalten Gegenwind. Sturm ist erst, wenn die Schafe keine Locken mehr haben, haben ihre Eltern immer gesagt.

Sie schleppt sich gerade triefend durch die Haustür, da klingelt das Telefon. Am anderen Ende ist das Krankenhaus in Aurich, der Chefarzt höchstpersönlich.

»Frau Julius, ich habe mir Ihr Röntgenbild noch einmal angeschaut«, teilt er ihr mit. »Da gibt es ein paar Ungereimtheiten im Wirbelbereich. Ich würde Ihnen empfehlen, weitergehende Bildgebung machen zu lassen, ein CT oder MRT. Diese Methoden liefern detailliertere Aufnahmen.«

Das Gespräch ist kurz und lässt Antje verunsichert zurück. Sie hat keinen Schimmer, was mit »Ungereimtheiten« gemeint sein könnte. Ohnehin vernebelt ihr der Schmerz den Kopf.

Aber irgendetwas muss geschehen, das sagt auch ihr Hausarzt. Also vereinbart sie einen Termin in einer radiologischen Praxis auf dem Festland.

»Sie haben Glück, am fünfzehnten Mai haben wir noch etwas frei«, flötet die Praxishelferin durchs Telefon. Das ist in drei Wochen. Antje lacht gequält auf. Im Moment ist sie froh, wenn sie einen einzigen Tag übersteht.

Tropfen für Tropfen läuft das Paracetamol durch den Plastikschlauch, tritt in die Blutbahn ein und wird mitgerissen.

Sie schließt die Augen und seufzt auf. Mit jeder Minute, die vergeht, lässt der Schmerz nach. Es ist himmlisch.

Ihr Hausarzt hat die Reißleine gezogen und sie als Notfall in ein Krankenhaus bei Wilhelmshaven geschickt. »Ich kann hier auf der Insel nicht genug für Sie tun«, hat Heinz-Joachim Koller sich entschuldigt. »Auf dem Festland haben die ganz andere Möglichkeiten.« Also hat Antjes Mutter sie und das Baby morgens am Fährhafen in Bensersiel eingesammelt und hergefahren.

Die Orthopäden haben sie sofort an den Schmerzmitteltropf gehängt und wollen sich nun zu ihrem Fall beraten. Hoffentlich haben sie eine Idee. Der Schmerz verfolgt Antje in jeder wachen Minute und stiehlt ihr nachts den Schlaf. Ihr Haushalt versinkt im Chaos. Verdammt, sie kann nicht einmal mehr ihr eigenes Baby halten! Jedes Mal, wenn sie Rieke anhebt, schwappt eine Panikwelle durch ihren Körper.

Lass sie bloß nicht fallen, du Rabenmutter!

In den letzten Tagen hat sie sich die Kleine in einem Tragetuch vor die Brust gebunden. Mit Doppelknoten. Es fällt ihr schwer, das zuzugeben – aber sie ist am Ende ihrer Kräfte.

Ein Räuspern weckt sie aus ihrem Dämmerzustand. Zwei Ärzte stehen am Fußende des Bettes.

»Frau Julius«, beginnt der eine das Gespräch. »Wir können noch nicht sicher sagen, was Ihnen fehlt. Vielleicht ist eine Bandscheibe verletzt. Vielleicht ist auch ein Wirbel angeknackst.«

»Und wie können Sie das herausfinden?« erkundigt sich Antje.

»Wir müssten sie hierbehalten. Für weitere Untersuchungen. Aber die Station ist nicht auf Kinder eingerichtet.« Der Arzt wirft einen kurzen Seitenblick zu Rieke, die in den Armen von Antjes Mutter strampelt. »Ihre Tochter müsste also mit der Oma nach Hause.«

Antje schüttelt reflexartig den Kopf. Natürlich will sie bleiben, sie braucht schließlich Hilfe. Aber Rieke soll nicht darunter leiden. Die Kleine muss alle drei Stunden an die Brust. Sie kann sie unmöglich von jetzt auf gleich abstillen.

»Nee, dann bleib ich nicht hier«, entfährt es ihr. »Nicht ohne meine Tochter.«

Der Raum hat sich seit ihrer Kindheit nicht verändert. Die hölzernen Küchenschränke. Der ovale Esstisch, an dem die ganze Familie Platz findet. Der große Gefrierschrank, in dem ihre Mutter genug Essen eingefroren hat, um das halbe Dorf zu verköstigen. Durch die offene Terrassentür zieht der heimelige Geruch von Stall und frisch gemolkener Milch.

Antje sitzt auf einem lederbezogenen Küchenstuhl und schaut Amke zu, die draußen mit einem Kätzchen spielt.

Sie sehnt sich nach ihrem Zuhause auf Langeoog. Aber sie muss den Tatsachen ins Auge blicken: Sie ist ein Pflegefall.

Meik kann sich unmöglich den ganzen Tag um sie, die Kinder und den Haushalt kümmern. Im Mai werden die Uferschutzanlagen vor der Insel instand gesetzt, damit hat er alle Hände voll zu tun.

Also hat sie mit den Kindern Unterschlupf bei ihren Eltern gefunden. Nur für eine Woche, bis zu ihrem MRT-Termin.

Ihre Mutter hilft ihr jeden Morgen aus dem Bett, zieht sie an und setzt sie wie eine gebrechliche alte Frau in die Küche.

Sie versucht, sich zusammenzureißen und mitzuhelfen, wo es nur geht. Kartoffeln schälen, Gemüse schnippeln, Brote schmieren. Das funktioniert und lenkt sie ab.

Am schlimmsten sind die Stunden, in denen sie allein ist. Der Schmerz zieht die Zeit auseinander wie einen Pizzateig, dehnt jede Minute, bis die Ränder reißen.

Sie weiß, sie ist stark. Aber die Schmerzen sind stärker. Sie graben sich beharrlich in den hintersten Winkel ihres Wesens.

Hol dir Tabletten, raunt eine Stimme in ihrem Kopf. So viele du finden kannst. Schieß dich richtig ab!

Hauptsache, es hört endlich auf.

Endlich schweigt der Presslufthammer.

Die MRT-Untersuchung ist beendet, nun sitzt sie mit einem mulmigen Gefühl im Wartezimmer. Sie weiß, irgendetwas haben die Radiologen entdeckt.

Eine Ärztin tritt durch die Tür, sie muss etwa vierzig sein, blonde schulterlange Haare, ein sympathisches Lächeln auf dem Gesicht.

»Vielen Dank, dass Sie gewartet haben«, sagt sie, nimmt Antje mit in einen fensterlosen Besprechungsraum und bittet sie, an einem Konferenztisch Platz zu nehmen. Kaltweißes Licht malt Kreise auf die Holzoberfläche.

»Normalerweise reden wir gar nicht mit den Patienten über die Befunde«, setzt die Radiologin an. »Das übernehmen die Hausärzte. Aber als wir Ihre Bilder gesehen haben …«

Sie mustert Antje mit einem Blick, den diese nicht einordnen kann, und räuspert sich.

»Ich muss Sie das fragen: Hatten Sie kürzlich einen Autounfall?«

Antje reißt die Augen auf. »Nein«, stößt sie aus.

»Einen anderen Unfall? Sind Sie vom Fahrrad gestürzt? Von einer Leiter gefallen?«

Antje schüttelt vehement den Kopf. Die Ärztin scheint erstaunt und ein wenig ratlos.

»Wieso, was ist denn das Problem?« erkundigt sich Antje mit zittriger Stimme.

Da teilt ihr die Radiologin mit, dass neun ihrer vierundzwanzig Wirbel gebrochen sind.

Der Inseldoktor ist fassungslos, als er die MRT-Bilder sieht. Es ist, als hätte ein Terrorist in Antje Julius' Wirbelkörpern Sprengsätze gezündet. Die Knochen sind kollabiert und in der Mitte zusammengesackt.

So einen Fall hat Heinz-Joachim Koller in sechsunddreißig Jahren Berufstätigkeit noch nicht erlebt. Immer wieder schaut er ungläubig zu der jungen Mutter. Er kann sich nicht erklären, wie sie sich überhaupt aufrecht halten kann. Dass sie ihm in seinem Sprechzimmer gegenübersitzt, sich bewegt und zu Hause zwei Kinder versorgt, erscheint ihm eigentlich unvorstellbar.

»Was machen wir jetzt?«, fragt sie. Alle Farbe ist aus ihren Wangen gewichen.

Neun Wirbelbrüche, das passiert nicht einfach so, es muss eine Ursache geben. Koller hat früher in der onkologischen Chirurgie gearbeitet und bösartige Geschwüre operiert. Die Erfahrung hat ihn geprägt, bis heute. Jedes Mal, wenn er einem Patienten mit seltsamen Beschwerden begegnet, denkt er als Erstes an Krebs. Brustkrebs, Lungenkrebs, Nierenzellkrebs, sie alle können in die Wirbelsäule metastasieren und die Knochensubstanz auffressen. Bis die Wirbel so porös werden, dass sie brechen. Aber diesen Verdacht will er nicht laut aussprechen. Antje Julius ist viel zu jung. Und überhaupt sehen Krebspatienten anders aus.

Der Hausarzt kratzt sich nachdenklich am Kinn.

»Ich kenne so etwas nur von Osteoporose«, überlegt er laut. »Aber Knochenschwund in diesem Ausmaß …« Sein Blick wandert zurück zu den MRT-Bildern. »Das kommt eigentlich nur bei älteren Frauen vor. Nach den Wechseljahren, wenn die weiblichen Hormone versiegen.«

Es passt überhaupt nicht und ist trotzdem der einzig plausible Verdacht. Koller springt vom Schreibtischstuhl auf und eilt zu einem niedrigen Rollwagen. Darauf liegen Kanülen, Pflaster, ein Stauschlauch.

»Ich nehme Ihnen jetzt Blut ab«, erklärt er Antje. »Das schicke ich ein und lasse ein paar Werte überprüfen: Kalzium, Vitamin D, Alkalische Phosphatase.«

Antje krempelt den Ärmel ihres gestreiften Shirts hoch.

Mit zügigen Bewegungen desinfiziert der Hausarzt die Ellenbeuge und schiebt eine Nadel in die blau schimmernde Vene.

»Wenn Sie Knochenschwund haben, müsste die Alkalische Phosphatase im Blut erhöht sein. Das ist ein Marker für Knochenabbau«, erklärt er ihr.

Das Röhrchen füllt sich langsam mit Blut. Vielleicht gibt ihm das ja einen Hinweis, was mit Antje Julius' Knochen nicht stimmt.

Meik versucht vergeblich, sich zu konzentrieren. Er sitzt in seinem Büro auf dem Betriebshof. Vor ihm auf dem Schreibtisch liegen die Pläne für die anstehende Strandaufspülung. Draußen vor dem Fenster schnüren seine Mitarbeiter dicke Reisigbündel. In den nächsten Tagen sollen die Uferschutzanlagen vor dem Hauptdeich ausgebessert werden. Er seufzt. An allen Ecken und Enden ist zu tun. Normalerweise kann er gut abschalten. Arbeit ist Arbeit, alles andere bleibt außen vor. Doch heute wandern seine Gedanken immer wieder zu seiner Frau.

Die erste Nacht nach der MRT-Untersuchung war am schlimmsten. Er hat wach gelegen und sich gefragt, wie es weitergehen soll. Was, wenn noch mehr Wirbel brechen? Immer wieder hat sich ihm dasselbe Bild aufgedrängt: Antje, wie sie im Rollstuhl sitzt, vom Hals abwärts gelähmt.

Seitdem sind sechs Tage vergangen. Seine Frau ist wieder zu Hause. »Das Leben muss ja weitergehen«, gibt sie sich kämpferisch. »Wenigstens wissen wir jetzt, was Sache ist.« Meik versucht, ihr im Alltag zu helfen, so gut es geht. Aber ob das reicht?

Eine Bewegung vor dem Fenster lenkt ihn endgültig von der Arbeit ab. Ein Fahrrad biegt in die Einfahrt zum Betriebshof. Auf dem Sattel sitzt Antje, sie hat den Kinderanhänger im Schlepptau.

Meik schnalzt mit der Zunge. Sie muss die Große vom Kindergarten abgeholt haben. Das ist wieder typisch. Immer gegenan, egal, wie schlecht es ihr geht. Ihm ist sofort klar, dass das keine gute Idee war. Ihr Gesicht ist starr vor Anspannung. Mitten auf dem Hof hält sie an und quält sich vom Rad. Dann beginnt sie hemmungslos zu schluchzen. Ihr ganzer Körper bebt.

Ostfriesen sind nicht leicht aus der Fassung zu bringen, aber dieser Anblick schafft es. Auf einmal hat Meik einen dicken Kloß im Hals. Er springt auf und rennt nach draußen.

»Ich kann nicht mehr«, wimmert Antje und vergräbt ihr nasses Gesicht in seinem Pullover. »Mach, dass das aufhört.«

»Schhhh, schhhh«, flüstert er und streicht über ihr zerzaustes Haar. Aus dem Anhänger schaut Amke ihnen ängstlich zu. Ihr Blick versetzt Meik einen Stich. Das ist seine Familie, die hier gerade vor die Hunde geht.

Er bringt Antje und die Kinder nach Hause, hilft ihr vorsichtig aufs Sofa und wartet, bis die Tränen versiegt sind. Dann eilt er nach draußen und schwingt sich aufs Rad.

Zehn Minuten später stürmt er an dem Schild mit der Aufschrift »Inselkoller« vorbei. Der Hausarzt sitzt allein hinter dem Empfangstresen, die Praxishelferinnen sind schon in der Mittagspause.

»Moin. Es geht um meine Frau«, platzt Meik heraus.

Kollers Gesicht legt sich jäh in Sorgenfalten. Aufmerksam hört er sich an, was Meik zu sagen hat. Dann greift er zum Telefonhörer.

Die Rotorenblätter beginnen sich zu drehen, erst langsam, dann immer schneller. Ohrenbetäubender Lärm erfüllt den Innenraum des Rettungshubschraubers. Obwohl Antje auf der schmalen Liege festgeschnallt ist, vibriert ihr ganzer Körper, als die Kufen des Fluggeräts sich von der Erde lösen. Übelkeit steigt in ihr auf.

Jetzt bloß keine Panikattacke!

Der Rettungsassistent beugt sich über sie und tätschelt ihr beruhigend den Arm. »Der Start ist am schlimmsten«, sagt er. Seine Stimme hört sich verzerrt an über die großen Kopfhörer auf Antjes Ohren. »Wenn wir einmal in der Luft sind, wird es besser.«

Der Hubschrauber fliegt eine weite Kurve und steigt auf. Durchs Fenster sieht sie, wie die Insel immer kleiner wird. Da ist ihr Haus, die Kläranlage, der Hafen – Miniaturen in einer Modelleisenbahnlandschaft.

Nach fünf Minuten hat sich Antje an das Brummen und Schaukeln gewöhnt. Nicht mehr lange, dann wird sie im Krankenhaus auf dem Festland sein. Dort wird man sich um sie kümmern und endlich herausfinden, was ihr fehlt. Heute Abend wird es ihr bestimmt schon besser gehen.

Schon bei der bloßen Vorstellung erfasst sie eine Welle der Euphorie.

Endlich passiert etwas.

Wie von Geisterhand bewegt sich der Arm des Röntgengeräts über ihr, wandert einige Zentimeter in Richtung Hüfte und kommt zum Stillstand. Ein leises Surren setzt ein, und unsichtbare Strahlen durchdringen Antjes Skelett.

»Nur noch eine weitere Messung, dann haben wir es«, ruft die Röntgenassistentin aus dem Nebenraum.

Auch wenn die Knochendichtemessung an sich nicht wehtut, fühlt sie sich auf der harten Liege wie auf einer Streckbank. Da helfen auch die hoch dosierten Schmerzmittel nicht, die ihr die Ärzte bei der Ankunft im Krankenhaus in die Adern gejagt haben. Aber es macht ihr nichts mehr aus. Antje fühlt sich ruhig und auf seltsame Art befreit. Sie ist sich sicher, dass diese Untersuchung die Erklärung liefern wird. Es muss einfach Knochenschwund sein.

Das Gerät hört auf zu surren, der Röntgenarm fährt in seine Ausgangsposition zurück. Kurz darauf betritt die Röntgenassistentin den Raum und hilft Antje von der Liege hoch. Ein Arzt kommt hinzu, älteres Baujahr, käsiges Gesicht. Sie sieht ihn zum ersten Mal. In der Hand hält er einen Zettel mit dem verschwommenen Bild einer Wirbelsäule und bunten Diagrammen.

»Und?«, platzt Antje heraus.

»Tja«, setzt er an und streicht sich über die Bartstoppeln. »Wir haben eine Messung an den Lendenwirbeln und am Oberschenkelhals vorgenommen. Die Ergebnisse sind alle so weit nicht gravierend.« Er macht eine Pause, überfliegt noch einmal den Befund.

»Was bedeutet das genau?«, dringt Antje auf ihn ein.

»Ihre Knochendichte liegt am unteren Ende des Normbereichs. Aber eine Osteoporose haben Sie nicht.«

Antje sitzt wie betäubt auf der Liege und findet keine Worte.

Begütigend legt ihr der Arzt eine Hand auf die Schulter. »Das ist eine gute Nachricht«, versucht er sie aufzumuntern.

Er scheint keinen blassen Schimmer zu haben, warum sie daraufhin verächtlich schnaubt und ihre Augen sich mit Tränen füllen.

Damit hat Heinz-Joachim Koller nicht gerechnet. Antje Julius ist postwendend aus dem Krankenhaus zurückgeschickt worden. Noch dazu ohne klare Diagnose.

Kopfschüttelnd betrachtet der Inseldoktor den Befund der Knochendichtemessung. Unauffällig. Auch das Ergebnis seiner Blutuntersuchung ist inzwischen auf Langeoog angekommen. Die Alkalische Phosphatase ist bei Antje Julius nur minimal erhöht. Bei Osteoporose müsste der Wert eigentlich durch die Decke gehen.

Koller steht da wie der Ochs vorm Berg. Wie um Himmels willen kann das sein? Alle Befunde sind annähernd normal, und trotzdem brechen die Knochen zusammen wie Holztürme beim Jenga.

Nochmals studiert er die dürftigen Zeilen aus dem Krankenhaus. Eventuell, mutmaßen die Ärzte, könnte es etwas mit der Schwangerschaft zu tun haben. Knochenbrüche durch die Schwangerschaft? Von so was hat der Inseldoktor in seiner ganzen Berufslaufbahn noch nie gehört.

Er will der jungen Frau unbedingt helfen. Aber wie? In diesem Fall passt einfach nichts zu nichts.

Bevor er weiter darüber nachdenken kann, klopft schon der nächste Patient an die Tür seines Sprechzimmers.

Offenbar ist sie ein Rätsel, das kein Arzt lösen kann.

Antje sitzt zu Hause auf dem Sofa. Ihr Rücken ist mit Kissen ausgepolstert, auf ihrem Schoß ruht der Laptop.

»Alles gut? Kann ich dich allein lassen?«, fragt Meik zweifelnd. So wie jetzt hat er sie noch nie angeschaut. Als wäre sie ein rohes Ei. Sie nickt müde. »Sicher. Ich komm schon klar.«

Als er weg ist, klappt Antje den Laptop auf. Sie braucht einen Strohhalm, an den sie sich klammern kann, sonst wird sie noch verrückt. Ihre letzte Hoffnung ist Doktor Google.

»Rückenschmerzen und Wirbelbrüche nach der Geburt«, tippt sie in die Suchmaschine.

Aufmerksam scrollt sie durch die Liste mit den Suchergebnissen und landet schließlich in einem Mütter-Forum.

»Hallo, ich habe drei Wirbelkörperfrakturen. Ich habe vor vier Wochen entbunden. Jetzt kann ich meinen kleinen Sohn nicht mehr heben. Suche dringend jemanden mit Erfahrung«, schreibt blondie120881.

Darunter stehen lange Antworten von SunnyHH, Ruhrpottmaus471 und UllaS. Sie berichten alle von einer mysteriösen Krankheit, die sie jäh aus dem Alltag gerissen hat und der die Ärzte zunächst hilflos gegenüberstanden.

Je länger Antje liest, desto mehr stellen sich ihre Nackenhaare auf. Was, wenn sie dasselbe hat wie diese Frauen?

Ihr ist klar, dass sie Hilfe braucht. Jemanden, der sich auskennt mit Schwangerschaft, Geburt und den möglichen Folgen. Stöhnend drückt sie sich vom Sofa hoch, humpelt zur Kommode und kramt ihr Adressbüchlein hervor. Die Telefonnummer, von der jetzt alles abhängt, steht irgendwo unter L.

Das Krankenhaus mit dem geschwungenen Dach wird von Palmen flankiert. Vor dem Eingang posiert eine Gruppe Hebammen mit schwarzen Haaren und mandelförmigen Augen. Die Frauen lachen fröhlich in die Kamera. In ihrer Mitte steht Agnes Langholz. Weißer Kittel, rote Wangen, weizenblonde Kurzhaarfrisur.

Lächelnd betrachtet die Frauenärztin das Foto und schwelgt in Erinnerungen. Erst vor einigen Wochen ist sie aus Laos heimgekehrt. Seit sie im Ruhestand ist, fährt die Ostfriesin einmal im Jahr in das südostasiatische Land, um in der Klinik von Luang Prabang beim Aufbau der Geburtsstation zu helfen.

Nun ist sie wieder zu Hause in Pewsum. Statt Palmenhainen erstrecken sich vor ihrem Wohnzimmerfenster Kuhweiden.

Als das Telefon klingelt, legt Agnes Langholz den Umschlag mit Fotos beiseite und greift zum Hörer.

»Ja, bitte?«

»Frau Dr. Langholz, hier ist Antje Julius.«

Die Frauenärztin kennt die junge Frau gut. Antjes Schwester hat lange als Sprechstundenhilfe bei ihr gearbeitet. Außerdem hat sie Antje in der ersten Schwangerschaft betreut.

»Frau Julius! Was kann ich für Sie tun?«, fragt die Ärztin und verfällt ganz automatisch in einen warmen Singsang. Da bricht es aus der jungen Mutter heraus. Sie erzählt von der Geburt ihrer Tochter, den zermürbenden Rückenschmerzen, dem MRT-Bild, den neun Wirbelbrüchen.

»Ich weiß wirklich nicht mehr weiter«, gesteht sie verzweifelt. Agnes Langholz hört mit wachsender Besorgnis zu. Sie weiß, das ist keine Frau, die schnell aufgibt. Zu guter Letzt berichtet Antje von ihren Recherchen im Internet. »Meinen Sie, es könnte auch bei mir mit der Schwangerschaft zu tun haben?«

Die Frage hängt einen Moment in der Luft, dann fügt sich in Agnes Langholz' Kopf alles zusammen.

»Boah, das ist es!«, denkt sie, und ihr Puls zieht an.

Die Krankheit, von der die junge Mutter spricht, ist extrem selten. Eine ungewöhnliche Art von Knochenschwund, die schwangere und frisch entbundene Frauen trifft. Agnes Langholz hat in vierzig Jahren noch nie einen solchen Fall erlebt. Aber bei Antje Julius, das fällt ihr wie Schuppen von den Augen, passen alle Symptome.

»Frau Julius, ich muss kurz etwas nachschauen, darf ich Sie gleich zurückrufen?«, bittet sie aufgeregt.

Kaum hat sie das Gespräch beendet, springt Agnes Langholz auf und macht sich auf die Suche. Vor einigen Jahren, vor ihrem Ruhestand, hat sie in Marburg an einem Seminar teilgenommen. Der Referent hat die seltene Krankheit damals so markant und eindringlich geschildert, dass es ihr lebhaft in Erinnerung geblieben ist.

»Viele Patientinnen erleiden mehrere Brüche, bevor die Diagnose gestellt wird«, klingt es ihr in den Ohren. »Das Problem ist, dass viele Ärzte noch nie von der Krankheit gehört haben.«

In einem Regal im Gästezimmer stößt sie auf den Aktenordner mit den Seminarunterlagen. Eilig überfliegt sie das Handout und ihre handschriftlichen Notizen. Auf der letzten Seite findet sie den Namen und die Kontaktdaten des Referenten: Professor Peyman Hadji, Frauenarzt, Osteologe und Gründer des Deutschen Referenzzentrums für schwangerschaftsassoziierte Osteoporose.

»Hatschi«, meldet sich der Professor am Telefon. Jedenfalls klingt es so. Antje würde am liebsten mit »Gesundheit« antworten.

Dr. Langholz hat den Kontakt zwischen ihr und dem Arzt aus Marburg hergestellt. Vor zwei Tagen hat Antje ihm eine E-Mail geschrieben und die MRT-Bilder angehängt. Nervös hat sie seitdem immer wieder sein Porträt auf der Klinik-Website aufgerufen und das volle Gesicht mit der kräftigen Nase und den strahlend braunen Augen betrachtet.

Ihre ganze Hoffnung ruht auf diesem Mann.

Dass er so schnell zurückruft, damit hat sie nicht gerechnet. Ohne lange Vorrede beginnt Hadji, sie auszufragen.

»Wann haben die Schmerzen genau begonnen?«

»Stillen Sie noch?«

»Nehmen Sie Kortison oder Blutverdünner? Irgendwelche anderen Medikamente, die die Knochendichte negativ beeinflussen könnten?«

»Hm«, brummt er zufrieden, nachdem Antje all seine Fragen beantwortet hat.

»Muss ich zu Ihnen in die Klinik kommen?«, fällt sie sofort ein. »Ich fahre jede Strecke, egal wie weit. Hauptsache, jemand kann mir endlich helfen.«

Er lehnt sich in seinem Schreibtischstuhl zurück und schlägt entspannt ein Bein über das andere. Während die junge Frau ihm ihre Leidensgeschichte erzählt, klickt er sich durch die MRT-Bilder, die sie ihm vorab per Mail geschickt hat.

Peyman Hadji hat vor fünfzehn Jahren zum ersten Mal einen solchen Befund gesehen. Der Anblick war damals einschneidend und ist es auch heute noch. Neun Wirbelbrüche. Ihn wundert, dass Antje Julius das so lange ausgehalten hat.

»Muss ich zu Ihnen in die Klinik kommen?«, hat sie gerade gefragt. In jedem ihrer Worte schwingt Angst mit.

Hadji beeilt sich, ihr die Angst zu nehmen. »Das wird in diesem Fall nicht nötig sein, Frau Julius. Bleiben Sie ruhig auf Ihrer Insel.«

Er hat alle Informationen, die er braucht.

Es gibt bei Antje Julius keine anderen Risikofaktoren, keinen Grund, warum so viele Wirbel einfach brechen sollten.

»Der Verlauf Ihrer Krankheit ist ganz typisch«, erklärt er der jungen Mutter. »Die Probleme beginnen in den letzten Monaten der Schwangerschaft oder kurz nach der Geburt. Das ist das Tückische. Es trifft junge Frauen, die ganz im Nestbautrieb aufgehen und sich um ein Neugeborenes kümmern. Im einen Moment sind sie völlig gesund, im nächsten außer Gefecht gesetzt. Sie können den Haushalt nicht mehr schmeißen, sich nicht um ihre Kinder kümmern. Die Patientinnen haben drei, vier, manchmal auch elf oder fünfzehn Brüche.«

Er streicht sich die schwarze Haartolle aus der Stirn. Wenn man die Krankheit kennt, ist die Diagnose einfach zu stellen.

»Frau Julius«, setzt er an, »ich beschäftige mich seit fünfzehn Jahren mit diesem Thema. Was Sie da haben, ist eine schwangerschaftsassoziierte Osteoporose.«

Der Satz kommt einer Erlösung gleich.

Drei Monate ist sie durch die Hölle gegangen, und hier ist endlich jemand, der sie versteht. Jemand, der ihrem Leiden einen Namen geben kann.

Schwangerschaftsassoziierte Osteoporose ist so selten, dass sie nicht einmal einen Wikipedia-Artikel dazu findet.

»Nur eine von etwa zweihundertfünfzigtausend Schwangeren erkrankt daran«, erklärt ihr der Professor aus Marburg. »Ich glaube allerdings, dass die Dunkelziffer deutlich höher liegt.«

»Aber warum ist mir das passiert?«, will Antje wissen. »Warum ich?«

»Ehrlich gesagt, wissen wir noch nicht, was die Krankheit auslöst«, gibt Hadji zu. »Wir sind dabei, das zu erforschen. Was wir wissen, ist Folgendes: Während der Schwangerschaft und in der Stillzeit braucht das Kind Kalzium zur Entwicklung seines Skeletts. Und großzügig wie Mütter sind, stellen sie ihm das Kalzium aus den eigenen Knochen zur Verfügung.« Hadji lacht leise. »Normalerweise können die Mütter das über eine gute, kalziumreiche Ernährung ausgleichen. Aber dann gibt es Frauen wie Sie, bei denen offenbar der Knochenstoffwechsel während der Schwangerschaft und Stillzeit anders funktioniert. Es wird mehr Kalzium freigesetzt als wieder eingebaut. Wenn Sie so wollen, leiden Sie unter einer Entzugserscheinung.«

Antje umklammert den Telefonhörer und schaut hinüber zu Rieke. Die Kleine liegt in ihrer Babywippe und quietscht fröhlich. Es fällt ihr schwer zu glauben, dass dieses süße Wesen der Grund für ihre quälenden Schmerzen ist.

»Aber wenn ich Knochenschwund habe«, fragt Antje Julius zweifelnd, »warum war dann das Ergebnis der Knochendichtemessung nicht schlechter?«

»Hm«, macht der Marburger Gynäkologe. »Stellen Sie sich ein dreihundert Jahre altes Fachwerkhaus vor. Dessen Stabilität ist, klar, abhängig von der Dicke der Balken. Aber vor allem kommt es auf die Architektur an, also darauf, dass es sowohl Längs- als auch Querbalken gibt. Wenn das nicht der Fall ist, stürzt das Haus ein. Und so ähnlich ist das auch mit den Knochen. Es gibt eine Reihe von Osteoporose-Patienten, bei denen ist die Dichte der Knochenbälkchen noch verhältnismäßig gut. Aber die Architektur hat so gelitten, dass die Wirbel trotzdem brechen. Das muss man als Arzt lernen. Das muss man wissen.«

Antje lässt das Gesagte eine Weile sacken.

Dann stellt sie dem Professor ihre letzte und wichtigste Frage.

»Und, was mache ich jetzt dagegen?«

Routiniert bereitet sie noch am gleichen Tag das erste Fläschchen für Rieke zu. Milchpulver abmessen, heißes Wasser aufgießen, gut schütteln. Die Handgriffe sitzen noch. Ihre Große war schließlich auch ein Flaschenkind.

Rieke liegt in der Babywippe und kräht hungrig. Vorsichtig schüttet Antje sich einen Tropfen auf die Innenseite des Handgelenks. Die Temperatur stimmt. Trotzdem lässt das schlechte Gewissen sie kurz innehalten.

Stillen ist doch das Beste fürs Kind!

Sie weiß, sie hat keine andere Wahl. »Sie müssen den Kalziumverlust unbedingt sofort stoppen«, hat Peyman Hadji ihr eingeschärft. Denn durch das Stillen verliert sie ständig Kalzium, das dann ihren Knochen fehlt.

Mittlerweile ist Antje klar, warum sie in der ersten Schwangerschaft keine Probleme hatte. Die Große wollte die Brust nicht nehmen. Wäre das anders gewesen, wäre sie vielleicht damals schon erkrankt.

Entschlossen beugt sie sich mit dem Fläschchen über die Babywippe. Zum Glück macht Rieke es ihr nicht allzu schwer. Erst mustert sie den Kautschuksauger unschlüssig: Freund oder Feind? Dann greift sie mit ihren Patschehändchen zu und beginnt, zufrieden zu nuckeln.

Mit großen Sprüngen hopst Amke ein Jahr später den Strand entlang. Ihre Füße versinken bis zu den Knöcheln im Sand. Rieke tapst ungeschickt hinterher. Sie läuft erst seit Kurzem, und der weiche Untergrund ist noch ungewohnt. Es kommt natürlich, wie es kommen muss. Sie verliert das Gleichgewicht und landet mit verdutzter Miene auf dem Po. Sekunden später hallt das fröhliche Lachen der Mädchen durch die Dünen.

Antje hakt sich bei Meik unter, dreht das Gesicht in Richtung Sonne und grinst.

Drei Tage nach dem Abstillen waren ihre Rückenschmerzen verschwunden. Die starken Schmerzmittel, die sie endlich hätte nehmen dürfen, blieben unangetastet im Nachttisch liegen.

Es war wie eine Neugeburt.

In der Apotheke besorgte sie sich Kalzium und Vitamin D zur Knochenstärkung, so wie von Professor Hadji empfohlen. Die speziellen Osteoporose-Medikamente, von denen er erzählt hatte, brauchte sie nicht einmal.

Woche um Woche ging es ihr besser. Sie konnte ohne Schmerzen sitzen, laufen, den rechten Arm bewegen. Einen Wäschekorb tragen. Mit den Kindern nachmittags auf den Spielplatz gehen. Irgendwann wagte sie sich sogar wieder an Sport heran: Kräftigungsübungen für den Rücken, Fahrradfahren, Joggen.

Nach einem halben Jahr bestätigte ein Kontroll-MRT schließlich, was ihr Körper längst wusste. Kein neuer Wirbel war gebrochen. Die zusammengesackten Knochen hatten sich verhärtet und stabilisiert.

Die Krankheit ist zum Stillstand gekommen. Endlich kann sie wieder voll und ganz für ihre Kinder da sein.

»Die beiden haben einen Riesenschuss gemacht«, bemerkt sie, und Meik nickt.

»Die wachsen wie Kraut und Rüben. Nicht mehr lange, dann sind sie größer als du.« Spöttisch legt er ihr die Hand auf den Kopf.

»Bäh«, macht Antje. »Bin ich jetzt ein Zwerg, oder was?«

Aber es stimmt schon. Ganze neun Zentimeter ist sie durch die Wirbelbrüche geschrumpft.

Sie weiß mittlerweile, wie viel Glück sie hatte. Andere Betroffene kämpfen noch Jahre nach der Diagnose mit den Schmerzen, einige werden sie niemals los. Vielleicht hat ihr geholfen, dass sie sich stets dagegen an bewegt hat. Was auch immer der Grund ist, sie ist unendlich dankbar.

»Mama, komm, fang mich!« ruft Amke. »Ich laufe so schnell wie der Wind!«

Antje lässt Meiks Arm los und rennt.

SECHSER IM LOTTO

Volker Präkelt

Freitag, 4. Dezember. Die Schiebetür schließt sich hinter ihm, lässt die Kälte draußen. Er setzt sich auf einen Hocker, rollt den Bücherwagen vor seine Nase, nimmt ein Buch in die Hand. Für andere Kinder ist die Gemeindebücherei ein Labyrinth aus Regalen. Für ihn nicht. Manche Bücher kann er mit verbundenen Augen einstellen. Zum Beispiel »Moby Dick« in einer Jugendausgabe. Der erste Satz lautet: Nennt mich Ismael.

Er heißt Valentin und ist kaum größer als die Pixi-Figur in der Leseecke. Freitags darf er helfen. Später will er selbst eine Bücherei leiten. Dazu muss man studieren, hat er gehört. In der Schule macht er sich ganz gut. Abgesehen von den Fehlstunden.

Bücher schreiben will er auch, sagt er beim Verabschieden. Der Bibliothekar nestelt an seiner Strickjacke. »Über was denn?«

»Steinzeitmenschen«, sagt Valentin. »Oder die alten Ägypter mit ihren Pyramiden.«

»Roman oder Sachbuch?«

»Äh – Roman. Glaube ich. Oder?«

»Da muss man sich Mühe geben.« Der Bibliothekar setzt seine Lesebrille ab. »Der Anfang muss zünden wie eine Rakete. Peng! Dann blättert man weiter, Seite für Seite.« Er überlegt. »Am besten schreibst du erst mal über das, was du am besten kennst.«

»Alles klar!« Valentin steuert den Ausgang an und humpelt ein bisschen.

»Hast du was am Fuß?«

»Dicker Knöchel. Verknackst.«

Mama ist bei den Pferden. Papa schläft vor. Valentin gießt sich Milch ein. Auf der Tasse prangt ein großes »J«.

Johannes Horst, Jochen Ernst und Johannes Valentin. Großvater, Vater und Sohn. Opa lebt nicht mehr.

Valentin holt das Notizbuch aus der Küchenschublade. Butter, steht da in der Handschrift seiner Mutter. Sonst nichts. Wie war das noch? Über das schreiben, was man am besten kennt.

Er nimmt einen Filzstift und legt los.

Fieber 1

Von Valentin Cassel, 9 Jahre
Fieber ist, wenn du unter die Dusche gehst und dich das Wasser trifft wie eine Strahlenkanone. Wenn du mit allen Klamotten und dem Bademantel ins Bett gehst. Wenn du dir die Decke über den Kopf ziehst und deine Zähne klappern, bis es wehtut. Es gibt gelbes Fieber, rotes Fieber, weißes Fieber. Das weiß ich. Gelbes Fieber ist am besten auszuhalten. Als wenn man in einen Tunnel fährt. Der ist ewig und drei Tage lang, links und rechts rasen die gelben Lichter vorbei. Rotes Fieber ist heiß und trocken. So muss es in der Wüste sein, wo alles verkrustet ist und die Sonne ganz hoch am Himmel steht. Es gibt nichts zu trinken, die Augen sind verkrustet, und die Haut juckt.

»Donnerlittchen!« Der Bibliothekar lässt das Notizbuch sinken. »Ist das wirklich so schlimm?« Besorgt schaut er den Jungen an. Dessen Wangen sind gerötet, von der Stirn kullert eine Schweißperle. Kann am Rollkragenpullover liegen. »Hast du Fieber? Ich meine, jetzt? Soll ich deine Mutter anrufen?«

»Nicht nötig«, sagt Valentin und drückt einen widerspenstigen Haarwirbel platt. »Heute holt mich Mama ab. Wir fahren später noch zum Doc.«

Der Arzt hat Geheimratsecken und trägt die Haare kurz. Das passt zum Polohemd und zu seiner modischen Brille.

Alexandra Cassel, eine lebhafte Frau – sportlich, schlank, aschblonde Locken – ist mit ihm nicht immer einer Meinung. Der guckt auch schon wieder so, als Valentin von der Waage klettert und eine Zahl nennt. »Zu viel für sein Alter.« Er wirft ihr einen Blick zu, als würde sie ihren Sohn mit Kakao und Schmalzstullen ernähren. »Sport wäre gut. Da gibt es doch bestimmt Möglichkeiten, oder?«

Alexandra hat ihren Sohn zum Reiten mitgenommen. Valentin liest lieber. Schreibt Sachen auf. Ist er krank, trägt er seine Temperatur in eine Tabelle ein. Verbindet die Daten und malt eine Fieberkurve. Persönlicher Rekord: 40,1 Grad Celsius.

Alexandra Cassel hat es eilig, sie muss zu ihren Pferden. »Die Gelenkschmerzen sind neu«, sagt sie. »Und – sehen Sie mal, Herr Doktor …«

Sie streift die Hemdsärmel ihres Sohns hoch. »Da sind sie wieder. Hat er von seinem Vater.«

Der Arzt mustert die lachsfarbenen Flecken, nicht zum ersten Mal, kritzelt etwas auf den Rezeptblock. Zum Schluss ein Blick in die Krankenmappe. Die ist ziemlich dick. Valentin hat mal reingelinst, als der Doc aus dem Raum gerufen wurde. »Intermittierendes Fieber mit Ausschlag« konnte er entziffern. Weil es so häufig zu lesen war. »Was wünschst du dir zu Weihnachten, Valentin?«, fragt der Mediziner und legt den Stift beiseite. »Sonntag ist schon der zweite Advent!«

»Erst mal will ich beim Krippenspiel mitmachen.«

»Super. Habe ich früher auch gemacht. Wen spielst du denn?« Valentin schaut seine Mutter fragend an. »Den – Herbergsvater?«

»Schauen wir mal.« Alexandra Cassel streicht ihm über den Kopf. »Ein Wirt darf sich auch mal hinsetzen.« Sie deutet auf den Knöchel ihres Sohnes. »Das muss er auch, wenn der bis dahin nicht abschwillt.«

Ellenberg, Ortsteil der nordhessischen Gemeinde Guxhagen, zwischen den Flüssen Fulda und Eder. Ein unauffälliges Haus gegenüber vom Friedhof.

Unten wohnt die Oma, eine Treppe höher die junge Familie mit Valentin und seiner älteren Schwester Ariane. Valentin wohnt seit Kurzem auf dem Dachboden, ist stolz auf eine gemütliche Ecke mit Bett, Schreibtisch und Regalen. Durchs Fenster kann er den Fluss sehen. Und die Gräber. Wenn er das Rollo herunterzieht, ist es tagsüber dunkel.

Bei den Fieberschüben ist Licht eine einzige Qual. Die Augen sind entzündet, die Nase läuft wie ein Wasserhahn. Manchmal hat er die Flecken auch im Gesicht. Um nachzusehen, muss er auf die dunkle Seite des Dachbodens. Hinter einem Vorhang stapeln sich Umzugskisten, Koffer und alte Möbel. Und ein alter Spiegel. Beim Herumstöbern hat er Papas alten Kassettenrekorder gefunden. Funktioniert. Im Kassettenfach sieht er, wie sich die Rädchen drehen. Manche Lieder haben komische Titel. Wie »Rudi Ratlos«. Und »Am Tag, als Conny Kramer starb«.

Dienstag, 8. Dezember. Er wäre gern zur Schule gegangen. Bestimmt hat die Klasse den Text für das Krippenspiel bekommen. Vielleicht bringt ihm jemand die Zettel vorbei. Eines der Mädchen? Valentin kann gut mit ihnen. Hat eben seine Vorteile, wenn man nicht jedem Ball hinterherrennt und sich in der Pause nicht prügelt. Andererseits ist er oft krank, fehlt bei Klassenfahrten und Bundesjugendspielen. Da kann man ihn schon mal vergessen.

Wie Conny Kramer.

Er kriegt das blöde Lied nicht aus dem Kopf. Mal schauen, ob sich andere Kassetten finden. Vorher schnäuzen, den Schleim aus den Augen wischen. Hinter dem Vorhang ertastet er eine Holzkiste. Geschnitzte Oberfläche, fühlt sich wertvoll an. Darin eine Brosche, eine abgebrochene Weihnachtsbaumspitze. Ganz unten ein Schutzumschlag aus Leder. Darin stecken Postkarten mit verblichenen Fotos und zwei Heftordner mit aufgeklebten Zeitungsartikeln.

Nicht nur Opa hat Rheuma

Kinderrheuma – häufig zu spät erkannt

Auf einem anderen Blatt, mit Krankenhausstempel, der Name seines Vaters. Jochen Cassel. Der Rest ist Silbensalat.

Ur-ti-ka-ri-el-les Exan-them.

Puh. Er schließt den Ordner. Fingert ein paar Umschläge aus der Kiste. Nicht zugeklebt, ohne Briefmarken. Briefe mit Omas sorgfältiger Schrift. An eine Verwandte. Oder eine Freundin. Nie abgeschickt, sonst wären sie ja nicht hier.

Du kannst dir gar nicht vorstellen, was der Kleine durchmacht. Die Beinchen tun ihm so weh, dass er nicht laufen will und im Wohnzimmer robbt wie ein Soldat. Manchmal muss ich Jochen im Kinderwagen schieben, durch die ganze Wohnung! Einmal haben wir sogar den Krankenwagen gerufen. Aber die Ärzte wissen auch nicht, woran das liegt.

Der Brief ist aus dem Jahr 1969. Als sein Vater klein war, konnte er nicht richtig laufen? Hat er nie erzählt.

Am schlimmsten sind seine Augen. Dann geht er nicht zur Schule und sitzt tagelang auf dem Dachboden.

Hier oben? Er zieht einen anderen Brief heraus. 1976, da war sein Vater so alt wie er jetzt.

Das Auge ist dann feuerrot, und aus dem Nasenloch läuft so viel Schleim, dass Taschentücher nicht mehr ausreichen. Ich bringe ihm Küchenhandtücher, die ich abends auswasche. Zum Glück liebt er seinen Kassettenrekorder.

Alles klar. Kein Wunder, dass er traurige Musik gehört hat.

Wir waren bei einem Doktor in der Stadt. Die roten Flecken könnten Masern sein. Das war es aber nicht. So kann das nicht weitergehen mit den vielen Schmerzmitteln. Wenn Jochen nach ein paar Tagen auf die Beine kommt, geht alles von vorne los. Vielleicht kannst Du mal deinen Bruder fragen? Der ist doch Arzt.

Valentin ist erschöpft, rafft sich auf, etwas in sein Notizbuch zu schreiben.

Papa und ich haben dieselbe Krankheit.
Wohnen wir deshalb in der Friedhofstraße?
Damit wir es nicht so weit haben?

Jochen Cassel ist einer von der leisen, der netten Sorte. Einer, den man zu kennen glaubt wie den Schulfreund beim Treffen der Ehemaligen. In seiner Klasse wird er weder Fingerschnipser noch

Unruhestifter gewesen sein. Eher einer, der was von seinem Pausenbrot abgibt und keinen verpetzt. Irgendwie erinnert auch die zeitlose Frisur an früher. Der dünne Schnäuzer macht ihn eher jünger.

Er ist in der Kirche engagiert. Die Website seiner Gemeinde verzeichnet ihn als Mitglied des Kirchenvorstands. »Barmherzig und gnädig ist der Herr«, lautet der Wochenspruch. »Geduldig und von großer Güte.«

Geduldig, das passt auf ihn.

Jochen, geboren 1966, ist ein Nachzügler. Schwester und Bruder sind deutlich älter als er. Seit er denken kann, hat er diese roten Flecken schon. Die kommen schubweise und jucken, an Rücken, Po, Armen und Beinen. Alle paar Wochen Fieber mit Spitzentemperaturen.

Seine Eltern schleppen ihn von einem Arzt zum anderen. Anfang der Siebziger stehen noch keine Computer in den Praxisräumen. Im Wartezimmer gibt es Plastikmünzen mit eingravierten Nummern, man greift sich eine, blättert in der Quick oder der Neuen Revue. Arzthelferinnen tragen Uniformen. HNO-Ärzte benutzen Stirnreflektoren, die sie aussehen lassen wie vom anderen Stern. Beim Orthopäden grinst ein Knochenmann wie in der Geisterbahn.

Ibuprofen gegen die Fieberschübe gibt es schon. Und Kortison gegen die entzündeten Augen. Hat er genug Medikamente genommen, legt die Krankheit eine Pause ein. Aber irgendwann geht es wieder los.

Und die Schmerzen an den Knien und Sprunggelenken? Juvenile idiopathische Arthritis, vermutet ein Kinderarzt.

Die Eltern fragen, was das heißt.

Juvenil, das bedeutet jugendlich. Die Krankheit tritt vor dem sechzehnten Lebensjahr auf.

Idiopathisch: »Ohne erkennbare oder nachweisbare Ursache.«

Arthritis, das kennt man ja, haben die alten Leute.

Dabei kennen die Ärzte jugendliches Rheuma schon seit Mitte des 19. Jahrhunderts. Leidet Jochen wirklich daran? Die Entzündungswerte passen nicht so ganz.

Die Eltern klappern die Krankenhäuser der Region ab. Manch ein Doktor setzt einen vertraulichen Blick auf, winkt Vater oder Mutter zu sich. »Auf ein Wort – kann es sein, dass Ihr Sohn die Schmerzen erfindet?« Da Jochen aus Mangel an Schulstunden nicht gerade der Beste ist, kann es doch sein, dass er sich um den Unterricht drücken will. Oder? Dabei würde er lieber Feuerwehrübungen mitmachen oder ein Fußballtrikot überstreifen, statt mit Fieber und Schüttelfrost im dunklen Zimmer zu leiden.

Jahre vergehen, die Suche verläuft im Sande.

Zähne zusammenbeißen, aushalten und abwarten.

Nach der Pubertät wird es besser. Jochen lernt, mit der Krankheit zu leben. Er weiß, wann er die Medikamente einsetzt, die ihm die Ärzte brav verschreiben. Kränkelt sich so durch sein junges Leben. Zweifelt an sich. Welcher Arbeitgeber will einen, der zwei Wochen im Monat krank ist? Jochen Cassel macht eine Lehre als Landwirt, jobbt bei der Gemeinde, engagiert sich bei der Freiwilligen Feuerwehr. Wenn es ihm ganz schlecht geht, denkt er übers Sterben nach.

Mit zwanzig wird er zum ersten Mal Vater. Eine Tochter. Vorsichtiges Nachschauen auf dem Wickeltisch. Als hätte er es geahnt: Nach wenigen Wochen ist er da, der verdammte Ausschlag. Bei der kleinen Julia. Die Kinderärzte untersuchen und vermuten.

Allergien? Glasknochen?

Dann legt sich das, schneller als bei ihm. Wenn er gelernt hat, damit umzugehen, wird sie das wohl auch schaffen. Zum Glück ist das mit dem Fieber bei ihr nicht so schlimm.

Fieber 2

Von Valentin Cassel, 9 Jahre

Am schlimmsten ist das weiße Fieber. Du machst die Augen zu, und die Größen verändern sich. Du wirst klein wie Mickymaus, aber deine Hände schwellen an, riesig wie Schaufelblätter. Natürlich nicht wirklich, es kommt dir nur so vor. Und das ist noch lange nicht alles – denn dann kommt die Waschstraße: Über dir kreisen durchsichtige Rollen, werden immer größer, kommen immer näher. Wie ein Albtraum, nur dass man wach ist. Du willst die Augen öffnen, um ihn zu beenden, aber das gelingt dir nicht. Das weiße Fieber verfolgt dich in den Schlaf, da sind die Walzen matschig grau, oder sie haben total irre Farben.

Mittwoch, 9. Dezember. Morgen ist Kostümprobe. Die Neue hat den Text vorbeigebracht, sie spielt die Maria. Valentin humpelt auf dem Dachboden herum, probiert. Ist unglücklich. Der Knöchel ist nicht abgeschwollen, und seine Rolle, na ja. Der Herbergswirt spricht so ruppig wie der Friedhofsgärtner, der pinkelnde Hunde mit Schneebällen bewirft. Er könnte freundlicher sein, der Wirt, vor allem zu der schwangeren Maria. Valentin denkt sich einen anderen Text aus, kritzelt ihn auf die Zettel, mal sehen, wie die Lehrerin das findet.

Jochen Cassel steckt den Kopf durch die Luke. Er sieht müde aus. »Na, mein Junge? Wieder fit?«

Valentin denkt an die Briefe. »Heute Morgen konnte ich kaum laufen«, sagt er. »Ich bin über den Boden gerobbt wie ein Soldat.« Den Satz betont er wie bei der Sendung mit der Maus.

Es dauert einen Moment. Dann fragt Jochen Cassel: »Wollen wir ins alte Rathaus? Zur Wanderausstellung über Frühmenschen? Meinst du, du schaffst das?«

Die Wanderausstellung entpuppt sich als eine Ansammlung von zwölf Schaukästen. In der Mitte steht so eine Art Ötzi, mit Speer und Fell um die Hüften. Am Oberschenkel ist der Lack ab.

Im ersten Schaukasten ist ein Unterkiefer ausgestellt, von einem Heidelberg-Menschen. Am besten findet Valentin die Knochenfunde aus Afrika. Forscher haben das Skelett einer Frau entdeckt und ihr den Namen KNM-ER 808 gegeben. Sie lebte vor 1,7 Millionen Jahren und ist an einer Krankheit gestorben. Damit er den Namen nicht vergisst, kritzelt er ihn auf die Eintrittskarte.

Hypervitaminose A.

So langsam meldet sich das Fieber wieder. Valentin liest weiter. In der Nähe der Fundstelle haben die Wissenschaftler das Skelett eines neun- bis zwölfjährigen Jungen entdeckt. »Ob der auch an einer Krankheit gestorben ist, Papa?«

»Vielleicht hat ihn ein Säbelzahntiger gefressen«, sagt der Vater und nestelt in der Hosentasche. Valentin tut so, als ob er die Schilder studiert, beobachtet, wie sich sein Vater den Schweiß von der Stirn wischt und eine Tablette in den Mund steckt.

Mama ist auf einer Weihnachtsfeier. Sie gehen zum Chinesen essen. »Sag mal, Valentin …« Jochen Cassel rührt in seiner Suppe. »Kann es sein, dass du ein paar alte Briefe gelesen hast? Wo drinsteht, dass ich früher oft krank war?«

»Warum hast du mir nie davon erzählt?«

Bedächtiges Nicken, als hätte sein Vater mit der Frage gerechnet. »Weil die Ärzte nichts rausgekriegt haben. Glaub mir, Valentin. Kein Doktor und kein noch so schlauer Professor.« Er lacht in sich hinein. »Die hatten die verrücktesten Ideen. Einer wollte mir sogar das Knie aufschneiden, als ich so alt war wie du. Oma und Opa waren dagegen. Zum Glück.«

Die Kellnerin stellt die Hauptspeisen auf die Wärmeplatte. Valentin fischt Paprikastücke aus der 72, sein Vater beginnt zu erzählen. Dass Oma ihn noch durch die Wohnung gerollt hat, als er schon drei war. »Die Verwandtschaft hat sich lustig gemacht«, sagt er und spießt eine Bambussprosse auf. »Später war ich müde, müde, müde. Sport konnte ich vergessen.«

»Und jetzt?«, fragt Valentin. »Bist du jetzt gesund? Ist die Krankheit weg?« Am Nebentisch dreht sich eine Frau um. Jochen Cassel senkt die Stimme. »Können wir zu Hause darüber reden?«

In Valentin brodelt es. Das kann doch nicht wahr sein! Da kriegen sie raus, dass eine afrikanische Steinzeitfrau an Hypervitaminose A gestorben ist. Aber nicht, welche Krankheit er und sein Vater haben.

Liegt es am Essen? Ist ein neuer Schub im Anmarsch? Die Nacht ist eine Achterbahnfahrt. Um vier wacht er klitschnass auf und glaubt, das weiße Fieber gibt ihm den Rest.

Zusammenreißen. Nicht mit den Zähnen klappern.

Um sieben sitzt Valentin angezogen in der Küche, sonst ist er immer der Letzte. Alexandra rührt ihm Kakao in die Milch und unterdrückt ein Niesen. »Im Moment grassiert die Grippe«, sagt sie und fischt ein Taschentuch aus der Packung. »Zieh doch mal die Hose hoch und zeig mir deinen Knöchel.«

Valentin zeigt den gesunden, aber darauf fällt sie nicht herein. Mit der Schere trennt sie eine Tablette von der Sichtverpackung. »Kannst du mit in die Schule nehmen und in der großen Pause einwerfen. Ich komme nachher zur Probe, vielleicht kann ich noch was helfen.«

Die Lehrerin der 3a beendet ihre Sätze gerne mit einem Ausrufezeichen. »Schön, dass alle da sind!« Sie zeigt auf Valentin. »Auch der Herbergswirt, gesund, na toll!«

Sie deutet auf die Bühne, die der Hausmeister aus mobilen Elementen gebaut hat. »Dann kann's ja losgehen!«

Sie und die Hilfsmütter haben ganze Arbeit geleistet. Schafe quälen sich in Kapuzenjacken aus Fellimitat. Es gibt einen Esel mit vier Beinen. Dem Lachen nach müssen die Zwillinge im Doppelkostüm stecken. Wer immer das genäht hat, hat wohl den Schlitz zum Rausschauen vergessen. Der Esel schlingert auf einen Engel zu, der am Bühnenrand steht und fliegen übt. Im letzten Moment kommt der Vierbeiner ins Stolpern und setzt sich auf den Allerwertesten. Im Getümmel wuchtet der Hausmeister auf die Bühne: Tisch und Stuhl, eine Stellwand auf Rollen. Die Lehrerin ist überall und taucht neben dem Herbergswirt auf.

»Zufrieden mit deiner Herberge, was!«

»Der Tisch ist zu modern«, meckert Valentin. »Damals gab es noch keine Beine aus Stahl. Übrigens …« Er reicht der Lehrerin die Seite mit seinen Korrekturen. »Ich hab meinen Text verändert. Nur ein bisschen.«

»Ach ja!«

»Der Wirt ist unfreundlich, finde ich. Außerdem – selbst Herodes hat mehr Text.«

Sie setzt ihre Halbbrille auf und überfliegt das Geschriebene. Lässt das Blatt sinken und formt die Hände zu einem Trichter. »Alle auf Position!«, ruft sie.

Sie beugt sich zu Valentin und bedenkt ihn mit einem skeptischen Blick. »Ich weiß ja, du hast viel Fantasie! Manchmal zu viel!«

»Wie meinen Sie das?«

»Darüber reden wir später! Deine Textänderung ist stimmig, dafür gibt es ein Sternchen!«

»Echt?« Etwas in ihrer Miene macht Valentin misstrauisch. »Spielen wir das auch so? Dann müssen wir das nämlich kopieren. Für Josef und Maria.«

Sie faltet das Blatt und gibt es ihm zurück. »Versteh mich nicht falsch, Valentin! Mein Wirt ist, wie er ist! Ein Brummbär! Es können nicht alle nett sein! Kurzum! Jetzt wird nichts mehr geändert! Ab in die Maske!« Sie pocht auf ihre Armbanduhr. »Noch eine Viertelstunde!«

Jemand hat einen Bodenspiegel mitgebracht. Sandalen, Socken, darüber eine Pumphose und ein stinkender Kunstpelz. Valentin setzt sich auf einen Hocker, zieht den linken Strumpf herunter und betrachtet den Knöchel.

Dick wie ein Tennisball.

Die Neue steckt sich ein Kissen unter das Kostüm und macht große Augen. »Tut das nicht weh?«, fragt sie. Sie nimmt Josef den Stock weg und drückt ihn Valentin in die Hand. »Darauf kannst du dich stützen. Mach nicht so ein Gesicht, merkt doch keiner.«

Alexandra Cassel kommt in letzter Minute, der Durchlauf hat gerade begonnen. Valentin will seiner Mutter zuwinken, da kommt die Weihnachtsgeschichte ins Schlingern. Ein Stich im Knöchel, wie er ihn noch nie gespürt hat. Aua! Das hochheilige Paar schreitet auf ihn zu, in Zeitlupe, gehüllt in eine rote Wolke aus Schmerz.

Er will sich setzen, stößt mit dem Knöchel an das Tischbein. Es tut so weh, dass er aufschreit. Bevor er zu Boden geht, sieht er das entsetzte Gesicht seiner Mutter. Hinter ihr fuchtelt die Lehrerin und ruft: »Ein Arzt! Der Junge braucht einen Arzt! Ich rufe einen Krankenwagen!«

Das ist vorerst das Letzte, was Valentin mitbekommt.

Als er aufwacht, liegt er in einem Krankenbett. Schmerz, Müdigkeit, Fieber. Eine junge Ärztin schaut auf ein Thermometer und stellt Fragen. Die beantwortet seine Mutter. Sie zieht Valentins T-Shirt hoch und zeigt die roten Flecken. Die habe er von seinem Vater geerbt und das sei normal, und das habe sie auch schon dem

Kinderarzt erzählt. Valentin faucht sie an. »Lass doch die Frau Doktor selber rausfinden, was ich habe!«

Ausrufezeichen.

Ist doch wahr.

Vielleicht nimmt sie ja den Ärzten immer den Wind aus den Segeln. Sollen die doch einfach loslegen. In alle Richtungen, ohne dass sie erklärt, dass alles immer schon so war. Sie setzt neu an, beschreibt der Ärztin die Fieberschübe. Erzählt, dass Valentin und sein Vater ganze Tage zitternd auf dem Sofa verbracht haben, mit Decken und Wärmflaschen.

In der Kinderstation sind die Wände bunt. Auf Glastüren und Fenstern kleben Figuren aus Schmelzgranulat. Am Ende des Flurs leuchtet ein Weihnachtsbaum. Eine Krankenschwester fragt, was mit seinen Augen ist.

Die sind rot, sieht man doch.

Im Bett neben ihm hört ein Junge Musik über Kopfhörer. Er ist älter und schaut nicht auf, als die Schwester dem Neuen Blut abnimmt.

Valentin hasst Spritzen. Er nimmt sich zusammen, auch, als sie einen durchsichtigen Schlauch an seinem Arm befestigt. Durch den tropft ein Medikament aus einer umgedrehten Plastikflasche, das an einem fahrbaren Gestell baumelt.

»Was ist da drin?«

»Flüssige Medikamente gegen das Fieber und die Schmerzen. Und das hier ist ein Eisbeutel«, sagt sie und zeigt ihm ein blaues Plastikding. »Den lege ich jetzt ganz vorsichtig auf deinen Knöchel, damit die Schwellung weggeht.« Valentin spürt die Kälte des blauen Dingsda schon vom Hinsehen, ahnt Schlimmes. Die Schwester bedeckt seinen Knöchel mit einem Tuch. Als der Eisbeutel die Beule berührt, geht Valentin an die Decke. So laut, dass sein Bettnachbar die Kopfhörer absetzt. »Hey!«

Er kann also reden und heißt Paul. Ist ganz nett und gibt Tipps. »Am Wochenende ist hier nicht viel los. Montag ist Visite. Große Augen machen hilft nicht. Löchere die Ärzte mit Fragen!«

Mit dem Rollstuhl fährt ihn die Schwester in ein Untersuchungszimmer mit blitzblanken Kacheln. Menschen in Kitteln röntgen den Knöchel und sind sehr vorsichtig. Sie machen auch ein EKG, was Valentin wegen der vielen Kabel ganz spannend findet.

Er ist erschöpft, als seine Eltern zu Besuch kommen.

»Wie geht es dir?«, fragt Jochen Cassel.

»Wie KNM-ER 808«, antwortet Valentin.

»Ist das eine Geheimsprache?« Alexandra Cassel hat keinen Schimmer, worüber die beiden sprechen. Papa bestellt Grüße vom Bibliothekar. Was die Geschichte macht, hat der gefragt.

Montag, 14. Dezember. Vor dem Frühstück will ihm eine Schwester Blut abnehmen, mehrere Ampullen. Sie klopft auf seinem Arm herum. »In deinem Blut können die Ärzte Entzündungszeichen finden«, erklärt sie. Um neun Uhr dreißig geht die Tür auf, ein paar Weißkittel betreten das Zimmer. Visite. »Guten Morgen!«

Der mit den Stiften in der Brusttasche muss der Chef sein. Er stellt die Fragen. Ob Valentin morgens schlecht aus dem Bett komme. Ob er sich dann am ganzen Körper ungelenkig, also steif fühle. Valentin überlegt. »Ich brauche ein paar Minuten, um in die Gänge zu kommen. Mama ist manchmal ganz schön genervt.«

Eine junge Ärztin notiert seine Antworten. Der Chefkittel nickt und schaut sich die Flecken an. Dann murmelt er etwas mit »Stamm« und »Evi«. Valentin spürt die Blicke von nebenan und will wissen, wovon die Rede ist. »Du interessierst dich für Medizin?«, fragt der Arzt. »Stammbetonte EVI, das ist eine Abkürzung. So nennen wir einen exanthematischen Viruseffekt. Ein Virusinfekt, der ein Exanthem verursacht. Einen Hautausschlag.« Er zeigt auf Schultern, Brust und Oberschenkel. »Vielleicht müssen wir ein Stück Haut untersuchen. Das tut gar nicht weh.«

Valentin hat Lust, was Schlaues zu fragen. »Was ist mit Hypervitaminose A?«

Stille.

Treffer?

Einige schmunzeln. Ein anderer Arzt antwortet. »Das käme nur infrage, wenn deine Mama dir morgens, mittags und abends Hühner- oder Rinderleber kochen würde. Jeden Tag. Das kann ich mir kaum vorstellen.«

»Und was habe ich dann?«

Der Arzt schaut auf sein Klemmbrett und sagt: »Valentin, oder? Ich merke schon – mit dir müssen wir uns besondere Mühe geben.« Er grinst. »Vielleicht hast du ja auch Läuse *und* Flöhe.«

»Waaaaas?«

»Das ist eine Redewendung unter Medizinern. Sie bedeutet, dass du zwei Krankheiten gleichzeitig haben könntest. Dann ist das nicht so einfach mit der Diagnose.«

Donnerstag, 17. Dezember. Tagsüber sinkt das Fieber, abends steigt es. Die Gelenkschmerzen bleiben konstant, ebenso wie die roten Flecken. An der Seite seiner Mutter läuft er ein paar Schritte, schont den linken Fuß.

»Wie heißt diese Rheumatologin?«, poltert er. »Lindgren? Wie die Schriftstellerin? Woher soll die das denn wissen?«

»Nicht so laut!« Alexandra Cassel wundert sich. Ihr Sohn ist ein bisschen seltsam geworden. Kommt vielleicht von den vielen Medikamenten. »Ihr Vorname ist Edda, nicht Astrid. Ich glaube nicht, dass sie nebenbei Romane schreibt. Wir packen jetzt deine Sachen, und dann fahren wir in ihre Praxis.«

»Werde ich entlassen? Wie Paul? Aber ohne gesund zu sein?«

»Die Ärzte haben eine Vermutung«, sagt Alexandra. »Ich konnte mir das so schnell nicht merken. Irgendwas mit Flammen. Das kann nur eine Spezialklinik bestätigen.«

»Noch ein Krankenhaus?« Das Blut pocht im Knöchel, klopft im Unterschenkel, trommelt im ganzen Bein. »Dann kann ich beim Krippenspiel nicht dabei sein?«

»Abwarten«, sagt Alexandra Cassel. »Mal sehen, was die Frau Doktor sagt.«

Dr. Edda Lindgren ist erschrocken, wie schlecht es dem Jungen geht. Deutlich abgeschlagener Zustand, diese Formulierung wird sich vom ersten Tag an durch die Arztberichte ziehen. Sie schaut sich die Laborwerte an. »Lachsfarbener Ausschlag, die Fieberschübe – passt zusammen.« Sie überlegt einen Moment. »Deutet auf Morbus Still hin. Juvenile idiopathische Arthritis.«

»Kinderrheuma«, knurrt Valentin und hat die Aufmerksamkeit der Ärztin sicher. Sie zeigt auf den Knöchel. »Einige Gelenke sind schwer entzündet«, sagt die Ärztin. »Das kann Folgen haben und sollte gestoppt werden. Valentin muss so schnell wie möglich in eine Spezialklinik.«

»Und wohin?«, fragt Alexandra. Valentin sieht, was im Kopf seiner Mutter vorgeht.

Kurz vor Weihnachten. Wie soll das denn gehen?

»Zwei Kliniken kommen infrage. Eine in Garmisch-Partenkirchen.«

Valentin hebt den Finger wie in der Schule. »Da fanden die Ski-Weltmeisterschaften statt.«

»Genau«, sagt Edda Lindgren. »Liegt in den Bergen. In der Klinik gibt es eine Kletterwand. Und ein Hightech-Labor.«

»Aber es ist in Bayern«, sagt Alexandra Cassel. »Weit weg.«

»Die andere ist näher. Die liegt in Sendenhorst.«

»Sen-den-horst? Wo ist denn das?«

»Im Münsterland. Da kenne ich jemanden.«

Sie lässt sich mit der Klinik verbinden. Dem St. Josef-Stift. Erzählt, dass sie da zu einer Fortbildung war. Nimmt den Hörer in die Hand, macht alles klar.

Freitag, 18. Dezember. Jochen Cassel hat sich freigenommen, eigentlich für das Krippenspiel. Jetzt sitzt er am Steuer. Die Familie ist auf dem Weg ins Münsterland. Alexandra spricht ins Handy. Sie will bei ihrem Sohn bleiben, im Krankenhaus, jemand muss sich um die Tiere kümmern. Valentin ist dick eingepackt, fiebert und stöhnt. Der Zwischenhalt an einer Raststätte, eine Qual. Die Strecke vom Auto bis zum Klo kommt ihm endlos vor.

Anschließend fährt Jochen Cassel, so schnell es geht, und denkt an die roten Flecken in seiner Familie.

War sein Vater häufig krank? War Johannes Horst der Erste in der Kette? Und er, Jochen, der Zweite? Julia, die längst erwachsene Tochter aus seiner ersten Beziehung, die Dritte? Sie lebt in Kassel.

Dann die Kinder, die er mit Alexandra hat. Die ältere Ariane ist kaum betroffen, die Symptome sind schwach. Doch den jüngeren

Valentin hat es so schlimm erwischt, dass jetzt alles in einem anderen Licht erscheint.

Im Zimmer des Chefarztes steht ein Buch im Regal: »St. Josef-Stift – Chronik eines besonderen Krankenhauses«. Die kleine Stadt Sendenhorst hat es einem reichen Kaufmann zu verdanken. Sein Bild prangt auf der Broschüre: weiße Locken, buschige Augenbrauen und ein energisches Kinn. Vom Aussehen her könnte Doktor Gerd Ganser ein Nachkomme sein: volles Gesicht, sorgfältig gestutzter Bart und ein gewinnendes Lächeln. Seit ihrer Gründung vor zwanzig Jahren leitet er die Klinik für Kinder- und Jugendrheumatologie.

Der historische Teil des Krankenhauses spiegelt hundertfünfundzwanzig Jahre Geschichte wider. Ein kreuzförmiger Altbau, in der Mitte eine Kapelle mit einem Turm, der über die Häuser der Stadt reicht. Um den historischen Kern mäandern die Flügel einiger Neubauten.

»Der Junge kam kurz vor Weihnachten«, erinnert sich Gerd Ganser später, »und war schon ordentlich krank. Hatte einen sehr schmerzhaften linken Fuß, den man kaum berühren konnte, Schmerzen in der Achillessehne, konnte nicht richtig laufen. Ausschlag am ganzen Körper, ein bisschen nesselsuchtartig. Es sah aus wie eine schwere akute Infektion.«

Samstag, 19. Dezember. Valentin spürt eine Hand auf seiner Schulter und schlägt die Augen auf. Rings um sein Bett stehen Ärzte. Einer mustert den Knöchel. Er stellt sich als Doktor Ganser vor. Mit seinem Bart könnte er im Krippenspiel mitspielen. Als Weihnachtsmann.

»Ich habe gute Nachrichten für dich, Valentin«, sagt der Chefarzt und setzt sich auf die Bettkante. »Gestern habe ich mit Frau Doktor Lindgren telefoniert. Ich soll dich von ihr grüßen. Und jetzt …«

»Stellen Sie mich auf den Kopf«, sagt Valentin matt. In seinem Kopf kreist ein Tornado aus Schwindel und Fieber.

»Du kennst dich aus«, sagt eine Ärztin und lacht.

»Kriegen Sie raus, was ich habe?«

»Bisher haben wir alles rausbekommen«, sagt der Weihnachtsmann. »Doch manchmal haben die Patienten …«

»… Läuse *und* Flöhe!«

Die Ärzte schauen sich an.

Valentin bekommt Kältepakete, für die Kältekammer mit ihren minus 120 Grad ist er zu schwach. Essen, Schlafen, Blutabnehmen. Und noch mal von vorn. Sein Blut geht in verschiedene Labore. Im Fokus stehen Entzündungseiweiße. Und Laborwerte der Organe wie Leber und Niere.

An die Tage vor Weihnachten erinnert sich Alexandra Cassel mit gemischten Gefühlen. Sie ist im Gästehaus des Krankenhauses untergebracht, hat Zeit, beobachtet andere Kinder. Die fahren mit Therapierollern und Holzpferdchen mit Rädern über den Flur. Bei manchen, erzählt ihr eine Schwester, sind die inneren Organe auch betroffen. Dem Chefarzt begegnet sie häufig. Vielleicht, sagt er auf dem Flur, ist es keine juvenile idiopathische Arthritis, kein klassisches Kinderrheuma.

»Wann weiß man das denn?«

»Mit ein bisschen Glück kommen die Ergebnisse noch vor Silvester.«

Silvester? Heiligabend im Krankenhaus?

»Haben Sie irgendeine Vermutung, Herr Doktor?«

Jeden Tag baut Valentin mehr ab, aber das Flämmchen Neugierde glimmt noch. Er hat ein Wort aufgeschnappt, das ihn beschäftigt. Es heißt »autoimmun«. Als Gerd Ganser ihn besucht, möchte er eine Erklärung. Der Chefarzt setzt sich auf die Bettkante.

»Ich hab gehört, du bist bei der Jugendfeuerwehr«, sagt er.

»Mein Papa ist Feuerwehrmann«, antwortet Valentin. »Bisher war ich nur zum Zuschauen mit.«

»Aber du weißt, was die Feuerwehr macht.« Er schaut Valentin an, die Lichter eines Adventskranzes spiegeln sich in seiner Brille. »Im Körper gibt es auch so eine Feuerwehr. Eine Spezialfeuerwehr. Harte Jungens.«

Valentin muss grinsen.

»Die schießen aus allen Rohren«, erklärt der Doktor. »Das Blöde ist aber, dass sie nicht nur das löschen, was vielleicht ein Brandstifter gelegt hat.«

»Sondern?«

»Manchmal kommen sie durcheinander und können nicht mehr entscheiden, was von außen kommt und was nicht. Drehen durch. Löschen jedes Herdfeuer, zündeln sogar selbst. Da kann der Zugführer noch so ins Funkgerät brüllen – irgendwann brennt's im Körper mehr als vorher. Und das tut weh.« Er zeigt auf Valentins Knöchel. »Wie bei dir.«

»Was kann man dagegen machen?«

»Die richtigen Medikamente geben. Zum Beispiel Kortison. Das hemmt die Entzündung.«

Bei Valentin wirkt der Hemmer wie ein Hammer.

Erst ein Albtraum. Dann kann er nicht mehr einschlafen. Wieder mal verbringt er die dunklen Stunden bei der Nachtschwester. Als ihn Alexandra Cassel um sieben begrüßt, ist er übermüdet und hat noch mehr Flecken. Er ist beruhigt, dass sie da ist, und schläft ein paar Stunden.

Mit seiner Stimmung geht es auf und ab. Bei einer Augenuntersuchung berührt der Arzt aus Versehen seinen Knöchel. Valentin geht an die Decke. Will dem überraschten Mann an die Kehle. Brüllt, dass er kein Versuchskaninchen ist. Auf dem Flur wird er zum Rumpelstilzchen. Ist biestig, meckert jeden an.

»Valentin!« Alexandra nimmt ihn beiseite, so leid er ihr auch tut. »Wenn du dich so benimmst, fahr ich nach Hause, und du bleibst hier. Du bist ja völlig neben der Spur!«

Gerd Ganser kommt vorbei. »Geben Sie nicht ihm die Schuld. Möglicherweise sorgt das Kortison für überschießende Reaktionen. Auch für Fieberträume und Halluzinationen.«

Heiligabend sind alle ziemlich fertig. Valentin hat ein Paket aus seiner Klasse bekommen, mit Briefen und kleinen Geschenken. In der Kapelle gibt es einen Gottesdienst mit Liedern und Weihnachtsgeschichte.

Das meiste verschläft er.

Die Ärzte besprechen sich täglich. Diskutieren die Ergebnisse, vergleichen sie mit denen der vorherigen Klinik. Die Kollegen haben eigentlich ganz gut gearbeitet. Tatsächlich spricht vieles für eine rheumatische Erkrankung. Einige Puzzleteile passen zusammen, ein Bild wird daraus aber noch nicht. Für die Experten ist das nicht ungewöhnlich. Hinter dem Tor mit der Inschrift »Rheumatischer Formenkreis« öffnen sich zahlreiche Türen, hinter den unübersehbar viele Flure und Korridore abgehen.

Differenzialdiagnostik. Streichen, was nicht infrage kommt.

~~SACROILIITIS~~

Beim Röntgen kein Verdacht auf eine zerstörerische Veränderung der Wirbelsäule.

~~ENDOKARDITIS~~

Beim Herzultraschall keine Entzündung der Herzinnenhaut.

~~VASKULITIS~~

Bei kapillarmikroskopischen Untersuchungen der Nagelhäutchen kein Hinweis auf Entzündungen der kleinen Blutgefäße.

Die Ärzte thematisieren die Familiengeschichte. Die Symptome von Cassel & Co. sprechen für einen Gendefekt. Vater und Halbschwester schon mal vormerken für eine Untersuchung.

Aber erst mal Valentin, der jeden Tag auf vierzig Fieber zusteuert. Berichte von den Laboruntersuchungen trudeln ein, nach und nach, schneller geht das nicht.

Münster: keine Anhaltspunkte für eine Herpes-Infektion.

Tübingen: keine Hinweise auf ANCA-Antikörper, das spricht gegen kranke Blutkörperchen, die verklumpen und kleinste Blutgefäße verstopfen.

Noch mal Münster, das Labor der Uniklinik: kein familiäres Mittelmeerfieber.

Der Radiologe Professor Lohse aus München bestätigt das.

Aber nicht nur das.

Was in seinem Bericht steht, übertrifft sogar den Verdacht seines Sendenhorster Kollegen. »Man muss halt genau wissen, wonach man das Labor fragt«, sagt Gerd Ganser.

Nach autoinflammatorischen Erkrankungen zum Beispiel.

Die Diagnose

Von Valentin Cassel, 9 Jahre
Montag, 4. Januar. Gerade will mir die Schwester eine Spritze verpassen, so ein Riesending. Da soll ein Medikament drin sein, das heißt MTX. Aber ich will keine Spritze, schließlich habe ich schon blaue Flecken, und die roten reichen mir. Kann sein, dass ich ein bisschen Theater gemacht habe. Da geht die Tür auf, und eine Frau kommt ins Krankenzimmer. Erst halte ich sie für eine andere Schwester. Es ist aber eine Ärztin. Sie stürmt ins Zimmer, wedelt mit den Händen und ruft: »Hören Sie uff! Weg mit der Spritze! Wir wissen jetzt, was er hat!« Was ich habe: zwei seltene Krankheiten auf einmal. Die Namen erfahre ich später, sie sind meterlang. Aber die Abkürzungen kann ich mir merken. CAPS und TRAPS.

CAPS und TRAPS. Klingt nach Trickfilm, findet Valentin. »Wie Bernhard und Bianca. Oder A-Hörnchen und B-Hörnchen.«

Und Jochen? Sein Vater spielt mit den Anfangsbuchstaben wie beim Scrabble. »Unser Familienname beginnt mit C«, konstatiert Jochen Cassel. »Hinter der Abkürzung steckt *Cassels Außergewöhnliche Privatkrankheit*. Siehste?«

Dr. Ganser freut sich über den Fahndungserfolg. »Ein Sechser im Lotto«, sagt der Rheumaspezialist. Gleich zwei extrem seltene Krankheiten! Die eine vom Vater, die andere von der – Überraschung! – Mutter. Beide Krankheiten werden autosomal dominant vererbt. Es gibt eine fünfzigprozentige Wahrscheinlichkeit, dass sie weitergegeben wird.

Alexandra Cassel sagt es in der Sprache der Pferdezüchterin und lacht dabei: »Diese Familie – zur Zucht nicht geeignet.«

In der Nomenklatur der Mediziner steht CAPS für Cryopyrin-assoziiertes periodisches Syndrom. Ein Gendefekt, der Fieberschübe, Augenentzündungen und Gelenkschmerzen auslöst. Jochen Cassel ist der Träger. Und erlebt einen Aha-Moment. Denn jetzt wird klar, warum die Ärzte die seltene Krankheit in seiner Jugend nicht diagnostizieren konnten: Die genetische Auflösung von CAPS erfolgte erst 2001, im Geburtsjahr von Valentin.

TRAPS, noch so eine Wortkette. Tumornekrosefaktor-Rezeptor-assoziiertes periodisches Syndrom, die Symptome ähnlich wie bei CAPS. Alexandra Cassel war selten krank, Fieberschübe, Durchfall und Bindehautentzündungen haben nie zu ihrem Leben gehört. Umso größer die Überraschung, dass ausgerechnet sie diesen Gendefekt vererbt hat.

TRAPS von der Mama. CAPS vom Papa.

»Ich kenne keinen weiteren Patienten, der CAPS und TRAPS gleichzeitig hat«, sagt Gerd Ganser. »Und ich glaube, in den Registern, die wir in Deutschland führen, gibt es auch nur drei oder vier.«

Alle Familienmitglieder werden getestet. Keine Überraschung, dass CAPS bei Jochen Cassel nachgewiesen wird. Er verbringt drei Wochen im St. Josef-Stift. Die Spritze mit den Medikamenten schlägt an. Wie neugeboren fährt er zurück nach Guxhagen.

Zwanzig Kilometer weiter öffnet seine älteste Tochter den Brief aus dem Labor. Julia, eine schmale junge Frau mit weißblond gefärbten Haaren, setzt sich auf den Boden und weint. Jetzt hat sie es schwarz auf weiß, dass sie Trägerin eines defekten Gens ist. Weiß bereits, dass sie die Krankheit an die nächste Generation weitergereicht hat. An die vierjährige Daphne und das Kind, das sie gerade im Leib trägt. Aber sie ist auch erleichtert, dass das Phantom enttarnt ist, dass die rätselhaften Krankheitsschübe endlich einen Namen haben. Nach dem Ende der Schwangerschaft erhält sie die erste Spritze. Mit einem Schlag verabschieden sich alle Symptome. Sie werden nie wiederkommen.

Bei Valentin ist das nicht so einfach. Er bekommt Kortison. Davon ist er aufgeschwemmt und fühlt sich auch so. Fünfzehn Kilo mehr. Besonders seine Leber plagt sich mit den Medikamenten.

Bei seltenen Krankheiten ist so manche Therapie wie der Ritt auf einem bockigen Pferd. Im Münsterland, der Region der Pferde, übernimmt jemand den Stab, der sich tagein, tagaus mit seltenen Krankheiten wie CAPS und TRAPS beschäftigt: Privatdozent Dr. Helmut Wittkowski. Gerd Ganser kennt seinen Kollegen aus dem Uniklinikum Münster gut. Sie schätzen sich, der Austausch zwischen beiden Häuser ist lebhaft.

Vier Jahre später. Im Arztzimmer von Helmut Wittkowski, Oberarzt der Klinik für Pädiatrische Rheumatologie und Immunologie am UKM, ist es voll. Ein Redakteur des Klinik-Magazins »Einblick« bemüht sich, nicht ständig im Weg zu stehen. Ein Fotograf sucht den besten Winkel.

Später auf dem Foto: Helmut Wittkowski, schlaksig mit weißem Arztkittel, sitzt am Rechner und deutet auf den Monitor. Links Jochen Cassel, mit blauem T-Shirt und Schnäuzer. In der Mitte ein großer Junge mit widerspenstiger Frisur, das Gesicht immer noch rund. Dick würde ihn aber niemand mehr nennen. Valentin ist dreizehn Jahre alt und gesund.

Seine Krankheitsgeschichte wird veröffentlicht, soll anderen Mut machen. Gerade weil es schwer war, die Folgen seiner seltenen Gendefekte in den Griff zu bekommen. Mit Kortison, der Allzweckwaffe gegen Entzündungen, hat das nicht so richtig funktioniert. Der Erfolg stellt sich ein, als Helmut Wittkowski eine Präzisionswaffe in die Hand genommen hat.

Das angeborene Immunsystem ist sein Fachgebiet. Er kennt die Körperabwehr, als wäre sie das MI5 und er ihr Chef. Die Abteilungen der Abwehr funktionieren nur, wenn die Gene des Körpers fehlerfreie Programme geschrieben haben.

Und das ist nicht immer so.

Auslöser für CAPS oder TRAPS ist meist eine genetische Sequenzänderung in einer Eiweißformation. Mit Blick auf eine einzelne Zelle heißt das, dass die Entzündungskörperchen überreagieren: Sie schleusen Entzündungsbotenstoffe in den Körper. Einer davon ist Interleukin. Der zirkuliert im Blut und stiftet weitere Zellen zur Unruhe an. Auch die steuern Entzündungsherde an und zündeln mit, richten Schaden an. Nicht nur bei den Krankheitskeimen von außen – auch in den Strukturen des eigenen Körpers.

»Haben Sie das alles mitbekommen?« Für den Reporter bringt es Helmut Wittkowski noch einmal auf den Punkt. »Valentin hat einen erblichen Gendefekt, der permanente Entzündungsreaktionen im Körper hervorruft und auf Dauer bleibende Schäden verursachen kann.«

Wird dieser Entzündungsprozess nicht reguliert, kann es schlimm werden. Zellmüll lagert sich in den Organen ab – Entzündungseiweiße. Amyloidose. In heftigen Fällen kann das die Organe schwer schädigen.

»Warum war die Therapie bei Valentin besonders schwierig?«, fragt der Reporter.

»Wir mussten erst mal klären, was bei ihm dominiert«, antwortet Helmut Wittkowski. »Am Ende haben wir eine Sonderform von CAPS als Hauptursache ausgemacht, das FCAS-Syndrom. Und die passende Behandlungsstrategie gewählt. Die richtet sich gegen den Botenstoff, der aus dem Ruder gelaufen ist. Interleukin 1.«

»Wie in der Spionageabwehr«, mischt sich Valentin ein. »Man kann was stoppen, indem man es abfängt. Oder man kann verhindern, dass es von den Zellen als Signal erkannt wird.«

»Gut gesagt.« Der Arzt deutet einen leichten Applaus an. »Valentin bekommt jetzt also Antikörper gegen den Botenstoff seines Immunsystems, der die Entzündungsreaktionen auslöst. So kann er ein normales Leben führen. Spätfolgen der Krankheit wie Schwerhörigkeit oder Nierenschäden bleiben aus.«

Er berichtet, dass Valentin an einer Studie teilnimmt. Neben anderen Patienten mit autoinflammatorischen Krankheiten. Wie CAPS und TRAPS.

Der Fotograf schießt ein letztes Foto. Der Reporter stellt eine Schlussfrage: »Was willst du mal werden, Valentin?«

Friedhofstraße 1. Valentin zieht die Haustür ins Schloss, steigt aufs Fahrrad. Es ist Freitag, also geht es wieder in die Gemeindebücherei. Inzwischen darf er dort länger helfen. Heute hat er ein Buch dabei. Helmut Wittkowski ist der Mitverfasser. Er hat es Valentin geschenkt, der ist sehr stolz darauf. Sollten nicht auch andere vom Wissen seines Arztes profitieren? Wäre das was für die Bücherei?

»Cryopyrin-assoziierte periodische Syndrome«, buchstabiert der Bibliothekar. »Wird sicher nicht oft ausgeliehen.« Er stupst Valentin an. »Was macht dein eigenes Buch?«

»Irgendwann schreib ich alles auf. Vielleicht erfinde ich auch noch ein paar Sachen dazu. Damit es richtig ›Peng‹ macht.«

Eigentlich hat Valentin gar nicht mehr so viel Zeit zum Schreiben. Er unternimmt viel mit seinen Freunden und seiner Familie, geht regelmäßig zur Jugendfeuerwehr. Im Januar ist viel zu tun, die Weihnachtsbäume müssen eingesammelt und verfeuert werden. Dann kommt schon das Osterfeuer.

Immerhin hat er schon einen Titel für sein Buch:

Caps & Traps oder: Wie ich meine ganze Familie rettete.

Den ersten Satz hat er schon geschrieben.

Nennt mich Valentin.

DIE BEULE

Volker Arend

Starre Fischaugen blicken ihn an, als er den Plastikbeutel in das Wasser des Aquariums gleiten lässt. Die zwei asiatischen Goldfadenfische sollen Leben in das Becken bringen. Wenn er Glück hat, werden sie über kurz oder lang ein fragiles Schaumnest bauen und darin ihre Brut großziehen. Für die Kinder wäre das ein Riesending – Lernort Aquarium!

Als Heiner Bleckmann vor vierzig Jahren als Lehrer-Referendar anfing, trug er seine langen Haare noch offen und war voller Ideale. Heute ist er sechzig, Schulleiter an der Lohner Marienschule für lernauffällige Kinder und Jugendliche, und den Rest seines ergrauten Haars hat er zu einem kleinen Zopf zusammengebunden. Die Ideale sind geblieben. Vor ein paar Jahren suchte er nach etwas, um den Sachunterricht der Unterstufe aufzupeppen. Da kam er auf die Idee mit dem Aquarium. In einer abgelegenen Ecke der Pausenhalle fand er einen idealen Platz für das Becken: keine direkte Sonneneinstrahlung und nicht zu viel Unruhe während der Pausen. Die Kinder sind bis heute begeistert.

Als er vorsichtig den Beutel mit den Tieren im Aquarium hin und her bewegt, schlägt der elektrische Gong zur vierten Stunde. Vom anderen Ende der Pausenhalle stürmen die zwölf Schüler seiner E2 auf ihn zu, bewaffnet mit Klemmbrett und Stuhl. »Oh, die sind aber schön, Herr Bleckmann«, ruft Hatice mit den schwarzen Haaren und dem Pferdeschwanz, als sie die Fische in dem Beutel erspäht.

»Warte mal ab, bis du sie schwimmen siehst. Die haben vorne lange Fäden, mit denen sie alles untersuchen können«, erklärt er dem Mädchen.

Als die Schüler mit ihren Stühlen einen Halbkreis um das Becken gebildet haben, schauen sie ihn erwartungsvoll an. Heute sollen sie beobachten, wie sich die beiden Neuen in dem Becken eingewöhnen, wie sie mit ihren langen Fäden alles untersuchen und wie die anderen Fische auf sie reagieren. Vielleicht gibt es sogar einen Revierkampf mit einem der Barsche. »Wann geht's denn los, Herr Bleckmann?«, fragt Mark mit dem wuscheligen Lockenkopf. Als Heiner Bleckmann das Leuchten in den Augen des Jungen sieht, weiß er wieder genau, wofür er das alles macht. Er schaut auf seine Uhr. Dreißig Minuten sind die Fische im Becken. Das reicht. »Jetzt! Ich mach das am besten selbst. Und ihr passt ganz genau auf, was passiert.«

Augenblicklich rücken die Jungen und Mädchen mit ihren Stühlen noch näher an die Scheibe des Aquariums. Doch als er den Beutel nimmt und ihn mit seinem Taschenmesser aufschneidet, haben sie die Fische sofort vergessen. Ein Ärmel seines Jacketts ist bei der Aktion verrutscht, und die kastaniengroße Beule auf seinem Handrücken ist nun gut sichtbar. Sie springt die Kinder förmlich an. Verdammt, das wollte er doch unbedingt vermeiden!

»Herr Bleckmann, was hast du denn da?«

»Ist ja eklig!«

Mit routiniertem Griff rückt Roland Seibold die schmale Lesebrille auf seiner Nase zurecht. Dann beugt er sich über Heiner Bleckmanns Hand. Der Hausarzt kennt den Schuldirektor schon seit über dreißig Jahren. Leichter Bluthochdruck, erhöhte Cholesterinwerte, etwas Übergewicht – für einen sechzigjährigen Patienten nichts Ungewöhnliches. Allerdings etwas, was man im Auge behalten sollte. Einmal im Jahr sieht er den Lehrer deshalb zur Kontrolluntersuchung. Aber das war's dann auch. Ansonsten kommt Heiner Bleckmann nur zu ihm, wenn es gar nicht anders geht. Wie damals, als er im Gartenschuppen in den rostigen Nagel getreten ist und eine Tetanusspritze wollte. Deshalb hat der Hausarzt sich auch gewundert, als seine Praxishelferin vorhin mit dem Lehrer in der Sprechzimmertür stand. »Was ist das? Meine Schüler ekeln sich schon davor«, hat Heiner Bleckmann nach der Begrüßung gefragt und ihm seine linke Hand entgegengestreckt.

Jetzt sitzt der Lehrer in der Behandlungsecke seines Sprechzimmers auf der Untersuchungsliege mit dem grünen Kunstlederbezug. Das Papier auf der Liege raschelt leise, als sein Patient sich vorbeugt, damit er die Hand besser sehen kann: ein kreisrunder Knubbel auf dem Handrücken, drei Zentimeter im Durchmesser, in unmittelbarer Nähe zum Handgelenk. Vorsichtig tastet er die blaurote Schwellung ab: »Tut das weh, Herr Bleckmann?«

»Nee, eigentlich nicht«, antwortet der Lehrer. Alles klar – kein Schmerz, und die Beule fühlt sich fest und knotig an. »Das ist ein Ganglion – ein harmloses Überbein«, erklärt der Arzt. Lage und Größe des Knubbels sind typisch für so eine gutartige Wucherung der Gelenkkapsel. Nur die Färbung passt nicht richtig ins Bild. »Wenn Sie das stört, können Sie es ohne Weiteres entfernen lassen. Ich lasse Ihnen gleich mal eine Überweisung fertig machen«, sagt er. Dann greift er in seine Kitteltasche, holt das Praxistelefon hervor und ruft seine Hilfe am Empfangstresen an.

Dagmar Wilkens rührt in ihrem Espresso, während sie wartet, dass Heiner von der Toilette kommt. Sie sitzt auf der wurmstichigen Eckbank im Pizzarito – ihrem Lieblingsitaliener in Vechta. Der Pizzabäcker stammt aus Neapel, und auf der Weinkarte finden sich erlesene Tropfen aus ganz Süditalien. Selbst ein Malvasia von den Liparischen Inseln ist darunter. Seit das Lokal vor ein paar Jahren im Ortskern von Vechta eröffnet hat, sind sie regelmäßig hier, mindestens einmal pro Woche. Heiner holt sie nach der Schule in ihrer Praxis in Diepholz ab, und dann gehen sie im Pizzarito etwas essen. Sie schätzt die gemeinsamen Stunden in dem Lokal. Die Handys bleiben aus, und es gibt nur sie beide. In einer guten Beziehung sind solche Momente wichtig, das weiß sie als Familientherapeutin ganz genau.

»Möchten Sie noch einen Grappa? Geht auf's Haus.«

»Ja, gerne einen für meinen Mann bitte. Der ist gleich wieder da«, sagt Dagmar Wilkens und lächelt den Kellner an. Sie ist froh, dass Heiner die Beule auf dem Handrücken so schnell losgeworden ist. Der Chirurg hat den Knubbel gleich beim ersten Besuch entfernt. Lokale Betäubung, ein kleiner Schnitt, das war es auch schon. Merkwürdig nur, dass die Beule offenbar gar kein Überbein war. Wohl eher ein eitriger Abszess. Als Heiner nach dem Eingriff mit verbundener Hand nach Hause gekommen ist, hat er ihr erzählt, dass bei der OP eine zähe gelbliche Flüssigkeit aus dem Knubbel gequollen sei. Das habe den Arzt offenbar so irritiert, dass er von dem gelben Schleim gleich eine Probe ins Labor geschickt habe.

Als Heiner Bleckmann sich wieder zu ihr auf die Holzbank setzt, strahlt sie ihn an. Durch die Gläser seiner silbernen Nickelbrille blickt ihr, trotz seiner sechzig Jahre, immer noch dieser jugendliche Schalk entgegen. »Zahlen Sie bar oder mit Karte?«, fragt der Kellner und stellt das Silbertablett mit dem Grappa und der Rechnung vor Heiner auf den Tisch.

»Mit Karte«, antwortet der und zieht das Plastikgeld aus seinem Portemonnaie.

Als er dem Kellner die Karte herüberreicht, stutzt Dagmar Wilkens. Bisher war ihr das noch gar nicht aufgefallen. Die Beule ist zwar verschwunden, aber die operierte Hand wirkt ganz teigig, wie aufgeblasen.

»Spielst du heute wieder nicht, Herr Bleckmann?«, fragt Hatice und sieht ihn mit großen Augen an. Das Mädchen steht in der Tür zur Lehrmittelkammer neben dem Musikraum der Schule.

»Nee, ihr müsst noch mal auf mich verzichten«, erklärt Heiner Bleckmann ihr und schaut zu dem braunen Kunstlederbeutel, in dem seine Gitarre steckt. Der Raum, in dem er steht, ist vollgestopft mit Musikinstrumenten. Hier gibt es Tambourine, Kastagnetten, orffsche Klangstäbe und Triangeln, elektrische Instrumente wie Keybords und Gitarren, sogar ein komplettes Schlagzeug und ein Cajon, eine brasilianische Kistentrommel sind darunter. Für den Musikunterricht besorgt er sich normalerweise die Noten aktueller Chartsongs und übt abends nach der Schule die Harmonien auf seiner Gitarre. Im Unterricht begleitet er seine Schüler dann, während sie ihre Hits singen. Danach gehen sie daran, die Stücke theoretisch zu zerlegen.

Doch nun steht die Gitarre schon seit Wochen unbenutzt in der Kammer. Seine linke Hand ist die meiste Zeit so geschwollen, dass er die Akkorde nicht greifen kann. Sie sieht dann aus wie eine Kartoffel, aus der fingerförmige Würmer krabbeln. Wenn er daran denkt, ekelt es ihn.

Dreimal ist Heiner Bleckmann deswegen beim Chirurgen gewesen. Der hat jedes Mal mit einer Kanüle in die geschwollene Hand gestochen und mit einer großen Spritze den gelben Schleim herausgezogen. Doch es hat immer nur wenige Tage gedauert, bis die Hand wieder dick geworden ist.

Heiner Bleckmann schließt die Tür der Lehrmittelkammer, versteckt seine Hand unter dem Jackett und tritt ins Klassenzimmer. »Ich kann leider immer noch nicht Gitarre spielen. Deshalb gibt es heute den Originalsong von der CD«, erklärt er.

»Ach Mist, Herr Bleckmann!«, ruft Mario aus der ersten Reihe. Zwölf enttäuschte Gesichter blicken ihn an. »Versucht mal herauszuhören, in wie viele Teile sich das Stück gliedern lässt«, sagt er. »Danach bekommt ihr dann auch den Text von mir. Es ist Rihannas Umbrella.«

Als er die CD aus seiner Jackentasche zieht und in den Player der Stereoanlage schiebt, drückt es schon wieder unter seinem Handrücken.

Tag ein, Tag aus operiert er Hände. Er entfernt Ganglien, legt eingeengte Neven frei und schneidet winzige Knötchen aus Handinnenflächen. Manchmal muss er sogar einen abgetrennten Finger wieder annähen. Doch was der Chirurg hier vor sich hat, ist ihm noch nicht untergekommen.

Heiner Bleckmanns Hand gibt ihm Rätsel auf. Nach jeder Punktion hat er etwas von der gelben Flüssigkeit aus der Hand an seine Vertragslabore geschickt. Aber die Proben waren alle unauffällig. Die Spezialisten haben darin weder Bakterien noch sonst etwas entdeckt, das die wiederkehrende Schwellung erklären könnte. Deshalb hat er beschlossen, vor Ort nachzusehen. Als er die Hand dann vorhin mit dem üblichen Zickzack-Schnitt geöffnet hat, ist ihm der zähe Schleim gleich wieder entgegengequollen. Gut zwanzig Minuten hat es gedauert, bis er alles mit dem OP-Sauger entfernt hatte. Über 250 Milliliter sind es gewesen. Aber nun hat er freie Sicht. Er hat den Schnitt so geschickt gesetzt, dass er die Haut des Handrückens einfach nach links und rechts wegklappen konnte. Wenn er von oben auf eine so geöffnete Hand schaut, ist das für ihn normalerweise ein erhebender Anblick. Er staunt jedes Mal über die Präzision der Natur, wenn er auf die frei liegenden Knochen und Sehnen blickt. Doch jetzt schaut er seinen Assistenten fragend an. Das Gewebe in der Hand ist fast überall rot entzündet. Warum nur? An manchen Stellen löst es sich sogar schon auf. Das muss alles weg! Der Assistenzarzt zuckt mit den Schultern, als die Schwester dem Chirurgen die OP-Brille mit den Lupenaufsätzen reicht. Der setzt sie auf und beugt sich über die Hand, bis die Lupengläser ein scharfes Bild vom Ausmaß der Entzündung zeigen. Selbst die schützenden Hülsen um die großen Fingersehnen hat es erwischt. Er wird nicht umhinkommen, die auch noch zu entfernen. Er muss Heiner Bleckmann alle fünf Sehnenscheiden ziehen. Der Chirurg weist die Schwester an, eine Reihe von Probegefäßen für das Labor zu beschriften, denn er will das alles noch mal ganz genau untersuchen lassen. Dann lässt er sich von seinem Assistenten die feine Pinzette reichen, setzt das Skalpell an und macht sich an die Arbeit.

»Hallo, Herr Bleckmann, darf ich mal anfassen?« Ein neunjähriger Dreikäsehoch steht vor ihm und schielt auf seine Hand. »Ja, aber nicht erschrecken. Das fühlt sich 'n bisschen eklig an.« Als Heiner Bleckmann das sagt, kondensiert sein Atem in der kalten Luft zu Nebel. Es ist Ende November, und heute Morgen lagen die Temperaturen zum ersten Mal unter dem Gefrierpunkt. Überall um ihn herum toben Schüler in dicken Winterjacken. Die ganz jungen hängen brüllend in den Tauen der Klettergerüste. Die Älteren messen sich lautstark an den Tischtennisplatten. Und von den Fußballplätzen hört er das Gejohle der kleinen Boatengs und Müllers. Er mag es, wenn die Kakofonie aus Wortfetzen und Geschrei den Schulhof zum Leben erweckt. Es ist große Pause in der Marienschule, und Heiner Bleckmann hat sich freiwillig zur Aufsicht gemeldet. Eigentlich hat er als Schulleiter dafür gar keine Zeit. Doch er will den Kontakt zu seinen Schülern nicht verlieren.

»Die fühlt sich ja ganz hart an!«, stößt der Junge unter seiner Wollmütze hervor und zieht erschrocken den Finger von seiner Narbe.

»Ja, das stimmt. Aber sie tut zum Glück nicht mehr weh«, beruhigt er den Schüler.

Die erste Zeit nach der OP waren die Schmerzen unerträglich. Noch so einen Eingriff würde seine Hand wohl nicht überstehen. Doch die OP ist jetzt ein halbes Jahr her, und den Schmerz hat er beinah vergessen. Bis auf die Narbe ist seine Hand wieder ganz die alte.

»Und kannst du jetzt auch wirklich zaubern, Herr Bleckmann?« Die Augen des Jungen strahlen ihn vor Aufregung an. Als er den Verband an der Hand endlich los war, ist er schnell zur Attraktion der Schule geworden. »Die sieht ja aus wie die von Harry Potter«, haben die Schüler gerufen, wenn er vorbeiging. Insbesondere die Kleinen waren begeistert von der rotwulstigen Blitz-Narbe auf seinem Handrücken. Seitdem hat er immer ein paar Schokobonbons dabei, die er bei Bedarf aus dem Nichts auftauchen lassen kann.

»Natürlich, schau her!«, sagt er und zieht aus der Innentasche seines Parkas einen Storck-Riesen. Sobald der Junge das Bonbon in der Hand hält, macht er auf dem Absatz kehrt und rennt mit rotem Kopf zu seinen Kumpels, die das Ganze aus sicherer Entfernung beobachten. Heiner Bleckmann schaut ihm schmunzelnd hinterher.

In dem Kaminofen lodert schon seit Wochen kein Feuer mehr. Es ist zwar nicht kalt, aber das Knistern der brennenden Holzscheite fehlt ihr. Es ist Dezember, und wenn sie aus dem Fenster in ihren Garten schaut, blickt sie in eine überzuckerte Winterlandschaft. Dagmar Wilkens sitzt auf dem Ledersofa im Wohnzimmer, eingemummelt in die braune Wolldecke, die sie letztes Jahr im Griechenlandurlaub gekauft haben. Es riecht nach Fichtennadeln und Kerzenwachs.

Wie in jedem Jahr zur Adventszeit hat sie das Zimmer auch diesmal wieder liebevoll geschmückt. Auf dem Sideboard an der Wand dampft eine Gruppe Räuchermännchen blaue Schwaden in die Luft. Daneben steht ein großer Tannenstrauß, behängt mit bunten Glaskugeln, die im Lichtschein glitzern. Auf dem Couchtisch steht ein skandinavischer Adventskranz. Zwei Kerzen brennen, als Heiner hereinkommt und sich ihr gegenüber in den alten Ledersessel fallen lässt.

»Der Arzt hat jetzt vielleicht doch noch eine Idee, was es sein könnte«, sagt er und schaut sie mit finsterer Miene an.

Seit seine Hand nach der OP plötzlich wieder dick wurde, ist er wie ausgewechselt. Eigentlich bleibt er in jeder Situation gelassen und sucht nach einem Ausweg. Doch jetzt hat er seinen Optimismus verloren. »Aber das willst du gar nicht wissen«, murmelt er leise.

»Und ob ich das wissen will«, hakt sie ein.

Sie kann sich noch genau an seinen ängstlichen Blick erinnern, als er ihr eines Abends im Auto seine Hand zeigte. »Da ist doch gar nichts«, hat sie da noch gesagt, um ihn zu beruhigen. Doch ein paar Tage später sah seine Hand wieder aus wie ein aufgeblasener Gummihandschuh. Er musste sich die gelbe Masse unter dem Handrücken erneut absaugen lassen. »Soll das jetzt ewig so weitergehen?«, hat Heiner sie zerknirscht gefragt, als er von der Punktion nach Hause kam. Da konnte sie nichts drauf antworten. Sie ist ja schließlich kein Arzt.

Das war vor drei Wochen. Danach musste Heiner noch dreimal zur Punktion in die Praxis des Chirurgen. Die Haut auf seiner Hand ist inzwischen graublau und so schuppig wie der Hals einer Eidechse.

»Er hat gesagt, das sei zwar selten, aber hinter der Schwellung könnte auch ein Tumor stecken.« Als Heiner das erzählt, zuckt sein rechtes Augenlid.

»So 'n Quatsch hab ich ja noch nie gehört! Der weiß einfach nicht mehr weiter«, sagt sie und setzt sich neben ihn auf die Lehne des Sessels. Als sie ihn in den Arm nimmt, spürt sie, dass er am ganzen Leib zittert.

Als Heiner Bleckmann aus seinem alten Volvo-Kombi steigt, kann er sich mit der gesunden Hand gerade noch an der Dachreling festklammern. Beinah wäre er lang hingeschlagen. Er hat erst im letzten Moment gemerkt, dass das Pflaster des Parkplatzes spiegelglatt ist.

Die letzten Monate saß er in einer Achterbahn der Gefühle: Hoffnung und Enttäuschung immer hübsch im Wechsel. Erst das Überbein und die Ruhe nach dem kleinen Eingriff. Dann der erste Rückfall mit der geschwollenen Elefantenhand, den Punktionen und der schmerzhaften Groß-OP. Anschließend die hoffnungsvolle Zeit mit der Harry-Potter-Narbe. Und dann der neue Rückfall, inklusive Krebsverdacht. Heiner Bleckmann ist am Limit.

Als er über den verschneiten Parkplatz zur Praxis von Hausarzt Doktor Seibold geht, versteckt er seine Hand unter dem Mantel. Auf Bauchhöhe hat er dazu nun immer einen Knopf geöffnet. Das erspart ihm die Blicke der Mitmenschen. Außerdem muss er sich das Elend selbst nicht ansehen. Inzwischen ekelt er sich so vor der Hand, dass ihm übel wird, wenn er sie sieht. Ein vor sich hin faulender Fleischklumpen. Beinah wäre er froh, wenn der Chirurg recht behalten sollte. Als er vorgestern bei ihm war, um das Ergebnis der Tumorfahndung zu erfahren, hat der Arzt sich in seinem Sessel zurückgelehnt und die Hände hinter dem Kopf verschränkt. »Herr Bleckmann, die gute Nachricht ist, dass wir wieder nichts gefunden haben. Krebs ist es also definitiv auch nicht.« Doch von Erleichterung war da keine Spur im Gesicht des Chirurgen. Er hat ihn weiter fixiert, seine dicke Hornbrille zurechtgerückt und sich dann laut geräuspert: »Wir können also nichts gegen diese hartnäckige Entzündung tun. Deshalb werden wir Ihre Hand über kurz oder lang wohl amputieren müssen, um den Rest des Körpers zu schützen. Am besten, Sie bereiten sich langsam darauf vor.«

Die laute Stimme der Praxishilfe reißt ihn aus seinen Gedanken. »Herr Bleckmann, Ihre Karte bitte!« Er hat gar nicht mitbekommen, wie er über die Treppe durch die automatische Glasschiebetür in Dr. Seibolds Praxis gelangt ist. Jetzt steht er vor dem Empfangstresen, und die Sprechstundenhilfe lächelt ihn an.

»Klar, die Karte, hier bitte.« Umständlich zieht er das Portemonnaie aus seiner Ledertasche, legt es auf den Tresen und pult die

Plastikkarte heraus. Bevor er seine Hand aufgibt, will er wissen, was sein Hausarzt von der ganzen Sache hält.

»Alles klar, Sie können dann auch gleich durchgehen«, sagt die Hilfe, während sie die Krankenkassenkarte durch das Lesegerät zieht. Er setzt sich in Bewegung und läuft mit gesenktem Kopf über den Flur in Richtung Sprechzimmer. Vielleicht hat Dr. Seibold ja noch eine Idee. Vielleicht gibt es ja doch noch eine Möglichkeit, die Hand zu retten.

»Die wollen mir die ganze Hand abnehmen«, sagt der Schulrektor zu ihm, als sie sich an den weißen Arztschreibtisch setzen.

»Na, das wollen wir doch erst mal sehen, Herr Bleckmann«, versucht Roland Seibold seinen Patienten zu beruhigen. Doch als der Lehrer ihm dann die geschwollene Hand zeigt, muss er schlucken. Vor ein paar Monaten war das doch nur eine kleine Beule, ein Überbein! Jetzt ist es ein schorfiger Fleischklumpen mit einer langen roten Narbe drauf. Das sieht in der Tat nicht gut aus. Bevor er sich die Hand genauer ansieht, muss er einen Blick in die Befunde des Kollegen werfen. »Haben Sie Ihre Unterlagen mitgebracht?«, fragt er.

Heiner Bleckmann kramt schon in seiner Ledertasche. »Ja klar, hier bitte«, antwortet er und schiebt ihm eine dicke Akte herüber.

Tatsächlich, auf den ersten Blick sind die Befunde eindeutig: Alles spricht für eine Entzündung unklarer Herkunft, die sich im Körper weiter ausbreiten könnte. Eine Amputation scheint unumgänglich. Doch wie heißt es so treffend: Chirurgen wollen schneiden. Oft sehen die Kollegen nur ihr Fachgebiet und greifen dementsprechend schnell zu Skalpell und Knochensäge. »Setzen Sie sich doch schon mal auf die Untersuchungsliege und machen den linken Arm frei, bitte. Ich seh mir das gleich an.«

Während Heiner Bleckmann aufsteht und in die Behandlungsecke geht, nimmt der Arzt sich die Laborergebnisse aus der Mappe noch ein zweites Mal vor. Und als er bei den Befunden zu den Gewebeproben aus der großen Hand-OP ankommt, kann er kaum glauben, was er da liest. Verflixt, warum ist denn da vorher noch niemand drüber gestolpert! Verdacht auf eine granulomatöse

Entzündung steht dort. Dabei bilden die Abwehrzellen des Immunsystems winzige Zellhaufen, sogenannte Granulome. Diese Haufen sondern ein Sekret ab, das um sie herum alles zerstört. Treten sie in Massen auf, entsteht in dem Gewebe eine Schwellung, gefüllt mit einer zähen, teigigen Flüssigkeit. Das passt alles zu Heiner Bleckmanns Symptomen. Nur, dass solche Schwellungen in den allermeisten Fällen nicht ohne Grund auftreten. Sie sind sogar ganz typisch für eine Erkrankung.

»Ich hab da noch eine Idee«, sagt Seibold, als er sich seinen Rollhocker heranzieht und sich zu Heiner Bleckmann an die Untersuchungsliege setzt. »Vielleicht ist es ja Rheuma.«

»Rheuma?« Der Lehrer hebt den Blick von seiner Hand, zieht die Stirn kraus und sieht ihn an.

»Ja, Rheuma. Das ist nicht nur die Krankheit der alten Leute mit den dicken Gelenken. Es gibt zweihundertfünfzig Formen mit den unterschiedlichsten Symptomen. Und großflächige Entzündungen wie Ihre gehören dazu«, erklärt er.

Nachdem Roland Seibold den Handrücken abgetastet hat, nimmt er ein Paar Latexhandschuhe aus der Pappschachtel im Regal. Dann zieht er eine Schublade auf, greift sich eine Kanüle und sucht nach der größten Spritze, die er vorrätig hat. Zwei Dinge müssen jetzt passieren. Er muss die Hand noch einmal entlasten, und er muss Heiner Bleckmann zu einem Rheumatologen überweisen.

Als er die Nadel einsticht und am Kolben zieht, quillt augenblicklich gelbe Masse in den Zylinder der Spritze. Im Licht der Untersuchungslampe meint er darin fast die winzigen Zellklumpen herumschwimmen zu sehen.

Es ist schwer einen Termin zu ergattern. Den ganzen Vormittag sitzt Heiner Bleckmann schon am Schreibtisch in seinem Büro und telefoniert. Lohne, Diepholz, Vechta – er hat alle Rheumatologen in der Umgebung abgeklappert. Doch unter zwei Monaten Wartezeit ist nichts zu machen. Als Dr. Seibold ihm sagte, dass es Rheuma sein könne und er sich von einem Facharzt untersuchen lassen solle, hatte er eigentlich schon aufgegeben. Zu vage schien ihm die Idee des Hausarztes. Doch als er dann zu Hause am Computer saß und recherchierte, wurde ihm klar, dass der alte Doktor recht haben könnte. Im Internet gab es Fotos von Rheuma-Händen, die seiner Elefantenhand glichen wie ein Ei dem anderen. Das muss er auf alle Fälle noch versuchen. Aber zwei Monate bis zu einem Termin beim Rheumatologen? So lange kann er nicht warten.

Er ist spät dran, als er über den neuen Linoleumboden zu seinem Klassenraum eilt. Es hat schon zum zweiten Mal geläutet, und der frisch renovierte Flur im ersten Stock ist menschenleer. Als er an der Tür zum Lehrerzimmer vorbeikommt, schwingt ihm die plötzlich mit voller Wucht entgegen. Mit einem Schritt zur Seite kann er sich gerade noch in Sicherheit bringen. Da stürmt auch schon Physiklehrer Klaus Meinhardt heraus und rennt ihn beinahe über den Haufen. »Hey, nicht so stürmisch!«, ruft er laut. Als der hoch aufgeschossene Kollege ihm seine knotige Hand zur Entschuldigung entgegenstreckt, erinnert er sich wieder. Der Meinhardt hat doch auch Rheuma, schon seit Jahren.

Vier Stunden später sitzt Heiner Bleckmann mit dem Physiklehrer am Besprechungstisch in seinem Direktorenbüro. Er hat den Kollegen nach Schulschluss auf eine Kanne Ostfriesentee eingeladen, um mit ihm über seine Krankheit zu reden. »Es hat lange gedauert, bis ich einen guten Arzt hatte«, erzählt Klaus Meinhardt gerade. »Fünf Jahre waren das.« Aber dann sei er in Bremen endlich an den Richtigen geraten. »Das war der Erste, der mir wirklich geholfen hat. Seitdem hab ich kaum noch Schmerzen in den Fingern«, schwärmt der Physiklehrer.

Gut, aber da werde ich sicher auch keinen Termin bekommen, überlegt Heiner Bleckmann und schüttet etwas Tee nach.

Professor Jens Kuipers greift sein iPad und tritt aus dem Konferenzraum auf den Flur von Station 6b. Es wird Zeit, dass sie für ihre Morgenbesprechungen etwas anderes finden als diese fensterlose Kammer. Als er die Metalltür unter dem Notausgangsschild aufdrückt und in das nüchterne Treppenhaus schlüpft, versucht er seine Gedanken zu ordnen. Schon oft hat er bei dem kurzen Aufstieg zu seiner Ambulanz eine gute Idee gehabt. Und die braucht er jetzt.

Als er Heiner Beckmann vor drei Wochen kennengelernt hat, war er gleich skeptisch. Natürlich sind wiederkehrende Entzündungen mit Gewebezerstörungen und Schwellungen hochverdächtig für ein Rheumaleiden. Doch so etwas tritt niemals nur an einer Extremität auf. Wenn es Rheuma ist, müsste sich die Entzündung auch woanders zeigen.

Deshalb hat er seinen Patienten noch einmal durchgecheckt. Er hat CTs und MRTs machen lassen, Heiner Bleckmanns Blut auf Rheumamarker kontrolliert und noch einmal Proben von der gelben Flüssigkeit zur Bakterien-Fahndung in Labore in ganz Deutschland geschickt. Alles ohne Befund.

Darum hat er den Fall heute seinen Kollegen vorgestellt. Doch als er fertig war, haben ihn acht ratlose Gesichter angesehen. Es hat lange gedauert, bis die ersten Vorschläge gekommen sind: Eine untypische Variante der Rheumakrankheit Sarkoidose könne es sein, oder vielleicht doch Bakterien. Man könne die Proben aus der Hand ja noch mal auf langsam wachsende Keime testen, haben die Kollegen gemeint.

Doch dafür bleibt ihm keine Zeit. Wenn er die Hand retten will, muss er so schnell wie möglich handeln. Denn die ist schon wieder dick wie ein Ballon. Als er die zwei Stockwerke zu seiner Privatambulanz erklommen hat, die Tür öffnet und wieder ins Klinikleben eintaucht, weiß er, dass er in einer Zwickmühle steckt. Gibt er Heiner Bleckmann ein Rheumamittel, etwa Kortison, könnte die Krankheit explodieren, falls doch Bakterien hinter dem Ganzen stecken. Gibt er ihm aber ein Antibiotikum, ohne den Erreger zu kennen, riskiert er, dass das Mittel nicht richtig wirkt. Dadurch werden die Bakterien auch für andere Antibiotika unempfindlich. Sie werden resistent.

»Überlegen Sie noch mal Herr Bleckmann. Jedes noch so kleine Detail kann wichtig sein. Waren Sie zum Beispiel in letzter Zeit mal in den Tropen?« Die Frage des Professors reißt ihn aus seinen Gedanken. Dieses Gespräch hat Heiner Bleckmann sich ganz anders vorgestellt.

»Wir fahren immer nach Griechenland. Von Tropen kann da wohl keine Rede sein«, antwortet er und schüttelt den Kopf.

Eigentlich sollte er heute erfahren, wie es weitergeht, ob er seine Hand nun behalten kann oder nicht. Doch jetzt sitzt er seit einer geschlagenen Stunde in dem kahlen Sprechzimmer, und der Professor verhört ihn, als wäre er ein Hauptverdächtiger im »Tatort«.

Als er Jens Kuipers vor drei Wochen kennenlernte, war er sofort begeistert von dem Arzt, von dessen korrekter Art zu sprechen und von seinen verständlichen Erklärungen. Alles an dem Mann wirkte gründlich und kompetent, selbst das Aussehen, die hohe Stirn und die ergrauten Schläfenhaare. Doch da hat er sich offenbar getäuscht. Auch nach drei Wochen weiß der Professor immer noch nicht, was in seiner Hand passiert.

»Haben Sie sich vielleicht verletzt, bevor das losging?«, löchert Jens Kuipers ihn gerade. Eigentlich hat er gar keine Lust, weiter nachzudenken. Seine Wangen sind heiß vor lauter Konzentration. Vom Nacken rinnt ihm Schweiß in feinen Bahnen den Rücken herunter. Das bringt doch nichts! Am besten, er geht wieder zu dem Chirurgen und lässt sich die Hand so schnell wie möglich amputieren. Dann ist es ein für allemal vorbei.

Doch da drängt sich ein fast vergessenes Bild in sein Bewusstsein: »Das Einzige, was mir einfällt, ist gut einen Monat vor der Sache mit der Hand passiert. Da habe ich mir beim Holzhacken im Garten einen Splitter im Zeigefinger der linken Hand eingefangen.« Augenblicklich hört der Professor auf, sich Notizen zu machen, und sieht ihn durchdringend an: »Wo lagern Sie das Holz? Was haben Sie dann mit dem Splitter gemacht? Und wie ging es weiter an dem Tag?« Jens Kuipers Fragen knattern wie eine Maschinengewehrsalve in seinem Kopf.

»Das war nur ein winziger Holzsplitter. Ich hab ihn noch im Garten rausgezogen, im Haus dann etwas Jod auf den Finger gepinselt, und dann bin ich in die Schule gefahren. Ich brauchte nicht mal ein Pflaster. Es hat ja kaum geblutet.«

Der sonst so kontrollierte Professor steht ruckartig auf, geht um den Schreibtisch herum und setzt sich direkt vor ihm auf die Tischplatte. Dann legt er ihm eine Hand auf die Schulter: »Herr Bleckmann, das könnte es sein. Es gibt Erdbakterien, die Entzündungen wie die Ihre auslösen. Doch normalerweise gelangen die nicht in den Körper. Es sei denn im Zuge einer Verletzung.« Im Labor würde nach diesen Keimen normalerweise nicht gefahndet, weil diese Infektionen viel zu selten seien, erklärt ihm der Professor, während er das Kliniktelefon von seinem Schreibtisch greift. Dann hämmert der Arzt eine kurze Nummer in die Tastatur, und schon nach dem ersten Tuten meldet sich die Oberärztin aus der Ambulanz. »Ich schicke Ihnen jetzt noch mal Herrn Bleckmann zur Punktion. Wir brauchen dringend neue Proben aus seiner Hand.«

Das Fett spritzt, als die Köchin eine Handvoll fein geschnittener Rindfleischstreifen in den Wok wirft. Es ist Mittagszeit, und Jens Kuipers steht mit seinem Chef-Chirurgen an der Essensausgabe im Ärztecasino. Als er die neuen Ergebnisse von Heiner Bleckmanns Proben bekam, hat er Ingo Arnold gleich angerufen und sich mit ihm zum Essen verabredet. »Ich glaube, da können wir jetzt nicht länger warten«, sagt der gerade, als die Köchin ihm den dampfenden Teller über den Glastresen schiebt.

»Ja, das sehe ich leider auch so«, antwortet Kuipers und bestellt ebenfalls die chinesische Reispfanne.

Es wäre auch zu schön gewesen. Eine Infektion mit einem Mykobakterien-Stamm aus dem Boden. So was lässt sich mit Antibiotika gut behandeln. Doch auch diese Keime waren in den Proben nicht aufzuspüren. Auch der neue Laborbefund ist negativ.

»Die Hand ist inzwischen wieder so dick, dass wir sie noch einmal öffnen müssen. Das befallene Gewebe muss da raus, und zwar so schnell wie möglich«, erklärt der grauhaarige Chirurg, als sie sich in der Schlange an der Kasse einreihen. Jens Kuipers weiß, dass sein Kollege recht hat. Er hat jetzt keine Zeit mehr, weiter nach einer Ursache zu fahnden.

»Gut, dann versuch ihn doch gleich morgen noch in den OP-Plan zu quetschen«, antwortet er und kratzt sich am Kinn. Ingo Arnold hat zwar schon einigen aussichtslosen Fällen mit seiner Handwerkskunst geholfen. Aber wer weiß, was in Heiner Bleckmanns Hand auf ihn wartet. Vielleicht kann auch sein Chef-Operateur nichts mehr für den Direktor tun. Vielleicht wacht Heiner Bleckmann ohne seine linke Hand aus der Narkose auf.

Es piept kurz, als er die Plastikkarte vor das Lesegerät an der Kasse hält und der Apparat 6,30 Euro von seinem Guthaben abbucht.

Dagmar Wilkens zieht gerade das Blech mit den Bruschettas aus dem Gasofen, da hört sie es hinter ihrem Rücken klirren. Das Geräusch von zerspringendem Glas. Als sie sich umdreht, sieht sie, wie Heiner zwischen den Überresten der geborstenen Rotweinflasche auf den Küchenfliesen hockt und versucht, mit einer Hand die Scherben aufzulesen. Zum Glück war die Flasche fast leer.

»Komm, setz dich wieder, das mach ich wohl mal besser«, sagt sie ruhig. Dann holt sie Aufnehmer, Gummihandschuhe und den roten Plastikeimer aus dem Schrank unter der Spüle hervor und macht sich an die Arbeit.

»Ich wollte mir nur die Zeitung aus dem Wohnzimmer holen. Da bin ich beim Aufstehen mit dem Scheißverband an der Flasche hängen geblieben«, schimpft Heiner und lässt sich auf das Polster der Eckbank fallen. Es tut ihr in der Seele weh, wenn sie ihn so da sitzen sieht.

Direkt nach der OP sah ja alles noch gut aus. Die Entzündung hatte zwar verheerend gewütet, aber der Chirurg konnte Heiners Hand retten. Schon vier Tage nach dem Eingriff ist sie die 80 Kilometer nach Bremen gefahren, um ihn wieder nach Hause zu holen. »Nun deutet doch alles auf ein Rheumaleiden hin«, hat Professor Kuipers beim Abschlussgespräch im Krankenzimmer gesagt. Das Gewebe im Innern der Hand habe die für Rheuma charakteristischen Entzündungsmuster aufgewiesen. Sie müssten jetzt nur noch ein paar Tests machen, um herauszufinden, um welche Form es sich handele. Dann würden sie die Therapie für ihn zusammenstellen. Womöglich sei es eine untypische Sarkoidose.

Doch das ist jetzt schon fast drei Wochen her. Seitdem bringt sie Heiner jeden zweiten Morgen nach Bremen in die Klinik. Und jedes Mal, wenn sie ihn abends am Eingang der Rheumaambulanz wieder abholt, ist er übler gelaunt. »Die wissen doch gar nicht, was sie tun. Ich geh da nicht mehr hin«, hat er sich vorhin erst wieder geärgert.

Als sie mit seiner Zeitung aus dem Wohnzimmer kommt und ihn sieht, wie er mit leerem Blick am Küchentisch sitzt und mit der

Gabel an seinem Verband herumpult, will sie nur noch, dass es aufhört. Sie sehnt sich nach den gemütlichen Abenden in ihrer Küche: gutes Essen, ein Glas Rotwein und ein paar unbeschwerte Plaudereien. So soll es wieder sein! Und wenn seine Hand dafür doch noch amputiert werden muss.

»Jetzt drehen Sie die Kamera doch endlich mal weiter nach links, damit wir auch die große Tür zum Hof im Bild haben«, ruft er dem Mann auf der Trittleiter ungehalten zu.

»Ist ja gut«, antwortet der Techniker im grauen Overall und mustert ihn stirnrunzelnd. Kein Wunder, dass die meisten Schüler ihm inzwischen aus dem Weg gehen und seine Kollegen ihn nur noch mit Samthandschuhen anfassen. Er würde es genauso machen.

Der Unterricht ist vorbei, und der Mann auf der Leiter soll in der Pausenhalle der Marienschule eine neue Alarmanlage installieren. Bewegungsmelder, Kameras und zwei Kombinationen aus Blaulicht und Lautsprechern, die beim Auslösen flackern und einen Höllenlärm veranstalten. In letzter Zeit ist hier immer wieder eingebrochen worden. Die Flügeltür zum Schulhof hat er zwar schon mit Metallriegeln verstärken lassen, aber das hat nicht gereicht. Nun schlagen die Diebe einfach die Scheibe neben der Tür ein, klauen, was nicht niet- und nagelfest ist, und verschwinden wieder. Saubande!

Als Heiner Bleckmann sich gerade weiter in Rage denkt, klingelt sein Handy. Prof. Kuipers ruft an, liest er auf dem leuchtenden Display. Nanu, was will der denn? Gespannt nimmt er das Gespräch an. »Herr Bleckmann, ich hab sensationelle Nachrichten«, bellt der Professor in sein Ohr. »Ich weiß jetzt, was Sie haben. Es sind doch Bakterien.« Jetzt sind es doch wieder Bakterien? Der kann viel erzählen.

»Aber wieso das denn jetzt?«, fragt er den Professor. Er habe nach der OP noch mal Gewebeproben aus seiner Hand verschickt, erklärt der. Diesmal hätte er sie an Labore gegeben, die sich mit exotischen Keimen auskennen. Und da wäre nun tatsächlich etwas bei herausgekommen. In einem Speziallabor im schleswig-holsteinischen Großborstel seien sie fündig geworden.

»Die sind dort auf Bakterien spezialisiert, die sich sehr langsam vermehren. Deshalb hab ich auch jetzt erst ein Ergebnis. In Ihrer Hand tummeln sich Verwandte der Tuberkelbazillen«, erklärt der Arzt.

Als Heiner Bleckmann einen Blick auf seine bandagierte Hand wirft, kommt es ihm so vor, als ob es darin überall kribbeln würde.

Er hatte den richtigen Riecher. Jens Kuipers ist stolz, als er den Hörer auflegt und sich den Befund der Kollegen aus Großborstel noch einmal ansieht. Nationales Referenzzentrum für Mykobakterien steht auf dem Briefkopf des Schreibens. Er wollte unbedingt, dass Heiner Bleckmanns Proben dort noch einmal untersucht werden. Mykobakterien leben überall – im Boden, im Staub, in der Luft und im Wasser. Zwar sind nur wenige Arten davon grundsätzlich gefährlich; sie können Krankheiten wie Tuberkulose oder Lepra auslösen. Aber auch alle anderen haben krank machendes Potenzial, wenn sie in den Körper gelangen. Seit er von der Splitterverletzung des Lehrers erfahren hat, hatte er diese Spur im Hinterkopf.

Der Professor greift das Porzellankännchen auf seinem Schreibtisch und gibt einen Schuss Milch in seinen Becher. Dann nimmt er die Thermoskanne, die seine Sekretärin ihm zweimal am Tag frisch füllt, schüttet Kaffee dazu und betrachtet kurz das schlierige Durcheinander. Er mag es, wenn sich Milch und Kaffee ganz von selbst vermischen. Dann lehnt er sich in seinem Ledersessel zurück, nimmt einen Schluck und überdenkt die Fakten. Alles passt zusammen: Die entdeckte Bakterienart ist ein Slow-Grower. Bis diese Sorte Mykobakterien sichtbare Kolonien in den Kulturschälchen der Labore bildet, dauert es gut und gerne acht Wochen. Deshalb sind diese Erreger so schwer aufzuspüren.

Außerdem ist da noch die Lieblingstemperatur der Keime. Um sich vermehren zu können, benötigen diese Bakterien Temperaturen von 31 Grad. Als er das in seinem alten Mikrobiologiebuch nachgelesen hat, hat er sich erst noch gewundert. Wie kann es da sein, dass sich die Keime in Heiner Bleckmanns Hand so wohlfühlen. Schließlich herrschen im menschlichen Körper 37 Grad? Doch dann fiel es ihm wieder ein: Die Extremitäten bilden eine Ausnahme. An Händen und Füßen liegt die Temperatur bei exakt 31 Grad. Die Bakterien sind irgendwie in die Hand gelangt und haben dort optimale Bedingungen vorgefunden. Tiefer in den Körper konnten sie nicht vordringen, denn dort ist es zu warm. Im Prinzip sind sie in der Hand eingeschlossen.

Bleibt nur die Frage, wie Heiner Bleckmann an die seltenen Keime gekommen ist. Die Art heißt Mykobakterium Marinum und lebt vorzugsweise im Wasser – beim Holzhacken im Garten wird er sich die wohl nicht eingehandelt haben.

Jens Kuipers schaut über die kahlen Baumwipfel vor dem Fenster seines Arztzimmers und kratzt sich an der Stirn. Die Spur mit dem Splitter will er trotzdem nicht aufgeben. Es muss einen Zusammenhang geben. Dafür passen die Indizien viel zu gut zusammen.

»Herr Professor, denken Sie an den Termin mit der Geschäftsführung in fünfzehn Minuten?«, schräpt die Stimme der Sekretärin aus der Gegensprechanlage auf seinem Schreibtisch.

»Ich bin gleich so weit, danke!« Als er den Sprechknopf auf dem grauen Kasten wieder loslässt, ist ihm klar, dass er Heiner Bleckmann morgen noch einmal befragen muss. Er muss wissen, was an dem Tag mit dem Splitter geschehen ist, ganz genau. Alles ist wichtig!

»Wie ging es weiter, nachdem Sie sich den Splitter aus dem Finger gezogen haben? Überlegen Sie noch mal, vielleicht haben wir ja was übersehen«, fragt der Professor ihn gerade. Dreimal haben sie den bewussten Tag nun schon durchgekaut. Heiner Bleckmann sitzt an dem runden Besprechungstisch im Arztzimmer, und der Professor verhört ihn nach allen Regeln der Kunst. Fehlt nur noch, dass er ein Tonband mitlaufen lässt und ihm mit einer grellen Lampe ins Gesicht leuchtet. »Warten Sie, ich überlege noch mal«, antwortet er und kratzt sich am Haaransatz. Auf noch so ein Verhör hatte er eigentlich keine Lust. Doch nachdem der Professor ihm alles erklärt hat, ist ihm klar, dass es einen Zusammenhang mit dem Splitter geben muss. Nur welchen? Also nun zum dritten Mal:

»Splitter raus – Hände waschen – Wunde desinfizieren – Gartenklamotten ausziehen – Jeans, Rolli, Jackett und Schuhe anziehen – Autoschlüssel und Aktentasche greifen – ins Auto setzen und zur Schule fahren – dann erste Stunde Sachkunde,« schießt es aus ihm heraus.

»Hm, was machen Sie da eigentlich? Ist das eher Chemie, Physik oder Biologie?«, fragt der Professor beiläufig, während sein Stift über das Blatt des Notizblocks kratzt.

»Wir haben das Schulaquarium gereinigt. Scheiben geputzt, die großen Steine rausgenommen und mit der Wurzelbürste abgeschrubbt, den Schmodder aus dem Filter gekippt und eine neue Patrone eingesetzt.«

Der Professor runzelt die Stirn. Dann blickt er langsam von seinen Notizen auf und schaut ihn schmunzelnd an: »Lassen Sie mich raten. In dem Becken schwimmen tropische Zierfische. Es ist ein Warmwasser-Aquarium.«

»Ja verdammt, Sie haben recht«, platzt Bleckmann heraus. Jetzt ist alles klar. »Meinen Sie, die Bakterien haben im Aquariumwasser gelauert?«

»Genau. Da sind zwar nur sechsundzwanzig Grad, aber das reicht für die Keime zum Überleben«, erklärt der Professor.

»Ja, und die winzige Verletzung durch den Holzsplitter war dann wie ein offenes Tor für die kleinen Biester«, setzt Bleckmann die Geschichte fort.

»Genau, da sind die dann hinein und haben optimale Bedingungen vorgefunden. Einunddreißig Grad, ideal um sich fortzupflanzen und ein Nest zu bauen«, schließt der Professor die Indizienkette.

Heiner Bleckmann tupft sich mit einem Tempo den Schweiß von der Stirn.

Als er die Pausenhalle betritt, springt ihm der Totenkopf schon entgegen. Heiner Bleckmann ist heute Morgen früh dran, schließlich soll ihn niemand beobachten. Nach dem Gespräch mit dem Professor hat er sofort seine Hausmeisterin angerufen und sie gebeten, das Becken zu sichern. Um das Aquarium zieht sich nun ein rotes Klebestreifen-Rechteck auf dem Boden. Das Licht im Becken ist ausgeschaltet, und an der Frontscheibe prangt die Pappe mit dem Schädel und den gekreuzten Knochen darunter.

Bisher ist die Aquarientheorie nur ein Verdacht – ein Verdacht, den er jetzt sichern will. Deshalb ist er so früh hier. Er schiebt die Abdeckung des Beckens zur Seite und zieht einen silbernen Plastikbeutel aus seiner Ledertasche. Den hat der Professor ihm gestern mitgegeben. In dem Beutel stecken mehrere Fläschchen und ein großer Behälter.

Heiner Bleckmann sieht sich noch einmal um, dann holt er einen Gummihandschuh hervor, schlüpft mit der gesunden Hand hinein und macht sich ans Werk. Nacheinander taucht er die Fläschchen ins Wasser, um Proben zu nehmen. Dann holt er einen Kescher aus dem Schrank unter dem Becken. Es wäre wichtig zu wissen, ob die Fische auch infiziert sind, hat der Professor gesagt; denn falls ja, würde das Problem auch nach einer gründlichen Reinigung des Aquariums immer wieder auftreten.

Der blanke Stahl blitzt im Licht der Neonröhre, als er die Klinge ausklappt. Das Taschenmesser liegt schwer in seiner Hand. Heiner Bleckmann kniet in der hintersten Zelle der Schülertoiletten vor dem Klo und kämpft mit sich. Er hat den goldenen Fadenfisch auf den Toilettendeckel gelegt. Für die Wissenschaft! Es krampft in seinem Magen, als er die Klinge ansetzt und starre, rot geäderte Augen ihn ansehen.

Ein warmer Lufthauch streicht über ihre Haut, während Dagmar Wilkens mit der Jacke in der Hand aus ihrer Praxis tritt. Endlich Sommer! Vielleicht können sie in Vechta ja noch ein paar Schritte gehen, bevor sie sich beim Pizzarito in den Biergarten setzen. Das würde ihnen guttun. Die letzten Monate waren die Hölle. Der Professor hat Heiner einen Cocktail aus drei verschiedenen Antibiotika verordnet. Und der hatte es in sich. Übelkeit, Kopfschmerzen, Kreislaufprobleme – Heiner konnte kaum etwas zu sich nehmen. Er musste sich sogar für acht Wochen krankschreiben lassen. Doch jetzt hat er das alles hinter sich.

Als sie merkt, wie er sie von der anderen Straßenseite aus seinem Kombi anstrahlt, hüpft ihr Herz vor Freude. Sie kann gar nicht schnell genug über die verschlafene Hauptstraße von Diepholz kommen. Drüben klopft sie auf das Dach des parkenden Wagens, steckt ihren Kopf durch das offene Fenster auf der Fahrerseite und gibt Heiner einen Kuss. »Hallo, junge Frau. Nicht so stürmisch, oder ist das so üblich in Diepholz?«, sagt er und lacht sie durch seine Nickelbrille an. Als sie ihre Jacke auf den Rücksitz werfen will, stutzt sie. Die Rückbank ist umgeklappt, der Laderaum des alten Volvo ist vollgepackt.

»Na, was haben wir denn hier? Alles für mich?«, fragt sie. Da hat sie schon eine Ahnung, was sich unter der farbverschmierten Decke aus der Garage versteckt.

Nachdem das Speziallabor die gefährlichen Bakterien nicht nur im Wasser, sondern auch in den Fischen des Schulaquariums nachgewiesen hatte, hat Heiner das Becken sofort abbauen lassen. »Nie wieder«, hat er gesagt. »Ich bin froh, dass es weg ist.«

Doch seit ein paar Wochen hat sich der Wind gedreht. Die Kinder würden ihn ständig löchern: »Herr Bleckmann, die giftigen Dinger sind doch jetzt alle weg.« Oder: »Das war doch so toll mit den Fischen!«

Verstohlen zieht sie die Decke im Kofferraum etwas zur Seite. Als sie das nagelneue Aquarium mit Abdeckung, Filter und allem Drum und Dran sieht, muss sie schmunzeln.

»Ab jetzt aber nur mit Handschuhen«, sagt sie und setzt sich neben ihn auf den Beifahrersitz. Dann zieht sie seine Hand heran und streichelt über die rosa Blitznarbe.

VIEL HILFT VIEL

Anke Christians

Sie steht in der kleinen Küche ihrer Doppelhaushälfte in Schenefeld, reibt mit einem Geschirrtuch über einen geblümten Porzellanteller und träumt dabei von den berühmten kaleidoskopartigen Glasfenstern der Sagrada Família, von Lichtwirbeln in Orange, Grün und Blau.

In der Schrankwand im Wohnzimmer, gleich neben den Krimis, warten die Reiseführer. Barcelona, Madrid, Istanbul, all die Sehnsuchtsorte, die Brigitta Redmann in ihrem Leben noch bereisen will. Vierzig Jahre lang haben sie und ihr Mann sich abgerackert. Arbeit, Haushalt, Kinder. »Wenn du mal in Rente gehst, dann machen wir es uns richtig schön«, hat sie oft zu Alfred gesagt. Die Welt sehen, rauskommen aus dem Hamburger Speckgürtel, das war der Plan.

Seufzend nimmt sie einen neuen Teller aus dem Abtropfgitter.

Alles ist anders gekommen als in ihren Träumen, ganz anders. Ja, Alfred ist jetzt in Rente. Aber an Reisen in ferne Länder ist nicht zu denken. Ein medizinisches Rätsel, so nennen ihn die Spezialisten aus der Hamburger Universitätsklinik. Seit vier Jahren ist er jetzt schon krank, und es wird immer schlimmer mit ihm. Manchmal, wenn sie nachts wach liegt und seinem Atem lauscht, fragt Brigitta sich, ob er es wohl noch bis zu ihrer goldenen Hochzeit schafft.

Eine Bewegung hinter dem Küchenfenster lässt sie aus ihren Gedanken aufschrecken. In der Garagenauffahrt steht ihr Mann. Sein ganzer Körper wird von Krämpfen geschüttelt. Wie bei einem Epileptiker, nur ohne Schaum vorm Mund.

Entsetzt lässt sie Küchenhandtuch und Teller fallen.

Mit einem Krachen landet der Hammer auf dem Nagel.

Seit zwei Stunden hockt Alfred Redmann auf dem Dach und befestigt Schindeln. Schweißtropfen laufen ihm über den sonnenverbrannten Nacken.

Seine Tochter Anja und ihr Mann haben das in die Jahre gekommene Reihenhaus vor Kurzem gekauft. Ehrensache, dass er ihnen bei der Renovierung hilft und die große Fenstergaube neu verkleidet. Schließlich ist er glücklich, dass Anja mit ihrer Familie jetzt in der Nachbarschaft wohnt.

Vom Dach aus überblickt Alfred fast die ganze Siedlung: hell verputzte Doppelhäuser aus den Fünfzigerjahren, dazwischen große Gärten, in denen der Rhododendron blüht. Wenn er sich etwas reckt, kann er die Spitze seiner eigenen Haushälfte erkennen.

Hinter ihm kommt sein Schwiegersohn Henner die Leiter emporgeklettert und streckt den Kopf über die Dachkante: »Soll ich dich langsam mal ablösen?«

»Geht schon«, winkt Alfred ab und klemmt sich neue Nägel zwischen die Zähne.

Auf keinen Fall lässt er sich den Hammer aus der Hand nehmen. Auch wenn vom langen Knien seine Beine schmerzen, er fühlt sich gut. Zum ersten Mal seit Monaten, seit der betriebsbedingten Kündigung. Fast vierzig Jahre hat er für die gleiche Firma gearbeitet, die meiste Zeit in der Trockenbau-Kolonne. Jetzt ist die Firma insolvent und er arbeitslos. Zu Beginn hat er noch hoch motiviert Bewerbungen verschickt, wochenlang auf Antwort gewartet. Aber es kam keine. Da hat Alfred begriffen, dass er mit Anfang sechzig zum alten Eisen zählt.

Dabei ist er doch noch zu was zu gebrauchen! Ohne ihn würden Anja und Henner das hier nicht schaffen. Stolz schaut er auf sein Werk. Alle Schindeln sitzen gerade, kein einziger Nagel ist krumm.

Eine knappe Stunde später ist die Gaube fertig verkleidet, und Alfred tritt den Abstieg an. Als sein Fuß die erste Leitersprosse berührt, zuckt er zusammen. Es fühlt sich an, als wäre er in eine Steckdose getreten. Ein elektrischer Schlag blitzt durch seine Wade. Er stöhnt auf, hält inne, bis der Schmerz nachlässt. Dann wagt er sich an den nächsten Schritt. Wieder blitzt es.

Unten angekommen, lehnt er sich mit zittrigen Beinen gegen die Mauer. Die Muskeln krampfen, ein unangenehmes Kribbeln breitet sich bis in die Leiste aus. Brigitta, die gerade aus der Haustür tritt, sieht natürlich sofort, dass etwas nicht stimmt.

»Was treibst du auch bei der Affenhitze so lange auf dem Dach?«, schimpft sie mit einem Augenzwinkern.

Sie tritt in die Pedale und genießt den sanften Fahrtwind im Gesicht. Brigitta radelt auf einem von Bäumen gesäumten Feldweg, ringsherum erstrecken sich Koppeln und Getreideäcker. Die Luft riecht nach staubigem Weizen und Pferdedung. Vor ihr fährt Alfred auf seinem alten Herrenrad.

Der Ausflug war ihre Idee. Seit der Kündigung fehlt ihrem Mann eine Beschäftigung, und ohne – das weiß sie aus Erfahrung – bekommt er schlechte Laune. Er kann einfach nicht still sitzen, so war er schon, als sie 1962 geheiratet haben. Selbst nach einem langen Arbeitstag hat Alfred sich noch aufs Rad geschwungen und ist bis nach Wedel und zurück gefahren, jeden Tag 35 Kilometer.

Heute ist schon die kurze Runde zum Forst Klövensteen zu viel für ihn. Auf Höhe des Reiterhofs wird er immer langsamer und bleibt schließlich ganz stehen. Schwankend steigt er vom Fahrrad, die schmalen Lippen fest zusammengepresst. Brigitta stoppt neben ihm.

»Was ist denn?«

»Kribbelt schon wieder. Muss mal 'ne Weile schieben«, brummt er.

Schwerfällig setzt er sich in Bewegung, und Brigitta folgt. Besorgt beobachtet sie, wie unsicher er die Füße voreinandersetzt. Es sieht merkwürdig aus, so als würde er sich auf wabbelndem Pudding bewegen.

Brigitta versteht das nicht. Schließlich war Alfred vor zwei Wochen beim Arzt und hat seine Gefäße durchchecken lassen.

»Mit der Durchblutung ist alles in Ordnung«, hat er ihr danach erleichtert erzählt.

»Warte mal ab, das wird schon wieder«, war ihre Antwort. »Wenn man alt wird, kribbelt und knackt es halt mal.«

Offensichtlich hat sie sich geirrt.

»Ich kann nicht mehr«, seufzt ihr Mann kurz vor dem Schenefelder Ortsschild, stellt das Rad ab und stakst zu einem großen Stein am Wegrand. Mit einem Ächzen lässt er sich darauf fallen, das Gesicht grau vor Schmerz.

Hilflos schaut Brigitta erst zu Alfred, dann die Straße hinunter. Es sind bestimmt noch anderthalb Kilometer bis nach Hause. Irgendwie muss er das schaffen. Tragen kann sie ihn schlecht.

Die Sonne wirft abstrakte Schattenrisse auf den Linoleumboden des Wartezimmers. Selbst durch die isolierverglasten Fensterscheiben spürt Alfred ihre Wärme. Er wünschte, er könnte jetzt mit seiner Enkelin Kim im Freibad sein. Die Fünfjährige würde kreischend ins kalte Wasser springen und ihn dann laut anfeuern: »Opa, jetzt du!«

Seine Hausärztin betritt den Raum. Mit ihren 1,86 Metern ist Christine Schüler eine stattliche Erscheinung. Sie füllt den kleinen Raum fast völlig aus.

»Herr Redmann, Sie sind dran.«

Auf dem Weg in ihr Sprechzimmer muss Alfred sich mit der Hand an der Wand abstützen, um nicht das Gleichgewicht zu verlieren. Seine Füße in den dunklen Halbschuhen fühlen sich seit Tagen taub an.

»So langsam machen Sie mir Sorgen«, bemerkt Christine Schüler, nachdem er umständlich an ihrem Schreibtisch Platz genommen hat. »Es wird höchste Zeit, dass wir herausfinden, was Ihnen fehlt.«

Bei der letzten Untersuchung hat sie festgestellt, dass irgendetwas die Nerven in seinen Beinen angreift: ein Bandscheibenvorfall, eine Entzündung, schlimmstenfalls ein Rückenmarkstumor. Zur Abklärung hat sie ihn zum Radiologen nach Altona geschickt.

Nun überreicht er ihr den braunen Umschlag mit den Befunden.

»Dann schauen wir uns das doch mal an«, sagt seine Hausärztin munter, entnimmt eine CD und füttert damit ihren Computer. Während sie sich durch die MRT-Bilder klickt, lässt Alfred ihr

Gesicht nicht aus den Augen. Vielleicht ist ja alles halb so wild, und er kann mit der richtigen Behandlung bald wieder normal laufen. Es ist erst Juli, das Freibad hat noch lange offen.

Doch als Christine Schüler den Kopf hebt und den Monitor in seine Richtung dreht, steht eine steile Falte auf ihrer Stirn.

»Das hier ist Ihre Wirbelsäule.« Mit einem Kugelschreiber zeigt sie auf übereinanderliegende hellgraue Blöcke, die eine S-Kurve bilden. »Und das daneben, diese dunkelgraue Linie, das ist Ihr Rückenmark. Sie können sich das vorstellen wie eine Autobahn, auf der die Impulse aus dem Gehirn in den ganzen Körper reisen und umgekehrt.«

Sie fährt mit der Spitze des Stifts einen weißen Streifen entlang, der sich durchs Rückenmark zieht wie eine Fahrbahnmarkierung.

»Und das hier, das ist nicht normal. Wir Ärzte nennen das eine Läsion«, sagt sie mit rauer Stimme. Er muss sich vorbeugen und seine silberne Lesebrille zurechtrücken, um die Stelle besser zu erkennen.

»Und was ist das, eine Läsion?«, fragt er stockend.

Sie überlegt kurz, sucht nach den richtigen Worten.

»Das sind Nervenzellen, die untergehen. Die absterben.«

Als er eine Viertelstunde später aus der Praxis tritt, nimmt er die Sonne nicht mehr wahr, und auch die Gedanken ans Freibad sind wie weggewischt. Seine Hausärztin befürchtet, dass er Multiple Sklerose hat. Er muss, so schnell es geht, zu einem Neurologen.

Mit einem Pappbecher in der Hand kehrt Uwe Meyer an seinen Schreibtisch zurück. Die Mittagspause war kurz. Es hat gerade gereicht, um sich im Foyer des Schenefelder Einkaufszentrums einen Salat und einen Coffee to go zu holen. Das Gebäude mit der riesigen Glaskuppel beherbergt neben etlichen Geschäften auch seine neurologische Praxis. Ein Flur mit Empfangstresen, ein Wartezimmer, zwei moderne Behandlungsräume sowie das geräumige Sprechzimmer, in dem er gerade sitzt.

Entschlossen schlürft er die letzten Kaffeereste aus dem Becher, knüllt ihn zusammen und versenkt ihn im Mülleimer. Das Koffein muss für den Rest seines Arbeitstages vorhalten.

»Wer kommt denn als Nächstes?«, ruft er durch den Flur.

»Herr Redmann!«, schallt es vom Tresen zurück.

Seine hohe Stirn legt sich in Falten. Ein seltsamer Fall. Vor drei Wochen war Alfred Redmann zum ersten Mal in seiner Sprechstunde. Sein breitbeiniger, schwankender Gang und die Läsionen im Rückenmark, das wirkte zunächst alles ganz stimmig. »Ihr Gehirn bekommt keine Rückmeldungen mehr darüber, was Ihre Beine gerade machen«, hat er Redmann erklärt. »Das nennen wir Ärzte reduzierte Tiefensensibilität.«

Meyer hat sich damals mit dünnen Bleistiftstrichen einige plausible Verdachtsdiagnosen notiert: Multiple Sklerose, Vitamin-B12-Mangel, Borreliose, Neurolues. All diese Krankheiten können das Rückenmark angreifen. Er hat dem Patienten Blut abgenommen und eine Nervenwasserpunktion veranlasst.

»Danach wissen wir, was los ist«, hat er den alten Mann aufgemuntert.

Dann allerdings kam die Überraschung. Alle untersuchten Werte waren normal. Alfred Redmann hat nur ein paar weiße Blutkörperchen zu wenig. Uwe Meyer hat sich ratlos die Halbglatze gekratzt und sämtliche Verdachtsdiagnosen durchgestrichen. »Ich überweise Sie zum Hämatologen«, hat er entschieden. Vielleicht schädigt ja eine Blutkrankheit die Nerven, so was kommt vor.

Seitdem hat er nichts mehr von dem Patienten gehört.

Ein ungewohntes Geräusch auf dem Flur lässt ihn nun aufhorchen. Schritte nähern sich, dazu klopft es rhythmisch auf dem Parkett. Zehn Sekunden später schiebt sich Alfred Redmann durch die Tür. An Krücken.

Dr. Meyer reißt erschrocken die Augen auf. Alfred kann das gut verstehen. Wenn er nur halb so schlimm aussieht, wie er sich fühlt, ist er bestimmt kein schöner Anblick.

Ohne Krücken bekommt er keinen Fuß mehr vor den anderen. Seine Beine sind zittrig und machen mehr oder weniger, was sie wollen. Wenn er sich nirgendwo abstützen kann, verliert er das Gleichgewicht und stürzt. Wie oft das passiert, kann man an seinen blauen Flecken abzählen.

Nicht mehr Herr der eigenen Gliedmaßen zu sein ist ein mieses Gefühl.

Dr. Meyer hat inzwischen die Fassung wiedergefunden. »Was hat denn der Hämatologe gesagt?«

»Er hat mich zu Ihnen zurückgeschickt. Konnte nichts finden.«

Eine halbe Stunde später ist es beschlossene Sache. Was auch immer Alfred hat, es ist eine Nummer zu groß für den Neurologen aus Schenefeld.

»Sie sind ein spezieller Fall, Sie brauchen Spezialisten.«

Und die sitzen im UKE, der Hamburger Universitätsklinik.

Um ihn herum ist es gleißend hell. Trotzdem fühlt er sich, als würde er in einem Sarg liegen. Vierzig Zentimeter über ihm beginnt die weiße Plastikverkleidung, die ihn kreisförmig umschließt und von der Außenwelt abschneidet. Die Enge ist kaum zum Aushalten.

»Herr Redmann, bitte liegen Sie ganz still. Wir starten jetzt mit dem PET-CT«, schnarrt eine tiefe, körperlose Stimme aus dem Lautsprecher. Alfred versucht, ruhig zu atmen und sich zu entspannen. Aber das ist schwer. Er hat Angst. Schließlich durchsucht das riesige Gerät seinen Körper nach Krebs.

Der neueste Verdacht der Ärzte ist, dass in seinem Körper ein bösartiger Tumor wächst – nicht etwa im Rückenmark, wo die Läsionen sind, sondern irgendwo anders. Michael Rosenkranz, der junge Oberarzt, der für ihn zuständig ist, hat versucht, ihm das zu erklären. Er ist ein ernster Typ, rundes Gesicht, runde Brille, stockende Stimme. »Manchmal entsteht ein winziger Tumor, zum Beispiel in der Lunge«, hat er angesetzt. »Das Perfide ist, dass dieser Tumor an ganz anderer Stelle Symptome auslösen kann. Zum Beispiel, indem er Botenstoffe ausschüttet, die die Nerven angreifen und kaputt machen.« Paraneoplastisches Syndrom nennen das die Ärzte. Alfred musste sich den Begriff aufschreiben lassen.

Während er mit kribbelnden Beinen in der Röhre liegt und dem lauten Summen im Inneren des Apparats lauscht, denkt er an die vielen Asbestplatten, die ihm im Lauf der Jahre durch die Hände gegangen sind. Auf wie vielen Baustellen hat er sie erst ein- und ein paar Jahrzehnte später wieder ausgebaut? Gut möglich, dass die Ärzte recht haben. Gut möglich, dass er Krebs hat.

Er traut sich kaum, darüber nachzudenken, was das bedeuten würde. Seine Tochter Anja hat einen guten Mann, sie würde sicher zurechtkommen. Aber was ist mit seinem Sohn Michael, der an einem schweren Diabetes leidet? Und wie soll Brigitta ohne ihn mit allem fertigwerden?

Er hat ja jetzt schon ein schlechtes Gewissen, sie so lange allein zu lassen. Seit drei Wochen ist er im UKE. Die Neurologen haben ihn komplett auseinandergenommen. Sie haben sein Blut, seinen Urin und sein Nervenwasser getestet, alle Nervenbahnen von Kopf bis Fuß durchgemessen, neue Bilder von seinem Rückenmark gemacht. Fleißig sind sie, das muss er ihnen lassen. Nur gefunden haben sie bisher nichts.

Vielleicht ja heute.

Nach einer halben Stunde holt ihn endlich ein blonder Engel aus dem engen Sarg. Die Radiologieassistentin hilft ihm, sich aufzusetzen, und schafft ihm sogar seine Krücken herbei. Währenddessen hat er genug Zeit, durch die große Glasscheibe am anderen Ende des Raums das Gesicht des Radiologen zu betrachten. Die Miene des Arztes ist unergründlich.

Im PET-CT ist kein Krebsherd aufgetaucht. Das ist die gute Nachricht. Die schlechte ist, dass er weiter im Krankenhaus bleiben muss. Die Neurologen nehmen ihre Routinen wieder auf: Blutabnahmen, Urinproben, neurologische Tests. Den Rest der Zeit liegt Alfred in dem unbequemen Bett mit der klein gemusterten Baumwollbettwäsche und versucht, sich mit den Kreuzworträtseln abzulenken, die Brigitta ihm täglich mitbringt. Erbfaktor mit drei Buchstaben. Holländische Käsestadt mit einem A am Ende. Insgeheim träumt er davon, einfach aufstehen und aus dem Gebäude spazieren zu können.

Eines Vormittags hört er rasche Schritte vor der Tür, und dann rauscht auch schon Dr. Rosenkranz in sein Zimmer. Die Augen hinter seiner runden Brille leuchten. »Herr Redmann, wir wissen jetzt, was Ihnen fehlt«, ruft der Neurologe sichtlich aufgeregt. Alfred lässt überrascht das Kreuzworträtsel sinken, der Kuli macht dabei einen dicken Strich über die Seite.

»Sie sind wirklich ein außergewöhnlicher Fall. Sie haben einen Kupfermangel!«

Alfred ist baff. Von Kupfermangel hat er in seinem ganzen Leben noch nie gehört. Kupfer kennt er natürlich. Er ist schließlich Handwerker und hat in seinem Haus viele Wasserrohre selbst verlegt. Aber dass der Mensch so etwas im Körper hat? Das ist ihm neu.

Michael Rosenkranz zieht die Tür zum Krankenzimmer leise hinter sich zu, bleibt für einen Moment stehen und atmet tief durch. Seit fünf Jahren ist er jetzt Facharzt für Neurologie. So einen Fall wie Alfred Redmanns hatte er noch nie.

»Sie haben eine Kupfermangel-assoziierte Myelopathie«, hat er dem Vierundsechzigjährigen gerade mitgeteilt. Alfred Redmann hat ihn angestarrt wie eine Kuh einen Regenschirm, und er hat sich daraufhin beeilt, das Ganze ins Deutsche zu übersetzen: »Kupfermangel hat Ihr Rückenmark kaputt gemacht, und deshalb können Sie nicht mehr normal laufen.«

Es ist eine außergewöhnliche Diagnose. Weltweit, das hat er nachgelesen, gibt es nur eine Handvoll beschriebener Fälle. Kupfermangel ist extrem selten. Der Körper braucht nur winzige Mengen des Spurenelements, die er über die Nahrung aufnimmt. Erst vor wenigen Jahren haben Ärzte überhaupt entdeckt, dass es gefährliche Auswirkungen hat, wenn nicht genügend Kupfer im Körper ist.

Während Rosenkranz den Flur entlang zu seinem Büro trottet, greift er nach der schmalen Mappe, die unter seinem Arm klemmt. Er klappt sie auf. Auf der linken Seite liegt ein wissenschaftlicher Artikel zum Thema, gespickt mit schwarz-weißen MRT-Bildern. Auf der rechten Seite liegen die MRT-Aufnahmen von Alfred Redmann. Es ist erschreckend, wie ähnlich sich die Bilder sehen. Dieselben weißen Streifen im Rückenmark auf Höhe der Hals- und Brustwirbelsäule.

Das hat er auch Alfred Redmann gezeigt. »Quintessenz: Die Nerven brauchen Kupfer. Ohne sterben sie ab«, hat er kommentiert.

»Übrigens ist Kupfer auch wichtig für die Blutbildung, was erklärt, warum Sie zu wenig weiße Blutkörperchen haben.«

Der alte Mann hat eine Weile vor sich hin gebrütet und dann die Frage gestellt, die auch Rosenkranz Kopfzerbrechen bereitet.

»Aber woher kommt der Kupfermangel?«

Das ist der springende Punkt. Der Grund, warum Rosenkranz so aufgekratzt ist. Für ihn ist der ganze Fall wie ein kompliziertes Puzzle. Und er ist ehrgeizig, er will es unbedingt zu Ende bringen. Ihm fehlt nur noch ein einziges, winziges Puzzleteil.

»Das ist das Interessante bei Ihnen«, hat er zu Alfred Redmann gesagt. »Sie haben nicht nur zu wenig Kupfer im Körper, sondern gleichzeitig auch zu viel Zink. Und wir haben keine Ahnung, warum.«

Sie öffnet den Wasserhahn gerade so weit, dass ein dünnes Rinnsal in das Spülbecken läuft. Dann hält Brigitta das durchsichtige Plastikröhrchen in den Strahl und beobachtet, wie es sich Millimeter um Millimeter mit Flüssigkeit füllt.

Seitdem die Ärzte im UKE herausgefunden haben, dass Alfred zu viel Zink im Körper hat, sind sie ganz wuschig. »Zink und Kupfer müssen im Darm sozusagen durch die gleiche Tür«, hat Dr. Rosenkranz ihr erklärt. »Und wenn sich ständig Zink-Moleküle durch diese Tür drängeln, kommt kein Kupfer mehr rein. Daher der Kupfermangel.« Jedenfalls müssen die Ärzte nun unbedingt herausfinden, wo Alfred das überschüssige Zink her hat. Seit Tagen fragen sie Brigitta Löcher in den Bauch.

»Haben Sie die Ernährung umgestellt?«

»Nimmt Ihr Mann Nahrungsergänzungsmittel?«

»Essen Sie oft Austern?«

Nein, nein und noch mal nein. Es ist wirklich verrückt. Jetzt will Dr. Rosenkranz sogar ihr Schenefelder Wasser testen. Vielleicht ist ja Zink in den Leitungen.

Behutsam, um ja nichts zu verschütten, verschließt sie das Probengefäß. Ihr Blick wandert zur Uhr. Wenn sie den Bus erwischen will, muss sie sich beeilen. Schnell greift sie zum Lappen, wischt mit routinierten Bewegungen Armatur und Spülbecken trocken. Anschließend verstaut sie das Probenröhrchen in ihrer Handtasche und macht sich auf den Weg zur Haltestelle.

Eine Viertelstunde später sitzt sie in einem abgewetzten Sitz der Linie 2. Hinter der Scheibe ziehen kleine, würfelförmige Einfamilienhäuser vorbei und werden auf dem Weg nach Hamburg allmählich von immer höher aufragenden Mietskasernen verdrängt.

Brigitta umklammert die Wasserprobe in ihrer Handtasche wie einen Glücksbringer. Über fünf Wochen ist sie nun schon allein zu Hause, so lange wie noch nie zuvor in ihrem Eheleben. Auch wenn ihre Tochter oft vorbeischaut, sie fühlt sich einsam.

Hoffentlich sind es wirklich die Rohre, denkt sie. Dann werden die ausgetauscht und gut ist. Hauptsache, die Ärzte bekommen ihren Mann wieder auf die Beine. In lebhaften Farben malt sie sich während der restlichen Fahrt die Radtouren und Reisen aus, zu denen sie bald gemeinsam aufbrechen werden.

Als sie im UKE eintrifft, kommt Alfred ihr schon im Stationsflur entgegengelaufen. Ein warmes Gefühl der Freude steigt in ihr auf. Dann erkennt sie, dass er sich an einem Rollator festklammert. So ein klobiges schwarzes Ding, das die Jugendlichen an der Bushaltestelle hämisch Mumienschubse nennen.

An demselben Gerät schleppt sich Alfred vier Wochen später die Schenefelder Hauptstraße entlang. Es hat geregnet, und auf den Bürgersteigen klebt das erste Herbstlaub. Er muss höllisch aufpassen, um nicht auszurutschen. Heute Morgen hat er noch einmal im Internet nachgeschaut: Es sind genau 450 Meter von seiner Haustür bis zu dem dreistöckigen rot geklinkerten Gebäude, in dem die Praxis seiner Hausärztin untergebracht ist. Noch vor drei Monaten hätte er die Strecke in fünf Minuten geschafft. Mit dem Rollator braucht er jetzt fast eine halbe Stunde.

Am liebsten würde er laut schreien, so wütend ist er! Auf seine Beine, die sich wie Fremdkörper anfühlen und ihm nicht gehorchen, auf den Rollator, ohne den er nicht mehr aus dem Haus kann, auf die ganze gottverdammte Krankheit. Aber er schreit nicht. Er presst die Lippen zu einer schmalen Linie zusammen und frisst die Wut in sich hinein.

Die Ärzte im UKE haben die rätselhafte Zinkquelle nicht gefunden. Dr. Rosenkranz sah mit jedem Tag ratloser aus. Um ja nichts zu übersehen, hat er sogar Alfreds Zahnprothese ins Labor gebracht. Am Ende hat der ehrgeizige junge Neurologe klein beigeben müssen. »Wir werden weitersuchen«, hat er versprochen. »Aber erst mal schicken wir Sie nach Hause. Ihre Nervenschäden werden durch den Kupfermangel hervorgerufen. Den behandeln wir jetzt. Und dann sollte sich Ihr Rückenmark erholen.«

Seitdem bekommt er Kupferinfusionen. Jeden Tag muss er dafür zu Dr. Schüler, 450 Meter hin, 450 Meter zurück. Die Praxishelferinnen begrüßen ihn inzwischen, als würde er zum Team gehören. Heute ist es die kleine Dunkelhaarige, die ihm auf die Liege in dem schmalen Untersuchungszimmer hilft und vorsichtig die Kanüle in seine zerstochene Armbeuge schiebt. Sie öffnet den Infusionshahn, und schon tropft aus dem Plastikbeutel eine farblose Flüssigkeit in seine Adern.

Hoffentlich hilft es, denkt er, während er beobachtet, wie sich der Beutel leert. Hoffentlich hilft es endlich.

Nachts kann er nicht schlafen. Er wälzt sich eine Weile hin und her und beschließt dann, aufzustehen und zur Toilette zu gehen. Leise, um Brigitta nicht zu wecken, kämpft er sich unter der schweren Daunendecke hervor.

Ohne nachzudenken, erhebt er sich und setzt zum ersten Schritt an. Auf einmal ist er hellwach. Er weiß, unter seinen Füßen ist weicher Teppichboden, aber er spürt ihn nicht. Er könnte genauso gut auf einem Nagelbrett oder in einer Wasserpfütze stehen. Die Muskeln in seinen Beinen versagen, er verliert das Gleichgewicht und kippt wie ein gefällter Baum zur Seite. All das passiert so schnell, dass er nicht einmal mehr die Arme heben kann, um sich abzufangen. Mit voller Wucht prallt sein Oberkörper auf die Marmorplatte des Nachttischs. Es kracht, als der Stein in zwei Teile zerbricht.

»Was ist passiert? Hast du dir wehgetan?« Brigitta sitzt aufrecht im Bett, Panik in der Stimme. Alfred grunzt leise. Schmerzen spürt er kaum. Das ist der Vorteil, wenn die Nerven tot sind. Dafür beginnen auf einmal seine Arme und Beine zu zittern. Sie schlagen und treten krampfhaft ins Leere, und er kann es nicht stoppen. Das ist neu.

Brigitta hat die Nachttischlampe eingeschaltet und beugt sich in ihrem Nachthemd über ihn. Das Licht gräbt tiefe Schlagschatten in ihr ängstliches Gesicht. »O Gott, Alfred, hast du dir was gebrochen?«

Er schüttelt nur hilflos den Kopf.

Sie greift ihm unter die Arme und müht sich ab, seine 90 Kilo hochzuziehen und wieder ins Bett zu wuchten. Er schlottert zu sehr, um dabei eine große Hilfe zu sein. Brigitta atmet schwer.

Alfred kann es nicht länger ertragen. Er schließt die Augen und wünscht sich weit, weit weg.

Es ist der schlimmste Winter ihrer Ehe, denkt Brigitta, während sie an einem grauen Februartag mit klammen Händen nasses Laub aus der Regenrinne schaufelt.

Die Ärzte sagen zwar, dass die Kupferinfusionen wirken und das Voranschreiten von Alfreds Erkrankung gestoppt haben. Aber im Alltag merkt sie davon wenig. Ihr Mann kann das Haus kaum noch verlassen. Manchmal schafft er es hinauf in sein Computerzimmer im Dachgeschoss. Aber sie sieht, wie er mit der steilen Wendeltreppe kämpft, und hat jedes Mal eine Heidenangst, dass er hinunterfällt und sich das Genick bricht. Wenn er wenigstens ein bisschen basteln könnte, die kaputte Uhr im Wohnzimmer reparieren oder ein Puppenhaus für Kim bauen. Aber sobald er zur Ruhe kommt, beginnen die Anfälle. Dann zittern seine Hände so sehr, dass er den Schraubenzieher nicht still halten kann. So stellt Brigitta sich Parkinson vor. Nicht mal Kaffeetrinken klappt, ohne dass alles überschwappt. Meistens sitzt Alfred einfach im Wohnzimmer und starrt stundenlang ins Leere. Seine Laune ist unterirdisch, und ihre gleich mit.

Nun ist seit gestern die Regenrinne verstopft. Früher hätte Alfred sich darum gekümmert. Stattdessen balanciert sie jetzt auf der wackeligen Leiter und holt den modrig riechenden Dreck heraus. Er steht mit dem Rollator unter ihr und nörgelt. »Du machst das nicht richtig. Das funktioniert doch nie und nimmer.« So geht das den lieben langen Tag. Entweder er schimpft, oder er schweigt.

»Papa ist depressiv«, sagt Anja immer, wenn Brigitta sich bei ihrer Tochter ausheult. »Ist doch klar, wenn ein Mann wie er von jetzt auf gleich nichts mehr leisten kann.« Brigitta weiß natürlich, dass Anja recht hat. Und es tut ihr im Herzen weh, ihren Mann so zu sehen. Aber sie muss schließlich mit ihm leben.

»Du musst das gründlicher machen!«, bellt er von unten herauf. Auch wenn er jetzt krank ist, selbst ihre Geduld hat Grenzen. Erbost wirft sie eine Handvoll nassen Blättermatsch in seine Richtung. »Pass bloß auf, du! Wenn du so weitermachst, dann wander ich aus nach Amerika.«

Michael Rosenkranz beißt sich an dem Fall die Zähne aus. Nach Dienstschluss sitzt er in seinem penibel aufgeräumten Büro, die gesammelten Befunde aus Alfred Redmanns Akte fächerförmig vor sich ausgebreitet.

Die Kupferinfusionen haben Redmanns Kupferspiegel normalisiert. Die Läsionen im Rückenmark sind zwar nicht ganz verschwunden, aber deutlich kleiner geworden. Nur – die Symptome sind immer noch da. Das Gangbild ist schlecht. Die Feinmotorik der Hände lässt nach. Und zu seinem Verdruss hat Alfred Redmann auch noch Myoklonien entwickelt, unwillkürliche Muskelzuckungen am ganzen Körper.

Was zum Kuckuck hat er nur übersehen?

Rosenkranz setzt die runde Metallbrille ab und legt die Handflächen auf seine müden Augen. Seine erste Begeisterung über die seltene Diagnose ist inzwischen verpufft.

Vielleicht hat er sich doch geirrt?

Mittlerweile sind über drei Jahre vergangen. Immer wieder hat er Alfred Redmann ins UKE kommen lassen und aufs Neue nach der mysteriösen Zinkquelle gesucht. Er hat in einschlägigen Fachjournalen recherchiert, Kollegen aus allen Himmelsrichtungen kontaktiert, auf Ärztekongressen Experten um Rat gefragt. Alle haben in etwa dasselbe gesagt.

»Vielleicht steckt noch etwas anderes hinter den Beschwerden.«

»Bleib unvoreingenommen.«

»Bilde neue Arbeitshypothesen.«

Das hat er getan. Er hat nach Anzeichen für eine autoimmune Rückenmarksentzündung gesucht. Er hat nochmals abklären lassen, ob ein versteckter bösartiger Tumor die Nerven angreift. Er hat sogar einen Gentest angeordnet, auf eine seltene Erbkrankheit, bei der Nervenzellen in Gehirn und Rückenmark zugrunde gehen. Zugegeben, das war eine reine Verzweiflungstat. Der Verdacht war, alles in allem, weit hergeholt, aber er will gerade in diesem Fall nichts unversucht lassen.

Gebracht hat das alles nichts. Er schaut auf. Kaltes Leuchtstoffröhrenlicht überzieht seinen Schreibtisch und die Befunde darauf. Auf allen prangt das gleiche erbarmungslose Wort: negativ. Rosenkranz weiß genau, dass Alfred Redmann unzufrieden ist und die Geduld verliert.

Das letzte Puzzleteilchen fehlt immer noch. Das wurmt ihn. Es wurmt ihn unbeschreiblich.

»Hafenrundfahrt! Wir ha'm noch freie Plätze!«, ruft ein Mann mit blauer Schiffermütze laut. Die Möwen über ihm lassen sich vom Wind in die Höhe treiben und stürzen dann steil auf die Landungsbrücken hinab, die Pommestüten der Touristen im Visier. Auf der Elbe zieht ein mit bunten Containern beladenes Küstenmotorschiff gemächlich an der Blohm-und-Voss-Werft vorbei.

Alfred beobachtet das Schauspiel, atmet den salzigen Wind ein und fühlt sich für einen kurzen Moment frei. Dann holt ihn das leise Brummen unter seinem Körper in die Wirklichkeit zurück. Er sitzt in seinem Elektromobil, einem Rollstuhl auf vier Rädern. Der Akku schafft es von Schenefeld bis zum Hamburger Fischmarkt und zurück.

Seit er das Gefährt von seiner Krankenkasse bekommen hat, ist er fast täglich damit unterwegs. Egal, wohin. Alles ist besser, als tatenlos zu Hause herumzusitzen und sich düsteren Gedanken hinzugeben – so wie im ersten, schlimmen Winter seiner Krankheit.

Er hat sich daran gewöhnen müssen, schwerbehindert zu sein. Das war und ist schmerzhaft für ihn, genau wie für seine Familie. Nur seine Enkeltochter nimmt es leicht. Sobald er sich sonntags mühsam von der Kaffeetafel erhebt, springt Kim reflexartig mit auf:

»Warte, Opa, ich hol dir deine Krücken!« Sie erinnert sich nicht einmal daran, dass er früher zwei gesunde Beine hatte. Darum beneidet er sie fast.

Die Ärzte im UKE lassen ihn noch immer regelmäßig zu Untersuchungen antanzen. Alfred weiß nicht recht, warum. Nach fast vier Jahren glaubt er längst nicht mehr an eine Besserung. Solange sich sein Zustand nicht weiter verschlimmert, das hat er mit sich selbst ausgemacht, wird er es für seine Familie ertragen. Bis er stirbt. Das ist er ihnen schuldig.

Die Uhr am Turm der Landungsbrücken schlägt dröhnend wie eine Schiffsglocke. Er greift nach dem Lenker, gibt Gas und macht sich auf den Heimweg.

Als er zwei Stunden später in Schenefeld ankommt, spürt er ein Zucken in den Beinen. Seine Füße steppen unruhig auf der Trittfläche des Elektromobils. Zunächst ignoriert er die abrupten Bewegungen. Sie suchen ihn fast täglich heim und ebben meistens rasch wieder ab.

Doch diesmal nicht. Das Zittern steigt weiter auf. Oberschenkel, Rumpf, Arme – sie geraten vollkommen außer Rand und Band. Es ist, als wäre er eine willenlose Marionette, deren Glieder von einem unsichtbaren Puppenspieler hin und her geworfen würden. Bis zum Hals schüttelt sich sein ganzer Körper, selbst die kleinsten Muskeln ziehen sich schmerzhaft zusammen. So schlimm war es noch nie.

Panik überfällt Alfred. Schweißtropfen rinnen ihm über das Gesicht, den faltigen Hals entlang, und versickern in seinem Hemdkragen. Er versucht sich mit zitternden Händen am Lenker festzukrallen. Jetzt bloß auf Kurs bleiben. Nicht auf die Straße abdriften. Es ist ja nicht mehr weit.

Irgendwie muss er es bis nach Hause schaffen.

Gerade hat sie noch von den bunten Fenstern der Sagrada Família geträumt. Jetzt beschäftigt Brigitta nur noch, was sich vor ihrem Küchenfenster abspielt. Beim Anblick von Alfreds Elektromobil bleibt ihr Atem stehen. Krachend landet der Teller aus ihrer Hand auf den olivgrünen Küchenfliesen, während sie panisch nach draußen läuft.

Alfred hängt schief auf dem Sitz des Fahrzeugs, sein ganzer Körper krampft. Wie ein Epileptiker, denkt Brigitta. Nur der Schaum vorm Mund fehlt.

Hinterher weiß sie nicht mehr, wie sie ihn ins Haus bekommen hat. Die Angst muss ungeahnte Kräfte freigesetzt haben. Irgendwie zerrt sie ihn jedenfalls von dem Elektromobil herunter und schleift ihn ins Wohnzimmer mit den lachsfarbenen Tapeten und der hölzernen Schrankwand.

Jetzt sitzt er zuckend und zitternd auf der schwarzen Ledergarnitur, sein Blick voller Angst und Schmerz. Brigitta sitzt neben ihm und versucht mit ihrer Umarmung, seinen Körper zum Stillhalten zu zwingen.

»Lass mich doch den Notarzt rufen«, fleht sie ihren Mann an. Aber Alfred schüttelt mit zusammengebissenen Zähnen den Kopf. »Nein ... ich will ... nicht mehr ins ... Krankenhaus.« Seine Stimme ist gepresst und abgehackt.

Furcht macht sich in ihr breit. Sie kennt ihren Mann. Sie weiß, dass seine langen Ausflüge mit dem Elektromobil nur ein Ablenkungsmanöver sind und er sich im tiefsten Inneren längst aufgegeben hat.

»Aber wir müssen doch was unternehmen!«

»Das ... bringt doch ... eh alles ... nichts. Ich will ... nicht ... in die Notaufnahme ...« Sein Fuß stampft unwillkürlich auf die grau marmorierten Wohnzimmerfliesen. »Und ich will auch ... nicht mehr ... ins UKE.«

Mit Engelszungen hat sie auf ihn eingeredet, auch lange nachdem der beängstigende Zitteranfall abgeklungen war.

»Tu es für mich. Für deine Kinder. Für Kim.«

Damit hat Brigitta ihn am Ende rumgekriegt. Seine Familie ist der einzige Grund, warum Alfred seinen nächsten Termin in der Hamburger Uniklinik nicht abgesagt hat.

Die Betten sind in den letzten vier Jahren nicht bequemer geworden, auch die Bettwäsche ist dieselbe geblieben. Nur Dr. Rosenkranz hat sich verändert, seine Schläfen sind leicht ergraut. Er steht mit einer Gruppe jüngerer Ärzte in einem Halbkreis um das

Bett herum. Einer von ihnen trägt Alfreds Krankengeschichte vor. Das dauert.

Alfred lässt den Blick schweifen, und ihm fällt in der Meute eine junge Ärztin mit blondem Pagenkopf auf, die besonders aufmerksam zuhört und Notizen auf einen kleinen Block kritzelt.

Als der Vortrag endlich beendet ist, wendet sich Rosenkranz ihm zu. »Herr Redmann, können Sie noch mal ein paar Schritte für uns machen?«

Er seufzt. Es ist immer dasselbe bei den Kontrollterminen im UKE. Er fühlt sich wie ein Tanzbär im Zirkus. Warum muss er wieder und wieder vor ihren Augen am Rollator auf und ab zuckeln? Denen fällt doch eh nichts Neues mehr ein. Jedenfalls nichts, was ihm hilft.

Aber die Weißkittel schauen ihn erwartungsvoll an, also quält er sich aus dem Bett.

Manege frei.

Sie schiebt sich eine blonde Haarsträhne aus dem Gesicht und betrachtet den alten Mann aufmerksam. Als Alfred Redmann vor vier Jahren zum ersten Mal ins UKE gekommen ist, hatte Simone Zittel gerade ihre Facharztausbildung begonnen. Seitdem geistert sein Name durch die Klinik wie ein Phantom. In etlichen Besprechungsrunden war Rosenkranz' rätselhafter Fall das Thema.

In all der Zeit hat sie Alfred Redmann nicht einmal zu Gesicht bekommen – bis heute. Er hat einen weißen Bürstenhaarschnitt, klare blaue Augen und schmale Lippen, um die herum sich scharfe Falten eingegraben haben. Gerade hebt er die Beine aus dem Krankenbett, fischt mit zittrigen Füßen nach seinen grauen Pantoffeln.

Zittel wirft einen Blick auf ihre eilig hingeworfenen Notizen: Kupfermangel beseitigt, Rückenmark sieht im MRT normal aus, Zinkspiegel noch immer zu hoch. Dann, dick unterstrichen: Ursache unklar. Irgendetwas an diesen rudimentären Informationen löst tief in ihr ein leises Echo aus – eine Art Déjà-vu? -, aber sie kann es einfach nicht festhalten und benennen.

Redmann erhebt sich aus dem Bett und setzt sich an seinem Gehwagen schwerfällig in Bewegung. Schon seine ersten Schritte verraten der jungen Neurologin, wie ausgeprägt die Krankheit ist. Seine Beine heben sich steif und staksig, und selbst am Rollator fällt es ihm schwer, das Gleichgewicht zu halten. »Spastisch ataktische Gangstörung« nennen das die Neurologen.

Auf einmal öffnet sich in ihrem Kopf eine Tür. Aus dem schemenhaften Déjà-vu wird innerhalb von Sekundenbruchteilen eine konkrete Erinnerung.

Es ist gerade ein paar Wochen her, da war sie auf einem Neurologenkongress in Nürnberg. Gemeinsam mit Hunderten Ärzten saß sie im schwach beleuchteten Auditorium und lauschte aufmerksam einem Vortrag über Bewegungsstörungen. Auf der Leinwand ließ der Redner ein Video laufen, das einen Patienten mit einer massiven Gangstörung zeigte. Die Ursache dafür war so unglaublich und absurd, dass Simone Zittel sie nicht vergessen hat.

Sie beobachtet, wie Alfred Redmann seine Runde durch das Krankenzimmer zu Ende dreht, und spürt, wie ihr Gesicht ganz heiß und rot wird vor Aufregung. Kaum ist die Visite beendet, eilt sie zu Michael Rosenkranz.

Alfred hat es sich gerade wieder im Bett bequem gemacht, da geht die Tür auf. Dr. Rosenkranz und die blonde Assistenzärztin sind zurück. Erstaunt nimmt er wahr, wie nervös beide auf einmal wirken. Sobald sie neben seinem Bett stehen, platzt Dr. Rosenkranz heraus.

»Benutzen Sie Haftcreme?«

Alfred glaubt erst, ihn missverstanden zu haben. Was ist das denn für eine Frage? Erst als er sieht, wie Rosenkranz mit hochgezogenen Augenbrauen den Atem anhält, begreift er, dass der Arzt es ernst meint.

Natürlich benutzt er Haftcreme. Er hatte als junger Mann Probleme mit dem Zahnfleisch, mit dreißig sind ihm die ersten Zähne ausgefallen. Seitdem trägt er ein Gebiss. »Igitt«, sagt Brigitta immer, wenn sie ihm im Badezimmer beim Einsetzen der Prothese zusieht. »Du mit deinem Kleber. Lass dir doch mal schöne Zähne machen.«

Als er das den beiden Neurologen erzählt, atmet Rosenkranz scharf aus.

»Haben Sie die Haftcreme dabei? Kann ich die mal sehen?«

Alfred spürt, wie ungeduldig der Oberarzt von einem Bein aufs andere tritt, während er in der Nachttischschublade nach der Tube sucht. Schließlich hat er sie gefunden. »Gibt ultrastarken Halt«, steht in großen Buchstaben auf der Packung. Rosenkranz und Zittel beugen sich mit zusammengekniffenen Augen über die winzigen Zeilen, in denen die Inhaltsstoffe aufgelistet sind.

»Wie viel von der Creme benutzen Sie denn so?«, fragt die junge Ärztin dann mit vor Erregung hoher Stimme.

»Na ja, ich muss schon oft nachkleben«, gesteht er und wundert sich, warum die Augen der Ärzte bei dieser Antwort aufleuchten.

Er hat sich in die kühle Ordnung seines Büros zurückgezogen. Zum gefühlt hundertsten Mal schaut Michael Rosenkranz auf den Laborbericht in seiner Hand. Die chemische Analyse hat es bestätigt. Alfred Redmanns Haftcreme enthält Zink, und das in unerwartet großer Menge.

Simone Zittel hat den alten Mann mittlerweile ausgequetscht. »Er hat deutlich mehr von der Creme verwendet, als empfohlen wird«, hat sie ihm danach berichtet. »Weil seine Prothese so schlecht sitzt, hat er bis zu zwei Tuben pro Woche verbraucht.« Dank dieser Information ist die Rechnung ein Kinderspiel. Rosenkranz greift zum Kugelschreiber, stellt einen einfachen Dreisatz auf und zückt den Taschenrechner. Das Ergebnis macht ihn ganz schwindelig. 15 Milligramm Zinkzufuhr empfiehlt die Weltgesundheitsorganisation pro Tag. Alfred Redmann hat allein über seine Haftcreme 210 Milligramm am Tag aufgenommen – und das jahrelang. Jeden Tag ist die Haftcreme aus seinem Mund in Rachen, Magen und Darm gewandert. Ohne es zu wissen, hat er seinen Körper mit Zink vergiftet.

Rosenkranz schüttelt ungläubig den Kopf. Langsam wird ihm klar, warum es Alfred Redmann auch nach den Kupferinfusionen nicht besser ging. Nicht allein der Kupfermangel hat sein Rückenmark zerstört. Das Zink selbst muss die Nervenfasern angegriffen haben.

Im Nachhinein ärgert sich Rosenkranz schwarz, dass er nicht selber darauf gekommen ist. Alles hat er prüfen lassen, sogar

Redmanns Zahnprothese. Nur an die Haftcreme hat er nicht ein einziges Mal gedacht. Und wer weiß, wann bei ihm der Groschen gefallen wäre. Ein Glück, dass die junge Dr. Zittel so aufmerksam war.

Sorgsam streicht er den Zettel mit den hastig hingekritzelten Zahlen glatt und legt ihn in den dicken Ordner mit Alfred Redmanns anderen Befunden.

Das Puzzle ist vollständig. Und das ist alles, was zählt.

Haftcreme ist jetzt für ihn tabu. Alfred bewahrt aber eine Tube auf, die er in den nächsten Monaten immer wieder zur Hand nimmt und aufgewühlt hin und her wendet. Er kann es einfach nicht begreifen, dass der harmlose weiße Kleber schuld daran ist, dass er nicht mehr laufen kann. Zigmal liest er die Gebrauchsanleitung durch. Kein Wort der Warnung steht darin, nichts!

Er weiß inzwischen, dass er nicht der Einzige ist, den das Produkt krank gemacht hat. Seine Cousine, die in Florida lebt, hat ihm einen Zeitungsartikel geschickt. Darin steht, dass es in Amerika etliche Patienten wie ihn gibt. Menschen, die ihre Füße nicht mehr spüren oder gar im Rollstuhl sitzen.

Auch bei ihnen hat es lange gedauert, bis Ärzte den Zusammenhang zwischen ihrer Krankheit und der Haftcreme entdeckten. Die Erkenntnis hat Behörden und Hersteller gleichermaßen aufgeschreckt. Das Produkt ist in Amerika sofort vom Markt genommen worden, und auch in Alfred Redmanns Drogerie in Schenefeld sind mittlerweile die altbekannten Tuben ausgetauscht. Auf den neuen steht nun in großen Buchstaben: »Ohne Zink!«

Für ihn kommt dieser Schritt leider zu spät.

»Du solltest den Hersteller verklagen!«, empören sich seine Verwandten und Freunde. Aber er zögert. Ein solcher Prozess würde vermutlich viel Geld kosten und sich über Jahre hinziehen. Er hat durch die Krankheit genug Zeit verloren. Jetzt möchte er lieber für seine Familie da sein.

Denn eins weiß er: Auch Anwälte und Richter können ihn nicht wieder gesund machen. Der Zinkspiegel in seinem Blut hat sich zwar mittlerweile normalisiert. Aber nach vier Jahren – das hat ihm

Dr. Rosenkranz klipp und klar gesagt – ist die Chance, dass sich seine Nerven vollständig erholen, verschwindend gering.

Sie kontrolliert ein letztes Mal, ob sie alles in ihren Korb gepackt hat. Das Portemonnaie, die Sonnenbrille, die Tupperdose mit belegten Broten, die Thermoskanne mit Kaffee. Draußen ertönt ein Hupen. Brigitta schaut durchs Küchenfenster. Alfred sitzt bereits im Auto, winkt ihr mit der linken Hand ungeduldig zu. Die rechte liegt vollkommen ruhig auf dem Lenkrad.

Seit er die Haftcreme nicht mehr benutzt, ist passiert, womit keiner mehr gerechnet hat. Seine Zitteranfälle sind verschwunden. Er kann seine Hände wieder benutzen, und auch das Gehen fällt ihm wieder etwas leichter. Natürlich braucht er immer noch seine Gehhilfen. Aber vor Kurzem hat Brigitta mit eigenen Augen gesehen, wie er ohne Krücken vom Wohnzimmer ins Esszimmer gegangen ist, ohne umzufallen. Da hat sie die Hände in die Hüften gestemmt und ungläubig den Kopf geschüttelt. Ihr Mann ist eben immer für eine Überraschung gut. Wer weiß, vielleicht kann er zu ihrer goldenen Hochzeit in drei Jahren sogar ein paar Schritte mit ihr tanzen. Kleine Träumereien müssen erlaubt sein, findet sie.

Brigitta greift nach dem Korb, wirft einen letzten prüfenden Blick in die aufgeräumte Küche und eilt nach draußen. Alfred startet den Wagen. Er hat sein Auto umbauen lassen, Kupplung, Bremse und Gangschaltung kann er jetzt mit der Hand bedienen.

Auf dem Anhänger, den ihr Schwiegersohn am Vorabend angekoppelt hat, stehen fest verzurrt Brigittas Fahrrad und das Elektromobil. Alles ist bereit für ihre Reise nach Rügen.

»Dicke, nun komm! Wir wollen los!«, ruft ihr Mann und lässt seine neuen Zähne blitzen. Strahlend weiße Implantate, an denen sich Brigitta nicht sattsehen kann. Sie lächelt glücklich. Endlich kann ihr schönes Rentnerleben beginnen.

GLOSSAR

Akute disseminierte Enzephalomyelitis
ist eine seltene, entzündliche Autoimmunerkrankung des zentralen Nervensystems. Meist wird sie durch eine vorausgegangene Virusinfektion ausgelöst. Ist keine solche Infektion bekannt, kann es sich auch um den Beginn einer → Multiplen Sklerose (MS) handeln.

Alkalische Phosphatase (AP)
ist ein Stoffwechselenzym. Es kommt u.a. im Skelett vor. Der Wert der Alkalischen Phosphatase im Blut ist im Wachstum und in der Schwangerschaft erhöht, aber auch bei Knochentumoren, → Osteoporose oder Vitamin-D-Mangel.

Amygdala
oder Mandelkern ist die Bezeichnung für ein Kerngebiet des Gehirns. Als Teil des limbischen Systems spielt das Angstzentrum (umgangssprachlich) eine wichtige Rolle bei der emotionalen Bewertung von Situationen und beeinflusst die Freisetzung von Stresshormonen.

Amyloidose
bezeichnet die Anreicherung von krankhaften körpereigenen Eiweißen in den Zwischenzellräumen. Die unlöslichen Ablagerungen schädigen auf Dauer Organe wie Leber und Niere. Amyloidosen können in Verbindung mit ererbten Erkrankungen auftreten.

Antikörper
sind Eiweiße, die als Reaktion auf Antigene von den B-Lymphozyten produziert werden. Sie dienen dem Immunsystem und sind in der Diagnostik der Nachweis für den Kontakt mit einem Antigen wie einem Virus.

Autoimmunerkrankung
ist ein Oberbegriff für Krankheiten, bei denen sich das Immunsystem gegen den eigenen Körper richtet. Das Abwehrsystem hält bestimmte körpereigene Strukturen fälschlicherweise für fremd und versucht, die vermeintlichen Eindringlinge zu zerstören.

Autoinflammation
bezeichnet eine Entzündungsreaktion, die durch das angeborene Immunsystem ausgelöst wird und scheinbar »von selbst« (lat. auto) auftritt. Autoinflammatorische Krankheiten können periodisch auftreten oder chronisch vorhanden sein.

Autosomal dominant
wird ein Erbgang benannt, bei der die Ausprägungsform eines Gens unabhängig vom Geschlecht vererbt wird. Für die Nachkommen eines Erkrankten besteht ein Risiko von 50 Prozent, das bei der Erkrankung beider Elternteile auf 75 Prozent steigt.

Benzodiazepine
sind angstlösende, entspannende oder schlaffördernde Arzneistoffe, von denen in der Medizin einige als Psychopharmaka eingesetzt werden. Bei längerer Einnahme besteht die Gefahr einer Abhängigkeitsentwicklung.

Borreliose
auch Lyme-Krankheit. Es handelt sich um eine Infektion mit Bakterien (Borrelia burgdorferi, Borrelien). Diese werden durch Zeckenbisse auf den Menschen übertragen. Die Krankheit kann u.a. Haut, Nervensystem und Gelenke befallen.

Botenstoffe
sind verschieden aufgebaute chemische Substanzen und dienen der Signalübertragung im Körper. Sie sind wichtig für die Kommunikation zwischen den Zellen und Geweben und regulieren u.a. das Wachstum und den Schutz vor Krankheitserregern.

CDG-Erkrankungen
sind genetisch bedingte Stoffwechseldefekte, die den ganzen Körper betreffen können. CDG bedeutet Congenital Disorders of Glycosylation: angeborene Störungen bei der Glykosylierung. Die Glykosylierung verknüpft in der Zelle Eiweiße oder Fette mit Zuckerketten. Fehler bei der Glykosylierung führen zu unvollständigen Molekülen mit eingeschränkter Funktion.

Cochlea-Implantat
ist eine Hörprothese für Gehörlose, kommt aber auch bei Schwerhörigen zum Einsatz. Das Implantat wird operativ eingesetzt.

C-reaktives Protein (CRP)
ist ein unspezifischer Entzündungsparameter im Blut. Die Konzentration des C-reaktiven Proteins steigt im Rahmen entzündlicher Erkrankungen (z.B. bakterielle Infektionen) an.

Computertomografie (CT)
ist ein bildgebendes Verfahren, das auf Röntgenstrahlung basiert. Eine Röntgenröhre dreht sich dabei um den Patienten und erzeugt viele einzelne Schnittbilder. Im Anschluss berechnet ein Computer aus ihnen ein Abbild. Das Innere des Körpers lässt sich mit dieser Technik sehr detailliert darstellen.

Defibrillator
ist der Name eines medizinischen Apparates, der mit gezielten Stromstößen Herzrhythmusstörungen beenden kann. Die Elektroschocks unterbrechen im Herz alle anderen elektrischen Signale. Das Herz durchläuft so einen Reset und beginnt danach von selbst wieder im richtigen Rhythmus zu schlagen.

Dialyse
ist eine künstliche Blutwäsche. Sie übernimmt die Aufgaben der Nieren bei chronischem oder akutem Nierenversagen und filtert Wasser sowie schädliche Substanzen aus dem Blut. Zwei unterschiedliche Verfahren setzen Mediziner heute ein: Bei der Hämodialyse wäscht

ein externer Apparat das Blut der Patienten. Bei der Peritonealdialyse findet der Prozess im Bauchfell, also direkt im Körper statt.

Diathermieschlinge
ist ein endoskopisches Gerät, das eingesetzt wird, um Polypen am Darm abzutragen. Im aktiven Moment fließt kurz Strom durch die Schlinge.

Elektroenzephalogramm (EEG)
ist ein Untersuchungsverfahren in der Neurologie. Hierbei messen Elektroden auf der Schädeloberfläche die elektrische Aktivität des Gehirns.

Endokrinologie
bezeichnet die Lehre von den Hormonen. Ein Endokrinologe beschäftigt sich mit Erkrankungen der hormonproduzierenden Drüsen (z.B. Schilddrüse, Hirnanhangdrüse). Hormone sind → Botenstoffe, die alle wichtigen Körperfunktionen steuern.

Entzündungszeichen
sind in der Labormedizin Parameter wie Blutsenkungsgeschwindigkeit, → C-reaktives Protein, Procalcitonin oder die Zahl der Leukozyten.

Enzyme
sind die Biokatalysatoren des Körpers. Sie beschleunigen biochemische Reaktionen im Organismus, ohne selbst dabei verbraucht zu werden. Sie spielen bei der Verdauung, der Atmung, dem Wachstum, der Entstehung der Erbinformation und vielen anderen Abläufen eine Rolle.

FCAS-Syndrom
steht für Familiäres kälteinduziertes autoinflammatorisches Syndrom und gehört zum Spektrum der → autoinflammatorischen Krankheiten wie CAPS. Es tritt häufig familiär auf und wird durch Kälte oder große Temperaturschwankungen ausgelöst.

Ganglion
→ Überbein

Gastroskop
heißt das endoskopische Schlauchinstrument, mit dem Gastroenterologen mithilfe einer kleinen Kamera die Schleimhaut von Speiseröhre, Magen und Zwölffingerdarm sichtbar machen können. Das Gastroskop wird über den Mund eingeführt.

Gene
sind die kleinste Funktionseinheit in den Chromosomen (gesamte Erbinformation) eines Organismus und entsprechen einem Abschnitt auf dem DNA-Molekül. Die in einem Gen enthaltene Information wird in der Zelle entschlüsselt und für den Aufbau von Proteinen (Proteinbiosynthese) verwendet. Gene werden durch Reproduktion an Nachkommen weitergegeben. Zusammen mit Umwelteinflüssen bestimmen sie die Ausbildung der Merkmale eines Organismus.

Glycosylierung
→ CDG-Erkrankungen

Granulozyten
sind weiße Blutkörperchen mit unterschiedlichen Aufgaben im Abwehrsystem des Körpers. Sie bekämpfen Bakterien, Parasiten und Pilze, werden im Knochenmark gebildet und ins Blut abgegeben.

H1N1
oder genauer Influenza A-Virus H1N1 ist ein Grippe-Erreger, der sowohl Tiere als auch Menschen befallen kann. Das Virus, das 2009 die Schweinegrippe-Pandemie ausgelöst hat, war eine mutierte Variante davon. Es wies Teile des Erbguts von menschlichen, aber auch von Influenzaviren aus Schweinen und Vögeln auf. Dieses Supervirus schaffte spielend den Sprung von Mensch zu Mensch. Dadurch kam es weltweit zu den vielen Schweinegrippe-Erkrankungen.

HANTA-Viren
leben vor allem in Mäusen und Ratten. Über den Kot oder den Urin infizierter Tiere gelangen die Viren in die Umwelt. Der Mensch kann sich anstecken, wenn er die Erreger zusammen mit kontaminiertem Staub einatmet, etwa beim Fegen der Garage oder des Kellers. Die infizierten Nagetiere selbst bleiben gesund. Beim Menschen können HANTA-Virus-Infektionen dagegen sogar tödlich verlaufen. Sie werden aber nicht von Mensch zu Mensch übertragen.

Herzkatheter
Bei dieser Untersuchung schiebt ein Arzt einen dünnen Kunststoffschlauch, den sogenannten Katheter, über ein Blutgefäß bis zum Herz. Durch die Injektion von Kontrastmittel kann er die Herzkranzgefäße und Herzkammern auf dem Röntgenbildschirm sichtbar machen. Mit dem Herzkatheter können Kardiologen Herzerkrankungen erkennen sowie zum Teil auch direkt behandeln.

Hirnanhangdrüse/Hypophyse
Diese erbsengroße Hormondrüse hängt wie ein Tropfen unter dem Gehirn. Sie spielt eine zentrale Rolle bei der Regulation des Hormonsystems. Über die Hirnanhangdrüse steuert das Gehirn Vorgänge wie Wachstum, Stoffwechsel und Fortpflanzung.

Hirnstamm
ist etwa daumengroß und bildet die Schnittstelle zwischen dem übrigen Gehirn und dem Rückenmark. Er ist der entwicklungsgeschichtlich älteste Teil des Gehirns und steuert die überlebenswichtigen Funktionen wie z.B. Atmung, Blutdruck und Reflexe.

Hochdruckchromatografie
oder genauer Hochleistungsflüssigkeitschromatografie (HPLC) bezeichnet ein analytisches Verfahren aus der Chemie. Dabei wird ein Stoffgemisch in seine Bestandteile zerlegt. Außerdem ist es möglich, einzelne Substanzen zu identifizieren und zu quantifizieren.

Hyperintens
ist ein medizinisches Adjektiv und bedeutet »signalreich«. Das Wort bezieht sich auf die Darstellung von Geweben in MRT-Aufnahmen (→ MRT). Hyperintense Gewebe wirken auf den Bildern heller als der Rest.

Hypervitaminose A
ist eine Erscheinung, die bei übermäßiger Zufuhr von Vitamin A auftreten kann. In der Tat wies das in Afrika entdeckte Skelett eines Homo erectus die für diese Krankheit typischen Knochenmissbildungen auf. Der Frühmensch hatte vermutlich zu viel Leber verzehrt.

Intermittierendes Fieber
Wenn das Fieber am Tag um mehr als 2 Grad schwankt, wird es als intermittierend bezeichnet. Abends ist die Temperatur deutlich höher als morgens. Diese Fieberverlaufsform ist typisch für akute Infektionen.

Karpaltunnelsyndrom
ist eine Krankheit, bei der ein bestimmter Nerv im Handgelenk, der Nervus medianus, eingeengt wird. Durch die Nervenschädigung kommt es zu Kribbeln und Taubheitsgefühl in den Fingern.

Kontagiös
ist ein Patient, wenn er krankheitsauslösende Erreger auf andere Menschen übertragen kann. Synonym werden auch die Begriffe ansteckend und virulent verwendet.

Kortison
ist der umgangssprachliche Sammelbegriff für eine Gruppe von Medikamenten: die Glukokortikoide. Alle sind mit dem körpereigenen Hormon Kortisol verwandt. Glukokortikoide unterdrücken effektiv das Immunsystem. Unter ihnen sind die stärksten antientzündlichen Arzneien überhaupt. Werden sie länger hoch dosiert

eingenommen, drohen Nebenwirkungen wie eine erhöhte Infektionsgefahr, Diabetes oder Osteoporose.

Leberzirrhose
auch Schrumpfleber, ist eine Krankheit, bei der Teile des Organs durch funktionsloses Bindegewebe ersetzt werden. Dabei entstehen knotige Veränderungen und die Leber schrumpft. Folge: Das Organ arbeitet nur noch eingeschränkt oder gar nicht mehr (Leberversagen). Hauptursachen: chronischer Alkoholmissbrauch und Virushepatitis, aber auch Unfallfolgen.

Leptospiren
sind Bakterien aus der Ordnung der Spirochäten. Sie haben einen langen, spiralförmigen Körper und können sich mithilfe von Geißeln aktiv fortbewegen.

Lungenbläschen
Etwa 300 Millionen von ihnen sitzen in der Lunge. Sie haben die Form von Weintrauben und sind für den Gasaustausch (d.h. die Aufnahme von Sauerstoff ins und den Abtransport von Kohlenstoffdioxid aus dem Blut) zuständig.

Magnetresonanztomografie (MRT)
umgangssprachlich »Kernspin«. Es handelt sich um ein bildgebendes Verfahren, mit dem der Radiologe Gewebe und Organe im Inneren des Körpers darstellen kann. Das MRT-Gerät arbeitet mit starken Magnetfeldern.

Multiple Sklerose
auch Enzephalomyelitis disseminate, ist eine chronisch-entzündliche → Autoimmunerkrankung des Nervensystems. Sie verläuft schubförmig und kann das Gehirn, das Rückenmark sowie die Sehnerven befallen.

Mykobakterien
bilden eine Bakteriengattung, die aus etwa hundert verschiedenen Arten besteht. Sie sind weitverbreitet. Mykobakterien kommen in fast allen Tierarten sowie im Wasser, dem Boden und der Luft (Staub) vor. Einige von ihnen können beim Menschen schwere Krankheiten auslösen, etwa Lepra oder Tuberkulose.

Myelopathie
ist eine Schädigung des Rückenmarks, die durch Einengung, Durchblutungsstörungen oder Strahlung ausgelöst wird. Eine Myelopathie äußert sich z.B. durch Gangstörungen, Empfindungsstörungen oder Lähmungen.

Nervenwasseruntersuchung
Im Nervenwasser, dem Liquor, können Mediziner die Ursachen für Krankheiten des Nervensystems aufspüren. So lassen sich in der Flüssigkeit etwa Bakterien oder Viren identifizieren, die eine Entzündung des Gehirns oder der Hirnhäute verursacht haben. Gewonnen wird das Nervenwasser mit einer Lumbalpunktion.

Neurolues
auch Neurosyphilis, ist ein Komplex charakteristischer neurologischer Symptome, die Jahre bis Jahrzehnte nach einer unbehandelten oder nicht ausgeheilten Syphilis-Erkrankung auftreten können. Syphilis ist eine sexuell übertragbare Infektionskrankheit.

Neurophysiologie
ist ein medizinisches Fachgebiet, dass die Funktionsweise des Nervensystems, des Gehirns, einzelner Nerven oder Nervenzellen untersucht.

Osteologie
ist die Lehre vom Bau und den Krankheiten der Knochen und des Skelettsystems.

Osteoporose
umgangssprachlich »Knochenschwund«, ist eine Skeletterkrankung, bei der die Knochen porös werden und leichter brechen. Frauen haben verglichen mit Männern ein fast doppelt so hohes Risiko, an Knochenschwund zu erkranken. Nach den Wechseljahren mangelt es ihnen an dem Geschlechtshormon Östrogen, das die Knochen schützt.

Pandemie
Breitet sich eine ansteckende Infektionskrankheit über den Globus hinweg aus, sprechen Experten von einer Pandemie (z.B. AIDS). Bei einer Epidemie häuft sich eine Krankheit dagegen örtlich begrenzt. Eine Pandemie ist demnach eine weltweite Epidemie.

Paraneoplastisches Syndrom
bezeichnet Begleitsymptome einer Krebserkrankung, die nicht primär durch den Tumor oder Blutkrebs entstehen. Ursache kann eine Immunreaktion des Körpers sein, die durch den Krebs provoziert wurde, oder eine durch den Tumor hervorgerufene Freisetzung von Botenstoffen.

Parästhesie
Kribbeln, Jucken, Ameisenlaufen, Berührungsempfindlichkeit: Als Parästhesie werden Hautempfindungen bezeichnet, die nicht schmerzhaft sind. Sie können ohne ersichtlichen Grund, aber auch als Folge einer Schädigung sensibler Bahnen im Zentralnervensystem oder durch Einnahme von Medikamenten auftreten.

Periduralanästhesie (PDA)
ist ein Betäubungsverfahren, das oft bei Geburten eingesetzt wird. Der Arzt spritzt hierfür nahe dem Rückenmark ein Medikament, das für eine Weile die Signalweiterleitung der Nerven unterdrückt.

Perinatale Medizin
auch Perinatalmedizin, ist ein medizinisches Fachgebiet, das sich mit der Mutter und dem Fötus kurz vor und kurz nach der Geburt

beschäftigt. Im Wesentlichen geht es um die Zeit zwischen der 24. Schwangerschaftswoche und dem 7. Tag nach der Geburt.

Phlegmone
ist eine bakterielle Entzündung des Bindegewebes. Sie tritt nach Verletzungen auf und betrifft besonders häufig Patienten mit einem geschwächten Abwehrsystem. Phlegmone löst Schmerzen, eine Rötung und Schwellung aus.

Protein
oder Eiweiß bezeichnet ein biologisches Makromolekül. Proteine befinden sich in jeder Zelle, erfüllen unterschiedliche Aufgaben und gelten als elementare Bausteine des Lebens.

Resistenz
beschreibt die Fähigkeit eines Lebewesens, schädliche Einflüsse aus der Umwelt auszuhalten. Dazu gehört auch die Widerstandsfähigkeit von Bakterien und Viren gegenüber Medikamenten (Antibiotikaresistenz).

Rheuma
oder medizinisch korrekt Krankheiten des rheumatischen Formenkreises bezeichnet etwa hundert verschiedene Leiden, die durch Entzündungen hervorgerufen werden. Sie treten an Knochen und Gelenken ebenso auf wie an Muskeln, Sehnen oder dem Bindegewebe. Ursache der Entzündungen ist das Immunsystem. Es ist außer Kontrolle geraten und greift je nach Rheuma-Art andere Strukturen im Organismus an.

Rheumatoide Arthritis
auch chronische Polyarthritis, ist die häufigste chronische Gelenkentzündung. Sie befällt die Innenhaut von Gelenken, Sehnenscheiden und Schleimbeuteln. Die Gründe für die Erkrankung sind bisher weitgehend unbekannt. Es wird eine autoimmune Ursache angenommen.

Sarkoidose
auch Morbus Boeck oder Morbus Schaumann-Besnier. Aufgrund winziger Entzündungsherde bilden sich im Körper mikroskopisch kleine Gewebsknötchen, Granulome. Oft stecken die Knötchen in der Lunge. Aber sie können auch in den Augen, der Leber, dem Herz oder auf der Haut auftreten. Die Granulome behindern die Funktion der betroffenen Organe. Es gibt eine akute und eine chronische Variante. Die Ursache ist unbekannt.

Schweinegrippe
wird durch das Influenza-A-Virus H1N1 ausgelöst. Es kann sowohl Tiere als auch Menschen befallen. → H1N1

Sepsis
umgangssprachlich »Blutvergiftung«, ist eine komplexe und lebensgefährliche Entzündungsreaktion des Körpers auf eine Infektion durch Bakterien, seltener auch durch Viren oder Pilze.

Skoliose
ist eine Seitabweichung der Wirbelsäule. Die meisten Skoliosen sind auf ein unregelmäßiges Wachstum der Rückenmuskulatur und der Wirbelkörper zurückzuführen, deutlich seltener eine Folge anderer Erkrankungen oder posttraumatischer Lähmungen.

Stammganglien
auch Basalganglien, sind Ansammlungen von Nervenzellkörpern im Gehirn. Hier steuert das Gehirn motorische, aber auch kognitive Vorgänge wie Spontaneität, Willenskraft und planendes Denken.

Überbein
oder medizinisch korrekt Ganglion, ist eine gutartige Geschwulst im Bereich einer Gelenkkapsel. Die beulenförmige Schwellung entsteht, wenn sich die weichen Gelenkhäute ausstülpen und mit Gelenkschmiere (Synovialflüssigkeit) füllen. Meist tritt ein Ganglion am Handrücken auf. Es kann sich aber auch an der Beugeseite der Hand oder an den Fingergelenken bilden.

Tiapridex
ist ein Arzneimittel, das als Neuroleptikum und Anti-Parkinson-Mittel, aber auch bei Tics (Tourette-Syndrom) eingesetzt wird.

Tumormarker
sind Substanzen, die bei Tumorleiden in erhöhter Konzentration auftreten. Sie werden entweder vom Tumor selbst gebildet, oder der Organismus produziert sie vermehrt als Reaktion auf den Tumor. Die Marker kommen im Blut, im Gewebe oder in anderen Körperflüssigkeiten vor und lassen sich dort nachweisen.